Vascular Imaging

血管イメージング
大動脈・末梢血管
aorta, peripheral arteries and veins

天沼 誠
編
群馬大学医学部附属病院放射線部

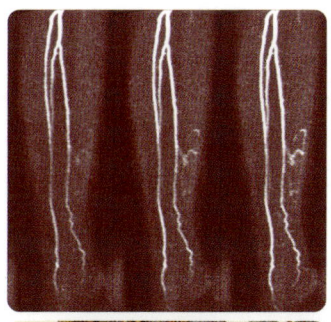

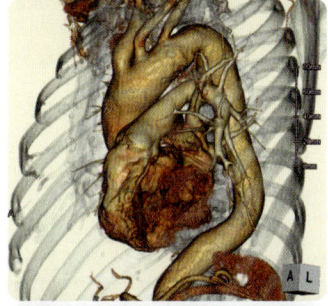

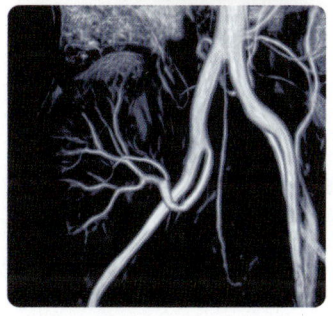

羊土社
YODOSHA

「羊土社メディカルON-LINE」へ登録はお済みですか？

羊土社ではメールマガジン**「羊土社メディカルON-LINE」**にて，毎月2回（原則：第2，4金曜日）羊土社臨床医学系書籍の最新情報をはじめ，求人情報や学会情報など，役立つ情報をお届けしています．**登録・配信は無料**です．まだ登録がお済みでない方は，今すぐレジデントノートホームページからご登録ください！
また，**「羊土社メディカルON-LINEモバイル」**もございます．どうぞこちらもご利用ください！

羊土社ホームページ　http://www.yodosha.co.jp/

▼羊土社書籍の内容見本，書評など，情報が充実！　▼わかりやすい分類で，ご希望の書籍がすぐに見つかります！　▼24時間いつでも，簡単にご購入できます！　▼求人情報・学会情報など役立つ情報満載！

ぜひご活用ください!!

序

　私が放射線診断部の研修医だったとき，はじめてIVDSA（intra-venous digital subtraction angiography）なる検査を経験しました．動脈内にカテーテルを入れることなく上肢の肘静脈からの造影剤注入で胸腹部大動脈や肺血管の画像が得られ，日帰りでできるこの検査法は血管造影をはじめたばかりでカテーテル操作もおぼつかなかった私にとって革命的な新技術でした．当時は胸部や腹部のCTでは1スライスの撮像ごとに10秒以上の呼吸停止が必要でしたし，まだ臨床の場に登場して間もないMRIは胸腹部の撮像自体に意味があるのかさえ疑問に思っていました．

　それから二十数年が経った今日，造影剤投与を点滴静注で行っていたCTはもはや1回の呼吸停止で終了する検査となり，かって最低でも1時間はかけていたMRIも頭部ルーチン検査なら15分以内で終了するようになりました．撮像時間の短縮とともに得られる画像の画質も劇的に向上し，なかでも特筆すべきは三次元画像，特に最も臨床に普及するにいたった血管の三次元画像化です．

　本書ではCT angiography（CTA），そして造影MR angiography（MRA）の応用が早期から試みられた胸腹部大動脈および末梢分枝について特集しました．CTA, MRAの高速化，高画質化はめざましく，この領域では一般臨床のなかでルーチン検査として定着し，もはやIVDSAは完全な"死語"となりました．今回は大動脈および腹部分枝，末梢血管のCTA，造影MRAの撮像上のポイントや臨床的有用性につき第一線でご活躍の先生方に詳細に解説して頂きました．血管外科の臨床上きわめて重要なAdamkiewicz動脈についても両技術の最新の知見を盛り込んで頂くことができました．

　最近の躯幹部・四肢血管イメージングのなかでもう一つエポック-メーキングな話題に造影剤を使用しない新しいタイプの非造影MRAがあります．ここ数年のこの領域の技術進歩はすばらしく，画質の改善とともに造影剤を使用した撮像法をもしのぐような情報が得られるようになっています．このような背景から本企画ではCTAとMRAの二本立て構成ではなくあえてMRAを造影MRAと非造影MRAに分割して章立てを行いました．非造影MRAについては本技術のパイオニアである宮崎美津恵先生をはじめ，いずれもこの領域の第一線の場でご活躍の先生方に最新の情報を提供して頂き，その理論と実践につき読み応えのある内容となってます．

　最後にCTA, 造影MRAとは切り離して考えることのできない造影剤の注入理論と副作用につき別章にまとめました．特に最近のホットトピックであるガドリニウム製剤の重篤な副作用，腎性全身性線維症（NSF）についても現時点での最新情報を提供して頂きました．

　本書が臨床の場でCTA, MRAの撮像，読影にあたる先生方，技師の皆様の疑問に答える手助けになれば幸いです．

2008年7月

天沼　誠

Vascular Imaging

血管イメージング
大動脈・末梢血管
aorta, peripheral arteries and veins

序 ··· 天沼 誠

第1章 CTA

1 大動脈と頸部主要分枝　　森田 佳明, 壺井 匡浩, 高瀬 圭, 高橋 昭喜

1	はじめに	12
2	大動脈とその主要分枝の正常解剖	12
3	大動脈CTAの撮影プロトコール	15
4	画像表示法	18
5	大動脈解離のMDCTによる診断	19
6	大動脈瘤のMDCTによる診断	23
7	心電図同期CTによる大動脈CT	25
8	救急疾患におけるtriple ruled out	30
9	dual - energy CT	30
10	螺旋同期CT	31

2 Adamkiewicz動脈　　宇都宮 大輔

1	はじめに	33
2	脊髄の循環	33
3	Adamkiewicz動脈	34
4	Adamkiewicz動脈のCTによる描出	35
5	CTAの問題点	39

3 上腹部　　磯田 裕義

1	はじめに	41
2	上腹部領域におけるCTA	41

3	高速MSCTでの撮像方法と画像処理	42
4	臨床におけるCTAを含めた三次元再構成画像の有用性	46
5	おわりに	52

4 骨盤，下肢動脈
天沼 誠

1	はじめに	53
2	撮像範囲の特性	53
3	MDCTによる正診率の向上	53
4	撮像時間の短縮と適正化	56
5	造影剤の使用方法	57
6	画像再構成法	58
7	石灰化，ステントをめぐる問題	60
8	MRAとの使い分け	63
9	その他の下肢動脈疾患への応用	63
10	おわりに	63

第2章 造影MRA

1 大動脈と主要分枝
北野 悟，廣橋 伸治，吉川 公彦

1	はじめに	66
2	造影MRAのための技術解説	66
3	大動脈と主要分枝	73

2 Adamkiewicz動脈
兵頭 秀樹，白勢 竜二，晴山 雅人

1	はじめに	86
2	造影MRAの方法と留意点	86
3	画像評価	90
4	画像報告	90
5	最近の知見	90

3 骨盤・下肢領域
林 宏光

1	はじめに	93
2	骨盤・下肢領域の造影MRAの適応	93
3	閉塞性動脈硬化症の診断	94
4	閉塞性動脈硬化症の画像診断におけるエビデンス	95

| 5 | 骨盤・下肢領域の造影MRAの実際：テーブル移動式MRAを中心に … 95
| 6 | 閉塞性動脈硬化症に対する診断能 ………………………………… 98
| 7 | 血管内・外科治療に対する治療支援画像としての造影MRAの役割 … 100
| 8 | CTAと比較した際の造影MRAの臨床的特徴 ……………………… 101
| 9 | おわりに ……………………………………………………………… 101

4 下肢静脈
星 俊子

| 1 | はじめに ……………………………………………………………… 103
| 2 | MR venographyの検査目的 …………………………………………… 103
| 3 | 他の診断法の特徴とMR venographyとの比較 ……………………… 103
| 4 | 造影MR venographyの撮像法 ………………………………………… 105
| 5 | 動脈subtractionの必要性 …………………………………………… 106
| 6 | 造影MR venographyの撮像タイミング ……………………………… 107
| 7 | 血栓の所見と診断時の注意点 ………………………………………… 108
| 8 | 深部静脈血栓症における造影MR venographyの診断能 …………… 109
| 9 | まとめ ………………………………………………………………… 111

第3章 非造影MRA

1 撮像方法の原理と特徴
宮崎 美津恵

| 1 | はじめに ……………………………………………………………… 114
| 2 | 非造影MR angiography ……………………………………………… 114
| 3 | 各種非造影MRA技術の適用方法 …………………………………… 127
| 4 | まとめ ………………………………………………………………… 128

2 腹部血管分枝
赤羽 正章

| 1 | はじめに ……………………………………………………………… 129
| 2 | 非造影MRAの進歩 …………………………………………………… 129
| 3 | Time-SLIP法を用いた腎動脈MRA …………………………………… 130
| 4 | Time-SLIP法を用いた門脈と肝動脈のMRA ………………………… 136
| 5 | 骨盤部の非造影MRA ………………………………………………… 136
| 6 | おわりに ……………………………………………………………… 138

3 下肢動脈
中村 克己

| 1 | はじめに ……………………………………………………………… 141

②	下肢動脈 ……………………………………………………………… 141
③	下肢静脈の評価 …………………………………………………… 145
④	手指血管の評価 …………………………………………………… 146
⑤	非造影Time-resolved MRA（Time-resolved FBI）……………… 147

4 下肢静脈 星 俊子

①	はじめに ……………………………………………………………… 150
②	2D TOF（2D Time-of-flight）法 ………………………………… 150
③	SSFP（steady-state free precession）法 ………………………… 152
④	MRDTI（magnetic resonance direct thrombus imaging）法 … 154
⑤	Flow-Spoiled FBI（Flow-Spoiled fresh blood imaging）法 … 157
⑥	まとめ ………………………………………………………………… 157

5 Vessel wall imaging 渡邊 祐司

①	はじめに ……………………………………………………………… 159
②	頸動脈壁のMRイメージング：black blood MRイメージング … 160
③	頸動脈プラークの病理と信号強度 ………………………………… 164
④	線維性被膜の評価 …………………………………………………… 166
⑤	治療法の選択 ………………………………………………………… 168

第4章 造影剤

1 CTAと造影剤注入理論 八町 淳

①	はじめに ……………………………………………………………… 170
②	CT値と画像 …………………………………………………………… 170
③	ファントムによるTDC ……………………………………………… 173
④	注入パラメータとTDC ……………………………………………… 179
⑤	TDCの再現性 ………………………………………………………… 180
⑥	臨床への応用 ………………………………………………………… 182
⑦	造影検査と装置機能 ………………………………………………… 187
⑧	最後に ………………………………………………………………… 191

2 造影剤腎症 竹原 康雄

①	はじめに ……………………………………………………………… 193
②	造影剤腎症とは ……………………………………………………… 194
③	おわりに ……………………………………………………………… 199

3 腎性全身性線維症（NSF） 対馬 義人

1. はじめに ……………………………………………… 202
2. 症状と臨床所見 ……………………………………… 202
3. 病理組織像 …………………………………………… 203
4. 診断 …………………………………………………… 204
5. 発症確率 ……………………………………………… 204
6. 治療法 ………………………………………………… 205
7. 発症機序と危険因子 ………………………………… 205
8. Gd造影剤の種類とNSF発症との関係 …………… 208
9. まとめ ………………………………………………… 213

索引 ……………………………………………………… 216

---

memo

Adamkiewicz動脈と前根髄静脈	38	Time-SLIP法	130
ボーラストラッキング機能	44	balanced SSFP法	130
量子ノイズ除去フィルタ	45	最適なTIの検索	134
Area detector CT（面検出器CT）	64	内因性造影剤, 外因性造影剤	138
エンコード	67	Fontaine分類	142
周波数エンコード	67	ankle-brachial index（ABI）	142
位相エンコード	67	N/2（エヌハーフ）アーチファクト	145
スライス選択エンコード	68	SSFP法	154
倍量投与	72	心電図同期法	162
Turbo FLASH	72	脂肪抑制法	163
true FISP法	76	HUとEU	171
Adamkiewicz動脈と静脈の走行	86	ヨード系造影剤の代替造影剤としてのガドリニウムキレート	198
zero-filling interpolation法	87		
Adamkiewicz動脈の撮像法の今後	89	造影剤腎症とNSF（nephrogenic systemic fibrosis, 腎性全身性線維症）	198
centric, elliptical centric ordering法	98		
一次性静脈瘤と二次性静脈瘤	103		

執筆者一覧

編　集

天沼　　誠	群馬大学医学部附属病院放射線部

執筆者 (掲載順)

天沼　　誠	群馬大学医学部附属病院放射線部
森田　佳明	大崎市民病院放射線科
壷井　匡浩	大崎市民病院放射線科
高瀬　　圭	東北大学放射線診断科
高橋　昭喜	東北大学放射線診断科
宇都宮大輔	済生会熊本病院画像診断センター
磯田　裕義	京都大学医学部附属病院放射線部
北野　　悟	奈良県立医科大学放射線医学教室
廣橋　伸治	大阪暁明館病院放射線科
吉川　公彦	奈良県立医科大学放射線医学教室
兵頭　秀樹	札幌医科大学医学部放射線医学講座
白勢　竜二	札幌医科大学附属病院放射線部
晴山　雅人	札幌医科大学医学部放射線医学講座
林　　宏光	日本医科大学放射線科
星　　俊子	埼玉県立循環器・呼吸器病センター放射線科
宮崎美津恵	東芝Medical Research Institute, USA
赤羽　正章	東京大学医学部附属病院放射線科
中村　克己	医療法人共愛会戸畑共立病院放射線科
渡邊　祐司	倉敷中央病院放射線科
八町　　淳	長野赤十字病院中央放射線部
竹原　康雄	浜松医科大学医学部附属病院放射線部
対馬　義人	群馬大学医学部附属病院核医学科

第1章
CTA

1 大動脈と頸部主要分枝　　12
2 Adamkiewicz 動脈　　33
3 上腹部　　41
4 骨盤，下肢動脈　　53

Contrast Enhanced
Magnetic Resonance Angiography

Noncontrast
Magnetic Resonance Angiography

Computed Tomography Angiography

第1章 CTA

1 大動脈と頸部主要分枝

森田 佳明，壷井 匡浩，高瀬 圭，高橋 昭喜

1 はじめに

　血管疾患，特に大動脈やその分枝に対する画像診断として，現在造影CTが日常的に利用されている．MDCT (multi-detector CT) による高い空間分解能と時間分解能に加え，ダイナミック造影により血管内のコントラストを良好とすることで，非常に良好なCTA (CT angiography) 画像が得られる．また，MPR (multiplanar reformation) やCPR (curved multiplanar reformation) により，より正確な診断が可能となっている．

　大動脈瘤や大動脈解離では，病変の範囲や形状，各分枝との関係などが診断に特に重要であるが，VR (volume rendring) 法やMIP (maximum intensity projection) 法，MPR法を用いることでこれらの正確な把握が容易となり，手術やステント治療の術前情報として有用である．また，腎動脈狭窄症やASO (arteriosclerosis obliterans, 閉塞性動脈硬化症) などの動脈硬化性疾患においても，CTAが疾患スクリーニングや狭窄の診断に使用されており，MPR画像を用いることで，狭窄率など正確な計測も可能となっている．

　本項では，大動脈CTを撮像および読影するにあたって，基本的な知識として，大動脈とその主要分枝の解剖，撮影プロトコール，画像表示法，代表的疾患として大動脈瘤と大動脈解離においての3D画像を含めた画像診断の有用性について述べる．また，心電図同期CT，dual-energy CT，螺旋同期CTを用いた大動脈CTAについても簡単に解説した．

2 大動脈とその主要分枝の正常解剖

　大動脈とその主要分枝の解剖[1]について，特に臨床的に重要な点を中心に簡単に述べる．

　上行大動脈（図1）は左心室から大動脈弁を介して起始する．その起始部では大動脈の3つの弁尖に相当して3つの膨らみをもち，Valsalva洞と呼ばれる．冠動脈はValsalva洞から起始し，左冠動脈が起始する左冠動脈洞，右冠動脈が起始する右冠動脈洞，冠動脈が起始しない無冠動脈洞と呼ばれる．上行大動脈はValsalva洞からやや右上方に向かって走行し，第2胸肋関節の高さで腕頭動脈が起始するまでをいう．

　大動脈弓部（図2A）は腕頭動脈起始部から左上方に走行し，次いで弓状となりながら下方へと向かい，第4胸椎レベルの左側で下行大動脈となる．大動脈弓からは通常

第1章　CTA　1 ● 大動脈と頸部主要分枝

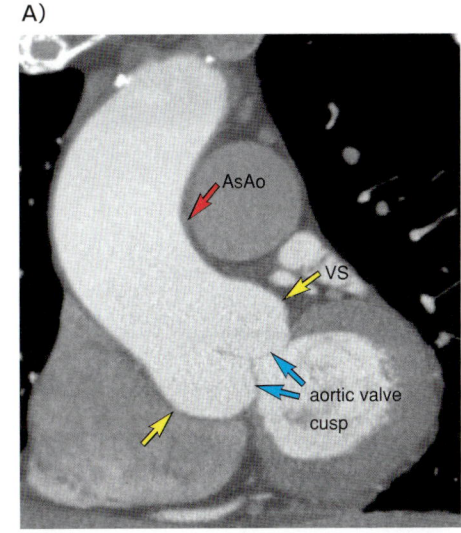

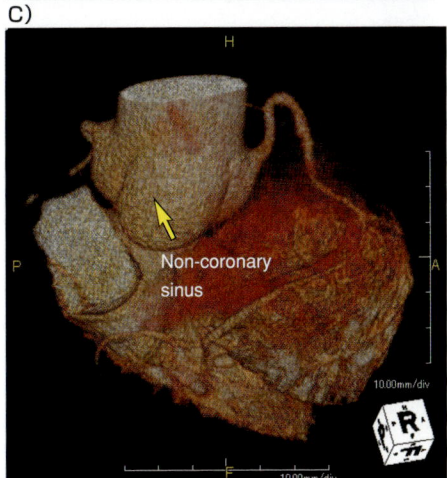

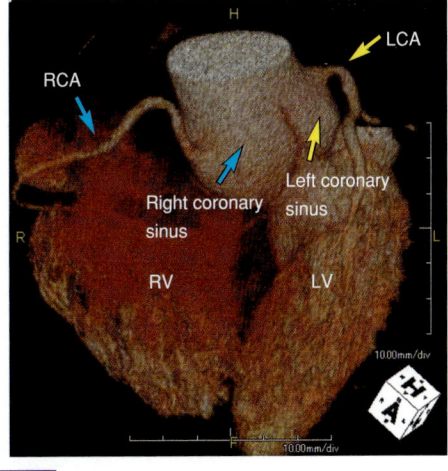

図1　上行大動脈の正常解剖

A）MPR冠状断像．B）VR像（正面ややや頭側より観察）．C）VR像（右方より観察）．上行大動脈（AsAo）の起始部では大動脈の3つの弁尖（aortic valve cusp）に相当して3つの膨らみをもち，Valsalva洞（VS）と呼ばれる．冠動脈はValsalva洞から起始し，左冠動脈（LCA）が起始する左冠動脈洞（Left coronary sinus），右冠動脈（RCA）が起始する右冠動脈洞（right coronary sinus），冠動脈が起始しない無冠動脈洞（non-coronary sinus）がある．上行大動脈はValsalva洞からやや右上方に向かって走行する．RV：right ventricle（右室），LV：left ventricle（左室），LCA：left coronary artery，RCA：right coronary artery

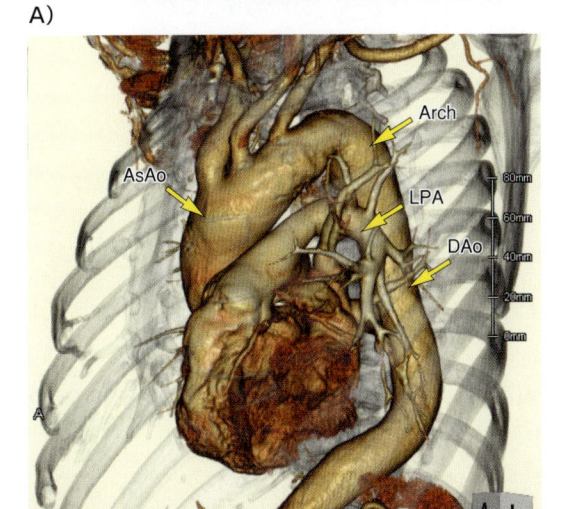

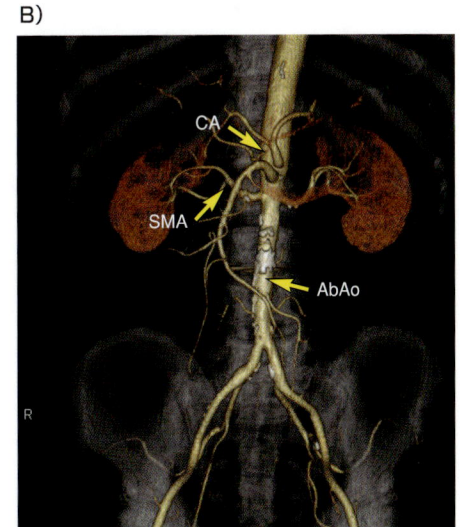

図2　大動脈弓部〜下行大動脈，腹部大動脈の解剖

A）大動脈弓部〜下行大動脈のVR像．B）腹部大動脈のVR像．AsAo：上行大動脈，Arch：大動脈弓部，DAo：下行大動脈，LPA（left pulmonary artery）：左肺動脈，AbAo：腹部大動脈，CA（celiac artery）：腹腔動脈，SMA（superior mesenteric artery）：上腸間膜動脈

血管イメージング　大動脈・末梢血管　13

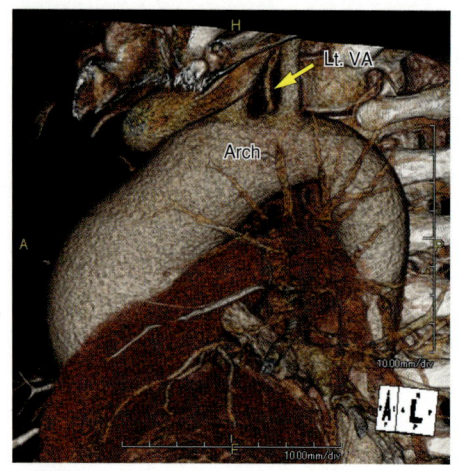

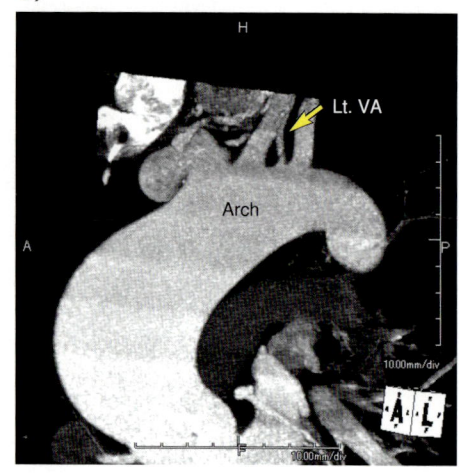

図3 椎骨動脈の直接大動脈起始
上行大動脈〜弓部の大動脈瘤の症例．VR像（A）およびMIP像（B）にて，左椎骨動脈（Lt.VA）が大動脈弓から直接分岐しているのが明瞭である

表1 大動脈弓の分岐にみられるvariant

腕頭動脈が欠損して4本の分岐がみられる場合
左総頸動脈が腕頭動脈から起始する場合
左側にも腕頭動脈が存在する場合
椎骨動脈が直接大動脈弓から分岐する場合
右鎖骨下動脈が大動脈弓の第4分枝として起始し，食道の背側を左下から右上方に斜めに走行する場合

その最高部から頸部に向かう3本の分岐があり，腕頭動脈（これから右総頸動脈と右鎖骨下動脈が分岐），左総頸動脈，左鎖骨下動脈である．これらの分岐にはときにvariant（表1）がみられ，腕頭動脈が欠損して4本の分岐がみられる場合，左総頸動脈が腕頭動脈から起始する場合，左側にも腕頭動脈が存在する場合，椎骨動脈が直接大動脈弓から分岐する場合（図3），右鎖骨下動脈が大動脈弓の第4分枝として起始し，食道の背側を左下から右上方に斜めに走行する場合（aberrant right subclavian artery, 図4）などがある．通常これらは症状を呈することはないが，大動脈弓部の手術の際などには重要な情報であり，MDCTにより容易に診断可能である．

　下行（胸部）大動脈（図2A）は椎体左側を走行し，下行するにしたがって正中に近づき，その終着部では脊柱の前面に位置する．この動脈はそこから出す枝（肋間動脈，気管支動脈など）が小さいので径の減少はほとんどみられない．

　腹部大動脈（図2B）は横隔膜の大動脈裂孔，第12胸椎の下縁のレベルからはじまり，脊柱前面を下行し，第4椎体レベル付近で2つの**腸骨動脈**に分かれて終わる．腹部臓器への多数の分岐（腹腔動脈，上腸間膜動脈，腎動脈，下腸間膜動脈）の結果，急速に径が小さくなる．

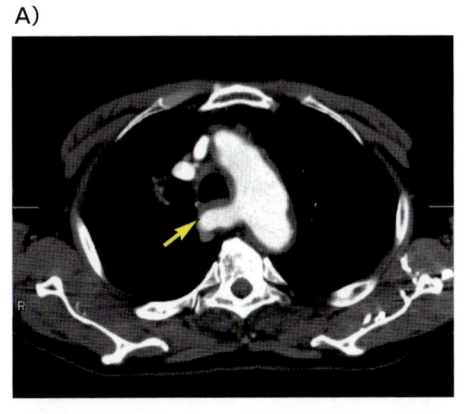

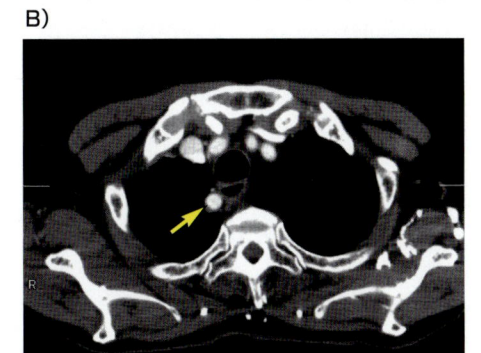

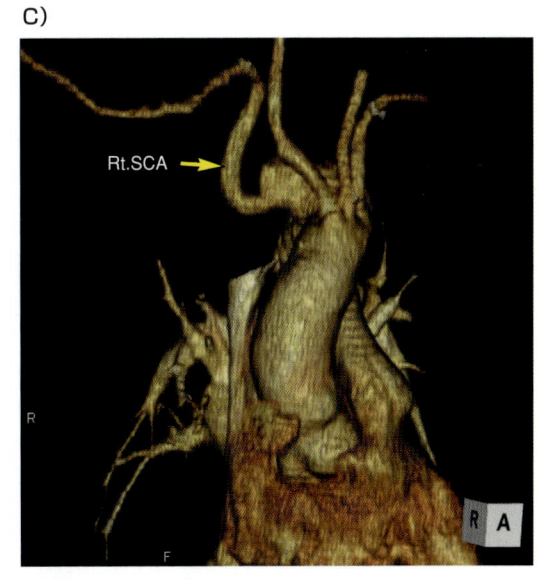

図4 aberrant right subclavian artery
右鎖骨下動脈（Rt.SCA）が大動脈弓の第4分枝として起始し（A, 矢印），食道の背側を左下から右上方に斜めに走行する（B, 矢印）．VR像でも分岐異常が明瞭である（C）

3　大動脈CTAの撮影プロトコール

　撮影と造影法について，いくつかのポイントについて以下に述べる．
　造影剤注入の際には，**可能であれば右尺側皮静脈での血管確保が望ましい**．橈側皮静脈は肩のところで急速に腋窩静脈に流入するため，腕を挙上した体位では，この部分で造影剤のうっ滞が起こり，血管内の造影剤濃度上昇の不良を引き起こすことがある．さらに，左側からの注入では，左腕頭静脈が大動脈弓部と胸骨の間を走行するため，造影剤によるアーチファクトが生じ，画像診断の際に邪魔になるし，画像処理が困難になることがある．さらに，大動脈弓部に瘤がある症例では，腕頭動脈が瘤により圧排され，狭小化することがあり，この部分で造影剤がうっ滞する可能性もある．良好な右尺側皮静脈がなければ，右外頸静脈の穿刺も考慮すべきである．また，前腕内側で伸展側を観察すると，尺側皮静脈に連続する静脈が見つかることもある．
　大動脈のCTAでは，造影早期相での撮影が中心となるが，**単純CTおよび造影後期相も特に診断のためには重要な撮影である**．単純CTでは，動脈瘤破裂〜切迫破裂の際の瘤内およびその周囲の血腫や血栓閉鎖型解離での血栓化偽腔の評価に必要である．また，造影後期相も大動脈解離症例での偽腔のゆっくりとした偽腔血流の評価，炎症性もしくは感染性大動脈瘤での瘤壁および周囲の遅延造影の診断，周囲の静脈の

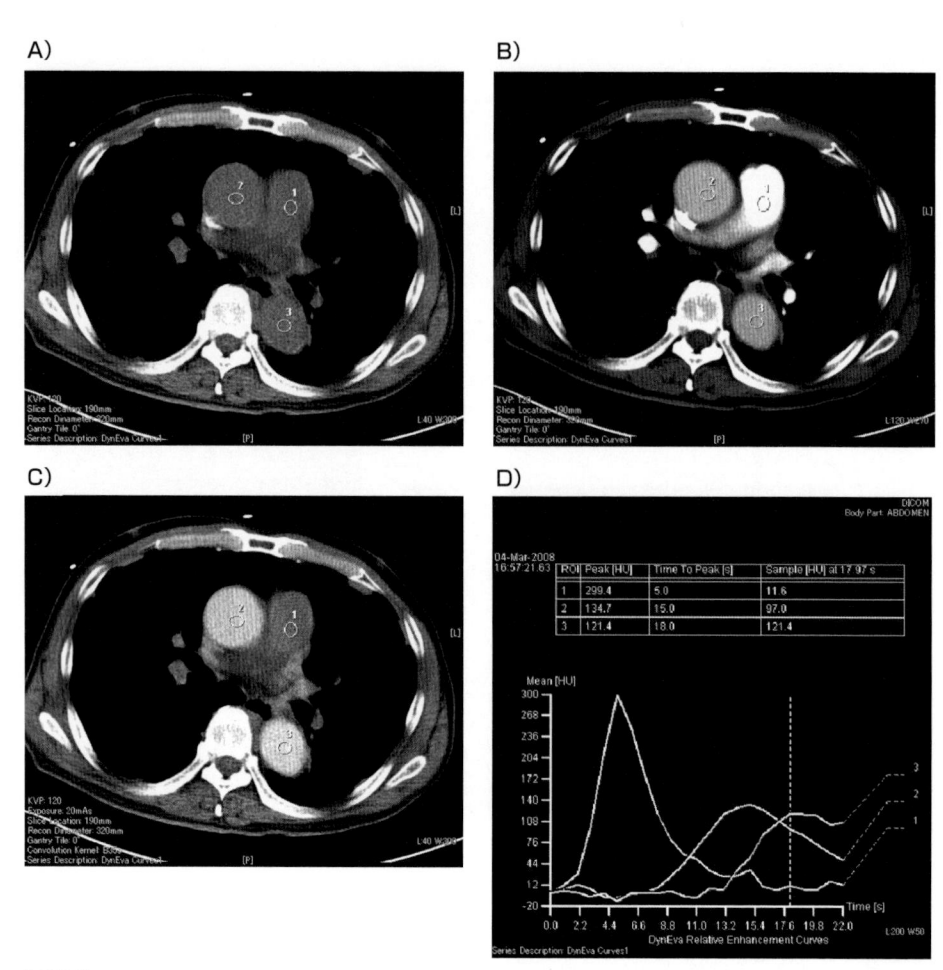

図5 テストインジェクション法
少量の造影剤（12〜15 mL）を注入し，低線量で一定の横断面を連続撮影する（A）．肺動脈（B）や大動脈（C）などにROI（region of interest，関心領域）をとり，それぞれのtime-density curve（時間濃度曲線）（D）を作成し，撮影タイミングの適正化を行う

解剖，ステントグラフト後のゆっくりとしたendoleakの評価に必要である．
　造影早期相は，高濃度造影剤（320〜350 mgI/mL）の非イオン性造影剤を注入するが，大動脈およびその主要近位分枝の評価のみであれば，必ずしも急速投与は必要ない．ただし，良好なVR像やMIP像を作成するには，血管内の濃度をある程度上昇させておくと，後処理が容易であり，3.0〜4.0 mL/秒程度の注入速度で行うことが多い．
　現在，8列以上の機種では，1 mmコリメーションでも，肺尖部から大腿骨頭レベルまで20〜30秒程度でスキャンが可能である．再構成は1〜2 mm程度のスライス厚で行い，500〜700枚程度の薄いスライス厚の多数の短軸画像を再構成してワークステーション上で観察，CTAの作成を行う．
　造影剤投与量は大まかに，撮影時間×造影剤注入速度が目安となる．体重と循環血

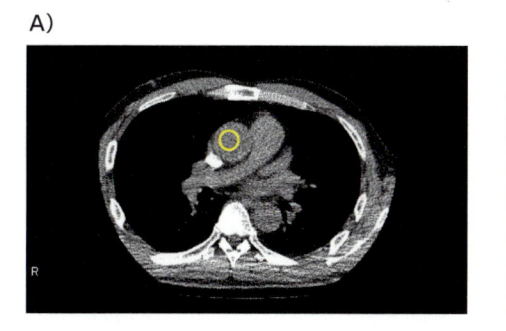

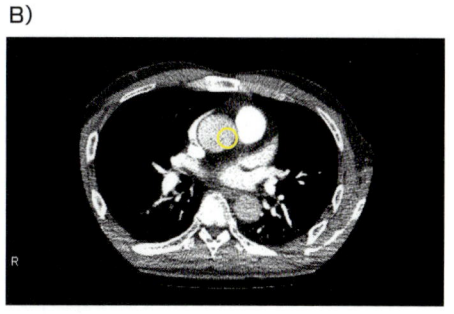

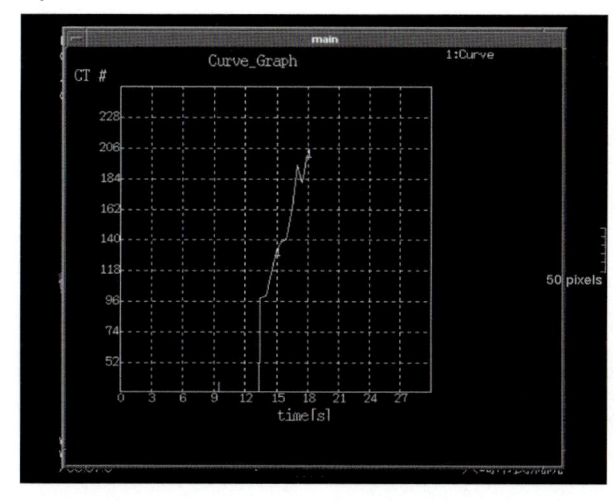

図6 ボーラストラッキング法
造影剤の大動脈への到達を経時的にモニタリングし，大動脈内濃度がある閾値に達した後に撮影を開始する．本例では，上行大動脈にROIをとり（A，B），CT値が200 HUを超えた時点で撮影開始としている（C）

液量は相関するため，体重に応じて造影剤投与量もしくは注入速度を可変させるのがよい．

　造影剤注入から大動脈の最高濃度に達する時間は循環動態に左右されるため，個々の症例によりその最適のタイミングは異なっている．そのため，適切な動脈相を撮影するためには，症例ごとに造影剤の到達時間を調整してスキャン開始時間を決定するのが理想である．その方法としては，少量の造影剤（12〜15 mL）を注入し，低線量で一定の横断面を連続撮影し，大動脈の造影剤到達速度を測定するテストインジェクション法（図5）と，造影剤の大動脈への到達を経時的にモニタリングし，大動脈内濃度がある閾値に達した後に撮影を開始するボーラストラッキング法がある（図6）．確実にタイミングをつかむことができるテストインジェクション法が理想的と思われるが，造影剤量の増加や検査の煩雑さを考慮すると，通常の大動脈CTではボーラストラッキング法でも十分問題はないと考えられる．われわれも通常の大動脈CTではボーラストラッキング法を用いており，心電図同期CTなどで，より厳密なタイミング設定が必要な場合にテストインジェクション法を使用している．救急の場合などボーラストラッキング法の使用が難しい場合は，造影剤量（注入時間）を通常よりもやや増やして，造影剤注入開始後35秒前後でスキャンを開始するとよい[2]．

4 画像表示法

　大動脈疾患の診断のゴールドスタンダードは，従来は血管造影法であったが，近年のMDCTおよびワークステーションの進歩により，より短時間で広い範囲でのボリュームデータが収集可能となり，また良質な3D画像の作成が可能となった．これにより，現在の画像診断では，MDCTを利用した診断や各種シミュレーション，計測解析などが日常的に施行されており，臨床上欠くことのできない診断方法となっている．

　3D画像の表示法には，ボリュームデータを立体構築して表示する方法として，VR法やMIP法などがある（図7）．また，ボリュームを面で切り出して観察する方法とし

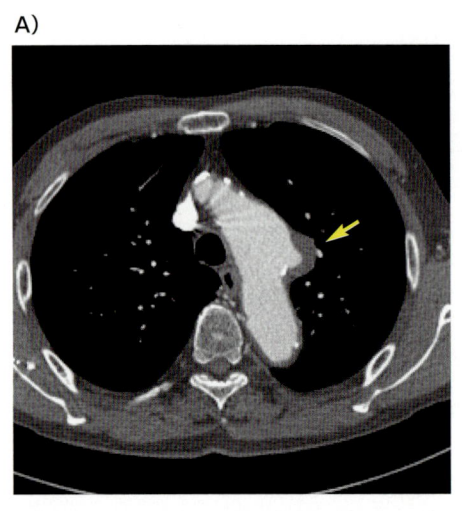

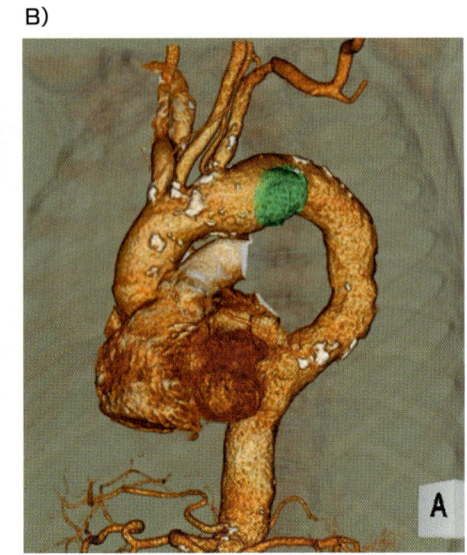

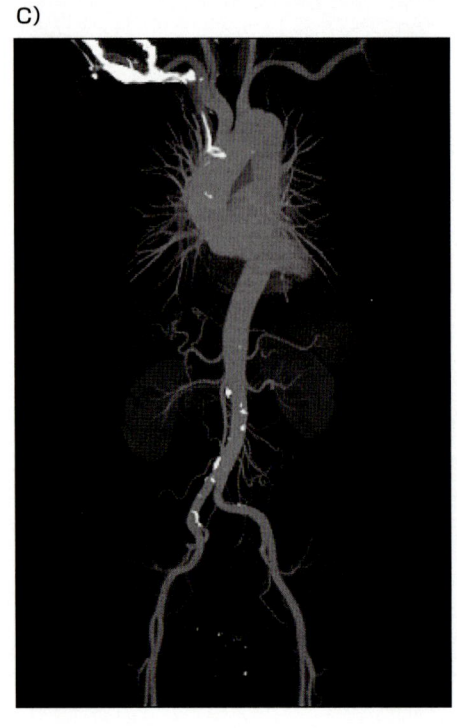

図7　VR法とMIP法
A) CTで大動脈弓部に壁在血栓を伴う瘤（矢印）を認める．B) VR法では瘤の形状や分枝との関係が明瞭に把握できる．内腔のみでなく，壁在血栓（緑）も併せて表示されている．C) MIP法では，血管造影に似た画像が表示され，全体像の把握に有用である

て，MPR法やCPR法がある．これらを用途に応じて使い分けて使用する．

1 VR法 (図7B)

ボリュームデータの各ボクセルのCT値に応じて色調や濃淡を設定することで，三次元画像を得る方法で，現在の3D画像の主流となっている．VR法では，ボリュームの表示法を変更させるだけではなく，ボリュームそのものを部分的に加工することが可能で，それにより必要な構造のみを分離し，正確な見やすい3D画像が作成可能となっている．

2 MIP法 (図7C)

最大値投影法と呼ばれ，ボリュームデータを平面に投影した画像となっており，投影面でのCT値の最大値を選択して表示している．主に血管系の表示に用いられるが，高いCT値をもつ構造（骨や金属など）があると，それらが優先して表示されるため，通常はそのような高吸収構造を除去してから表示している．ワークステーションの優れた進歩により，骨除去は自動～半自動で可能になってきているが，後述するように骨や石灰化の分離にdual-energy CTや螺旋同期CTなどの利用も有用である．

3 MPR法とCPR法 (図8)

これらは，いわゆる三次元画像ではないが，データの三次元分布を利用した表示法で，臨床的にも汎用され有用な画像表示法となっている．MPR法は任意断面で切り出した画像で，通常の冠状断や矢状断のみでなく，対象に合わせて切断面を変えることも可能である．CPR法はボリュームデータを曲面に沿って展開した画像で，蛇行する構造を1断面で表示することが可能である．大動脈ステント留置前での，正確な短軸径の測定などに有用である．

4 virtual endoscopy mode (図9)

仮想内視鏡（virtual endoscopy）は，実際の内視鏡のように対象の内腔を視点や視野角を変えながら観察する方法で，気管支鏡や消化管内視鏡などと同様の観察が可能である．心腔や血管内など通常内視鏡が困難な部位の観察にも利用可能である．

5 大動脈解離のMDCTによる診断

大動脈解離を診断するうえで重要な点を表2に示す[3]．解離の進展程度やentryの存在部位の診断は分類において重要であり，CTではMPR法を用いることで比較的診断は容易である（図10）．また，偽腔の血流の有無に関しても，早期血栓閉鎖型解離との区別に重要である．

大動脈解離の診断においては，早期相のみならず，単純CTおよび後期相での観察

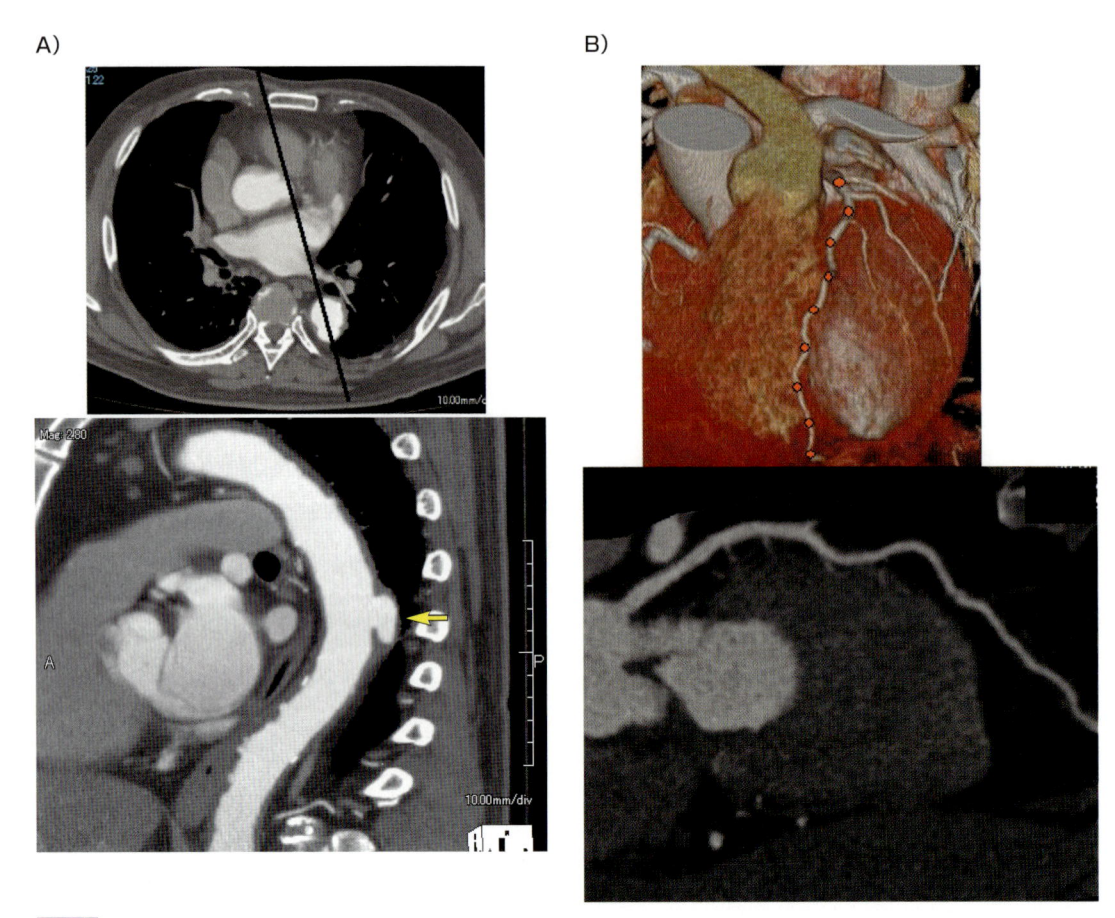

図8 **MPR法とCPR法**
A) 線に沿った断面でのMPR像で，大動脈背側に潰瘍状に突出した瘤（矢印）の形状が明瞭に把握できる．B) 冠動脈前下行枝〔VR像（上段）での●〕に沿って展開されたCPR像（下段）．左前下行枝が1断面に表示されており，狭窄やプラークの診断に用いられる

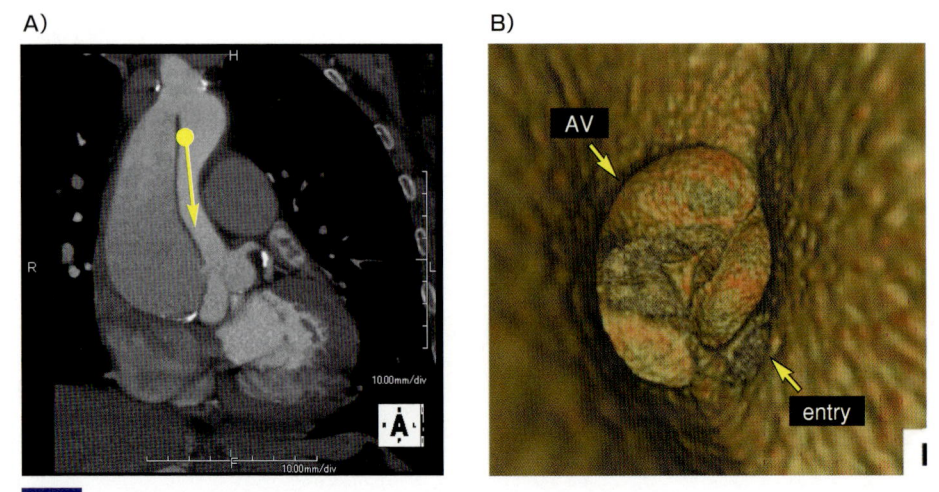

図9 **virtual endoscopy**
大動脈解離の術前：矢印の方向（A）から血管内腔を観察すると，解離のentryが穴として観察される（B）．正常の大動脈弁（aortic valve：AV）も認められる

第1章 CTA 1 ● 大動脈と頸部主要分枝

表2 大動脈解離の診断のポイント

解離の範囲	大動脈分枝の状態
・Stanford type 　Type A：上行大動脈に進展した解離 　Type B：上行大動脈を含まない解離 ・DeBakey type	・分枝への解離の進展 ・分枝の狭窄，閉塞
偽腔の血流の有無	合併症
・偽腔開存型：Entry，Reentryの同定 ・早期血栓閉鎖型：ULP（ulcer like projection，潰瘍状突出）の有無	・臓器虚血の有無 ・心囊液，胸水

（文献3より改変）

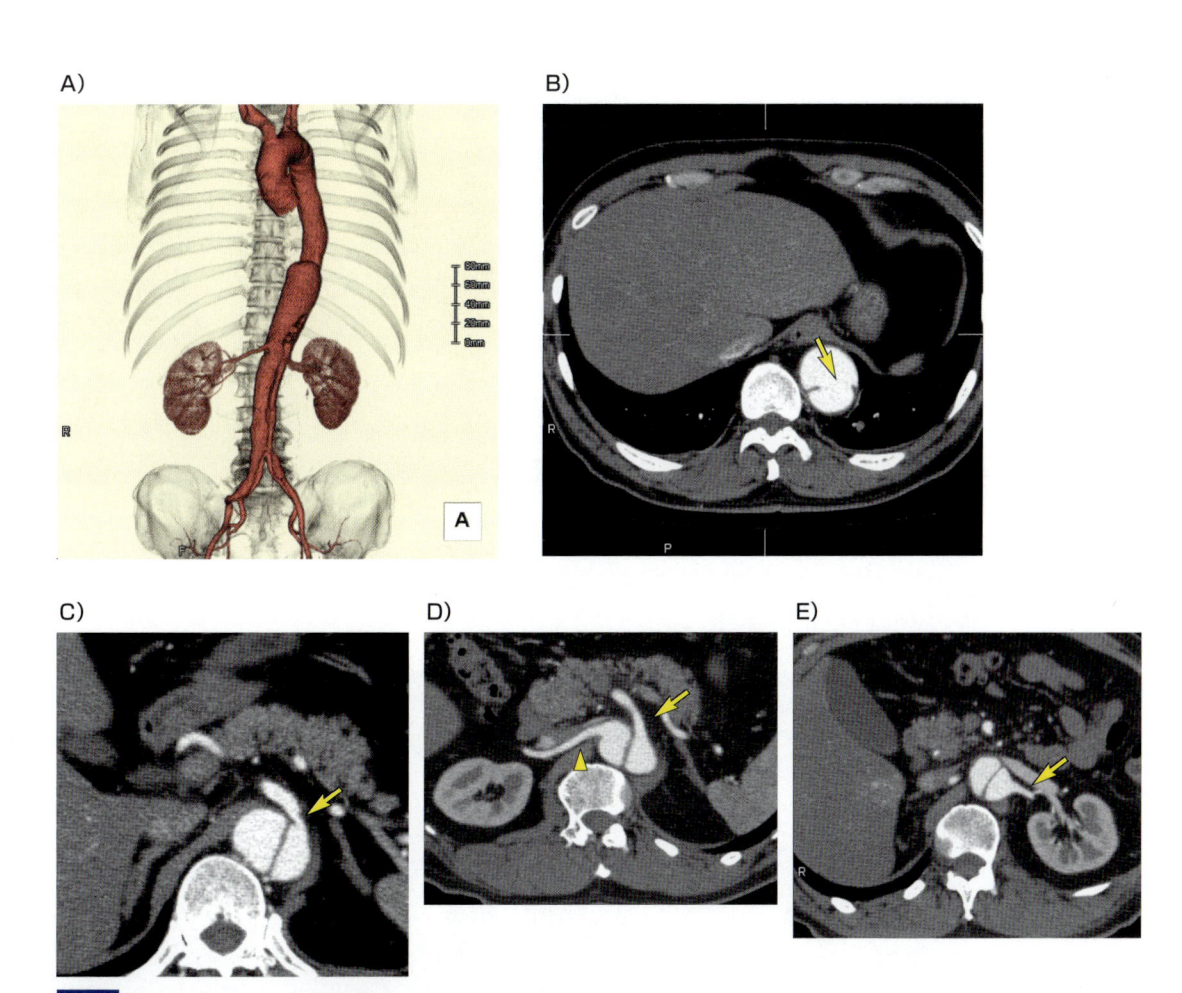

図10　大動脈解離（Stanford TypeB）の症例

下行大動脈から両側総腸骨動脈に及ぶ偽腔開存型の解離を認め（A），横隔膜レベルでentryが明瞭である（B）．腹腔動脈は真腔（C，矢印），SMAは真腔（D，矢印），右腎動脈は偽腔（D，矢頭），左腎動脈は真腔（E，矢印）から，それぞれ分岐しているのがわかる

が必須である．血栓閉鎖型解離では，単純CTにて早期血栓閉鎖した偽腔が真腔よりも高吸収を呈するが，早期相では，真腔内の高い造影効果のため，偽腔の正確な評価が困難となってしまう（図11）．また，偽腔開存型解離でも，通常偽腔血流は遅いため早期相のみではゆっくりとした偽腔の血流が造影されないことがあり，部分的な血栓と見誤ってしまう．そのため，後期相での偽腔の血流評価も必要となる（図12）．

血栓閉鎖した偽腔を評価する際には，ULP（ulcer like projection，潰瘍状突出）の存在を確認することも重要である．ULPの存在は動脈瘤形成や再解離の原因となり，注意深い経過観察が必要となる（図13）．

主要分枝の評価も臨床上重要で，弓部分枝や腹部臓器分枝への解離の進展，狭窄・

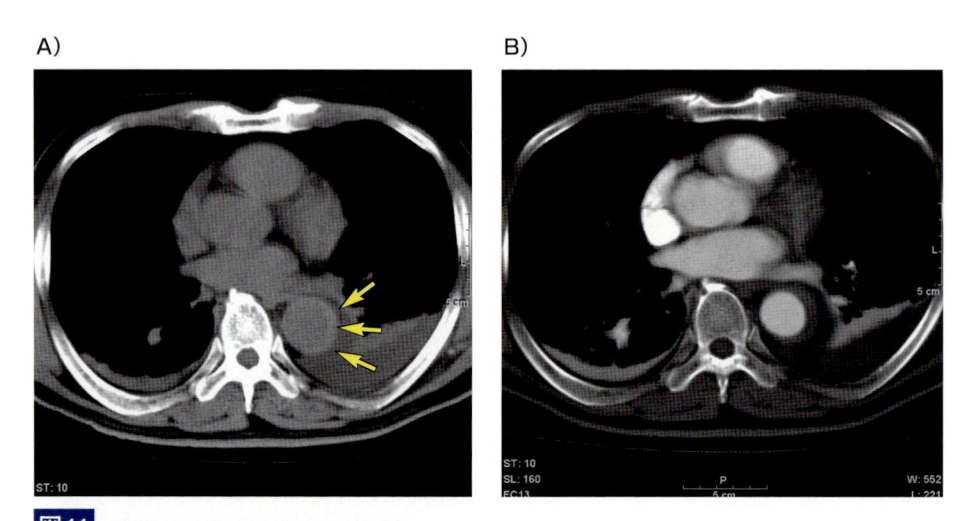

図11 早期血栓閉鎖型解離の症例
単純CT（A）では大動脈左側に血栓化した偽腔が三日月状の高吸収域として観察できるが，早期相（B）では内腔の造影効果で偽腔の評価が難しくなっている

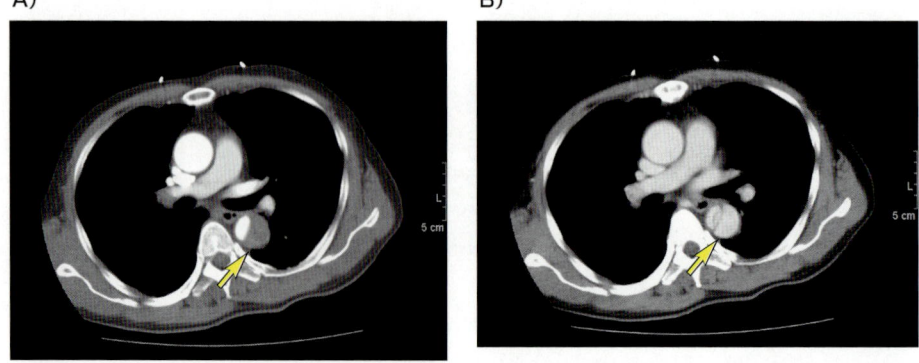

図12 偽腔開存型解離の症例
早期相（A）では偽腔の血流は認められず，これのみでは血栓化と区別困難だが，後期相（B）をみると偽腔内に血流があることがわかる

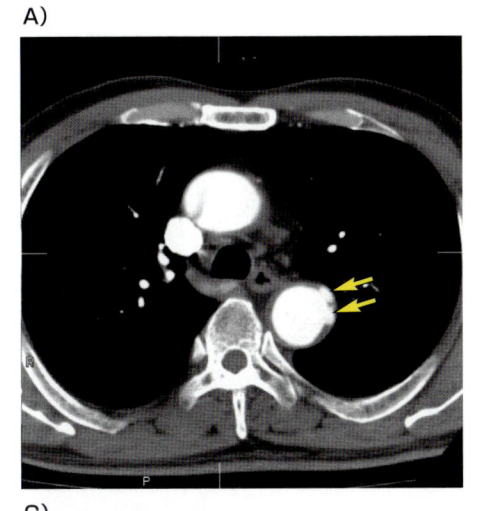

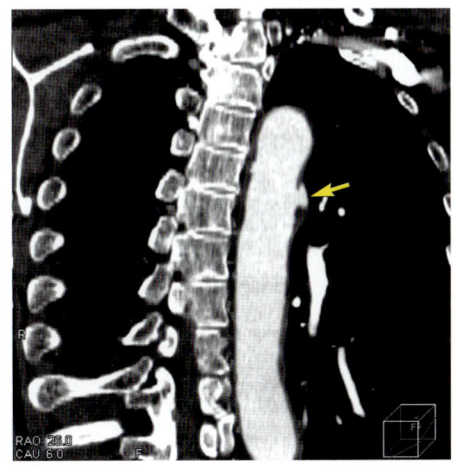

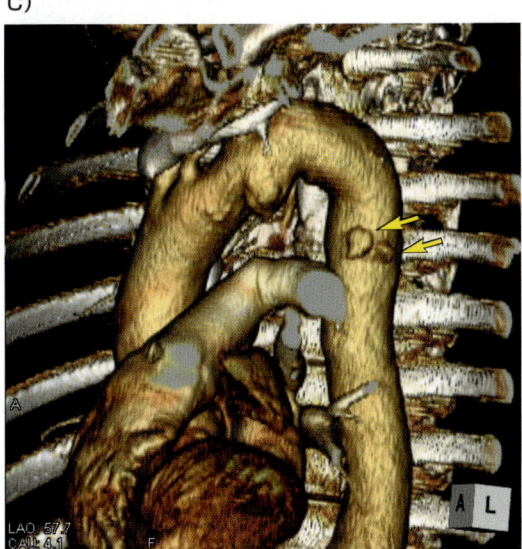

第1章　CTA　1●大動脈と頸部主要分枝

図13　ULP
横断像（A）で2カ所のULPを認め，MPR像（B）やVR像（C）でも小さな突出が認められる

閉塞の有無の評価は必須であり，thin-slice dataを丹念に観察することで診断は可能である（図10）．

6　大動脈瘤のMDCTによる診断

　大動脈瘤を診断するうえで重要な点を表3に示す[3]．大動脈瘤の症例ではしばしば複数の部位において瘤形成が認められ，撮像は頸部分枝〜大腿動脈のレベルまで施行する必要がある．瘤径の評価は通常短径にて行われるが，大動脈弓部や蛇行した腹部大動脈の場合，厚いスライスでは厳密なサイズ変化の評価が難しく，thin-slice data同士での比較や，可能であればMPR・cross sectional imageでの評価が望ましい．また，瘤の拡がりをみる場合には，主要分枝，特に頸部3分枝や腎動脈，IMA

表3 大動脈瘤の診断のポイント

・瘤の範囲

・瘤の形状：fusiform, saccular

・サイズと増大傾向

・瘤壁の性状
　破裂もしくは切迫破裂の有無
　炎症性大動脈瘤：壁の肥厚，周囲臓器への癒着
　感染性大動脈瘤：周囲の膿瘍，air bubble，急速な増大

・大動脈分枝との関係
　頸部分枝，腎動脈，腸骨動脈
　下腸間膜動脈や内腸骨動脈の開存性
　Adamkiewicz動脈の同定

（文献3より改変）

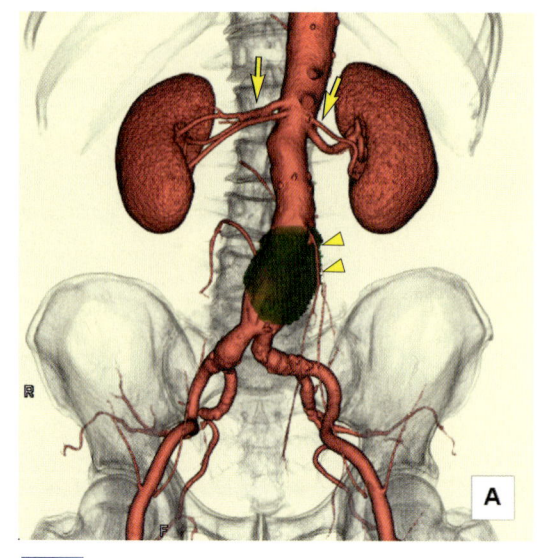

図14 腹部大動脈瘤
腹部大動脈に血栓（緑色）を伴う瘤を認め，腎動脈（矢印）やIMA（矢頭）との関係が明瞭である

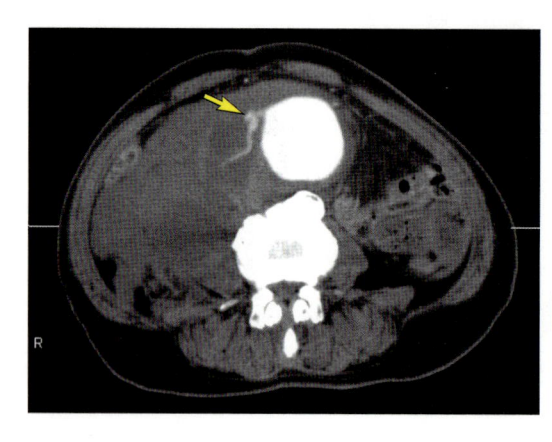

図15 腹部大動脈瘤破裂
瘤右側からextravasation（血管外漏出，矢印）を認め，後腹膜に多量の血腫を認める

（inferior mesenteric artery，下腸間膜動脈）などとの関係をみることが，術式を決定するうえで重要である（図14）．椎骨動脈はときに大動脈から直接分岐する場合があり，弓部瘤の評価の際にはチェックすべき項目である（図3）．

　大動脈瘤破裂の診断には，瘤周囲の単純高吸収を呈する血腫の存在を検出することが重要で，造影CTにてextravasation（血管外漏出）や瘤壁の不連続をみることでより確実な診断となる（図15）．また，切迫破裂の診断には壁在血栓の高吸収化（high crescent sign）の存在が有用との報告もある．

　大動脈瘤はその多くが動脈硬化性によるものであるが，炎症性大動脈瘤の存在も常に頭に入れておく必要がある．炎症性大動脈瘤は通常壁の肥厚を伴っており，この壁肥厚は後期相での造影効果が通常顕著である（図16）．また炎症性大動脈瘤はしばし

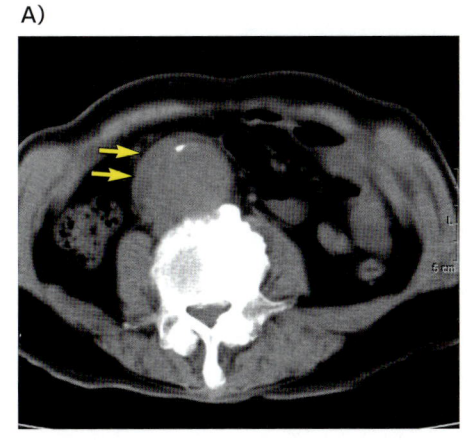

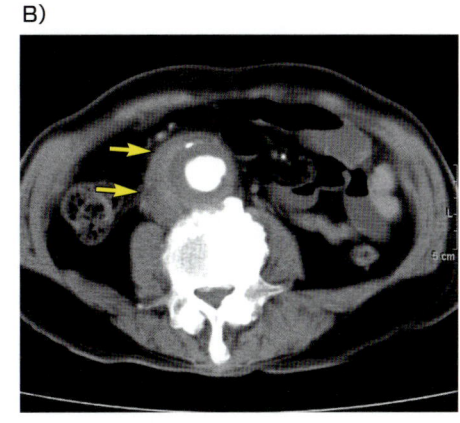

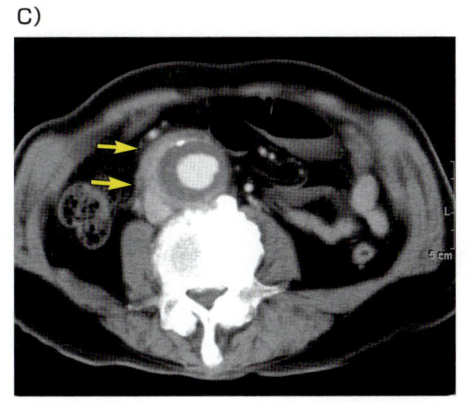

図16 炎症性大動脈瘤
瘤右側壁に，単純CT（A），造影早期相（B），後期相（C）にて，緩徐に造影される軟部影を認め，IVC（inferior vena cava，下大静脈）との癒着も示唆される

ば周囲臓器（尿管，大静脈，腸管など）との癒着が問題となる．この癒着の存在は特に手術前の情報として重要である．

また，比較的まれではあるが，感染性大動脈瘤もその高い破裂の頻度から，診断が重要な疾患である．囊状もしくは分葉状の瘤，急速な増大，周囲にairを伴った軟部影の形成などがある場合は，感染性大動脈瘤を疑って，早期の治療が推奨される（図17）．

ステントグラフト後のendoleakの評価の際には，leakがゆっくりと造影される場合があり，造影後期相での評価も必須である（図18）．

7 心電図同期CTによる大動脈CT

64列CTにより，心臓のみならず胸部大動脈を含めた心電図同期CTによる撮像が可能となった．心拍動による上行大動脈のmotion artifactによるblurring（画質のぼけ）は，特に上行大動脈の評価の際に無視できない．上行大動脈には12時～1時方向と，6時～7時方向に心拍動によるアーチファクトが出現し，一見解離腔のようにみ

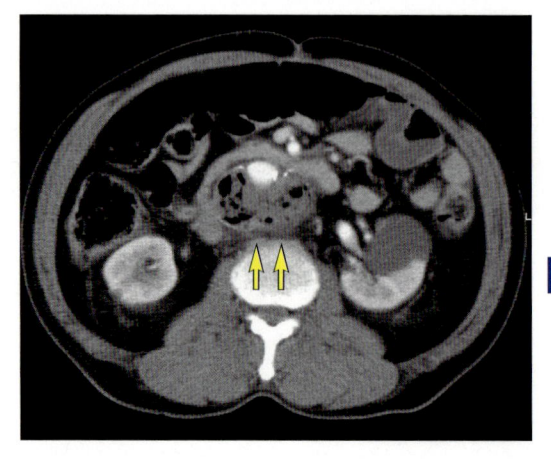

図17 感染性大動脈瘤
発熱,瘤の急速な増大を認めた症例であるが,腹部大動脈に瘤を認め,壁在血栓内には膿瘍を思わせる air bubble が多数認められる(矢印)

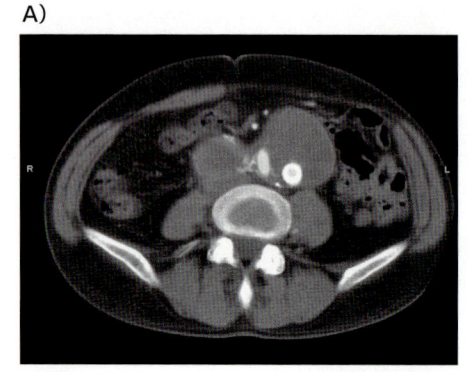

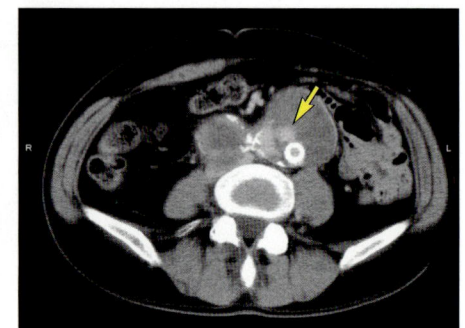

図18 ステントグラフト後の endoleak
左総腸骨動脈の endoleak が,早期相(A)でははっきりしないが,後期相(B)では明瞭に認められる

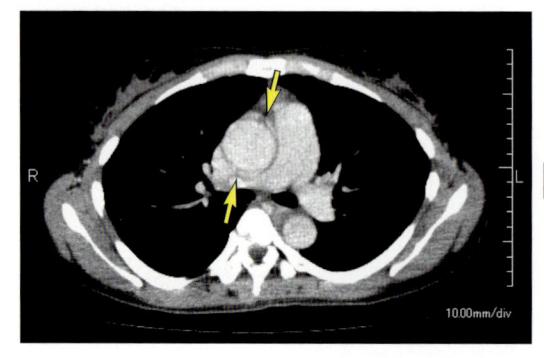

図19 心電図非同期 CT における上行大動脈
上行大動脈には12時〜1時方向と,6時〜7時方向に,心拍動によるアーチファクトが認められる

える(図19).特徴的な出現部位とMPR法などによる観察を行えば,診断を見誤ることはほとんどないが,上行大動脈を正確に評価し,またblurringがない3D画像を作成するためには心電図同期CTが確実である.

大動脈解離の評価において,心電図非同期CTでは,flapやentryの正確な評価が難しいことがあり,心電図同期CTを用いることで,それらが明瞭に描出できる(図20).

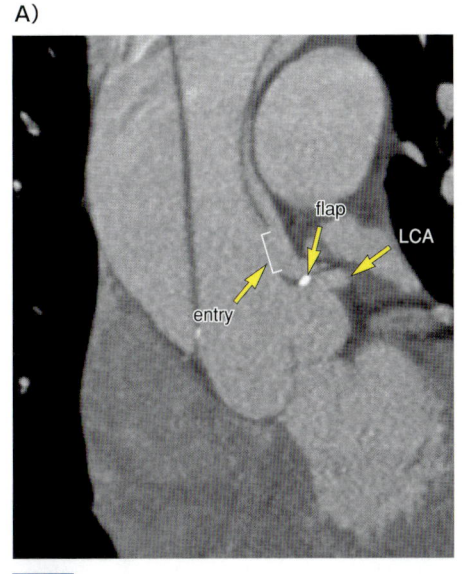

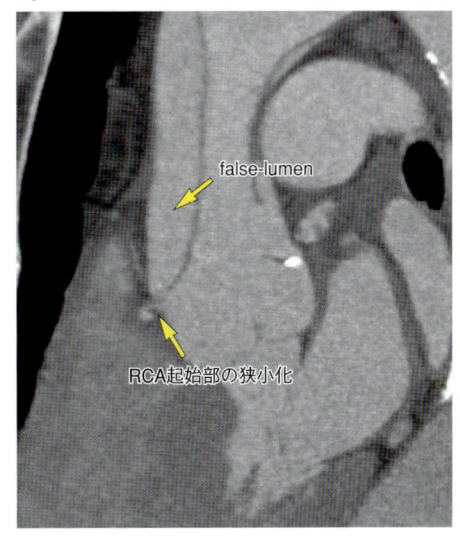

図20 心電図同期CTによる上行大動脈解離の観察
MPR像（A，B）であるが，上行大動脈のflapやentryが明瞭である．flapと左右冠動脈（LCA，RCA）との関係も明瞭で，この症例ではRCA起始部が偽腔（false lumen）により狭小化している

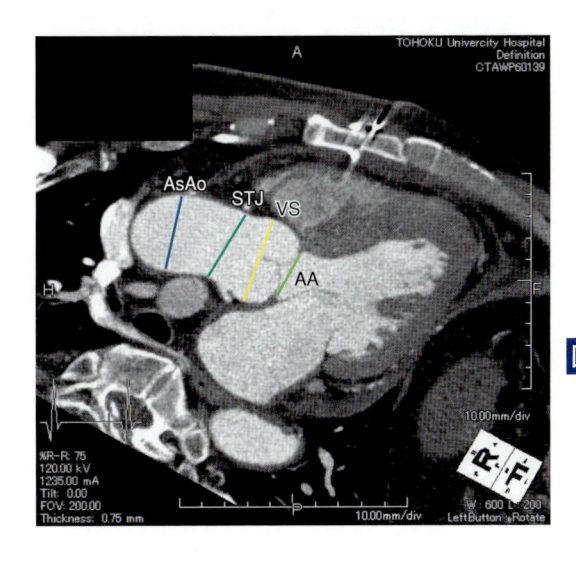

図21 大動脈基部の計測
MPR像にて，大動脈基部の計測を行う．AA：弁輪径，VS：Valsalva洞，STJ：sino-tubular junction，AsAo：上行大動脈

　また，大動脈瘤の場合も，大動脈基部や上行大動脈の正確な径の測定や形状は，手術適応や手術手技を決定する場合に有用な情報である（図21）．これらの評価は，心エコーや血管造影にて行われることが多かったが，心電図同期CTを用いることで，より非侵襲的，客観的に3D画像を含めた情報を得ることが可能である．さらに，上行大動脈疾患の場合，通常に比べ冠動脈造影の施行が困難となることが予想される．心電図同期CTでは，大動脈の情報に加えて冠動脈疾患のスクリーニングも可能であり，

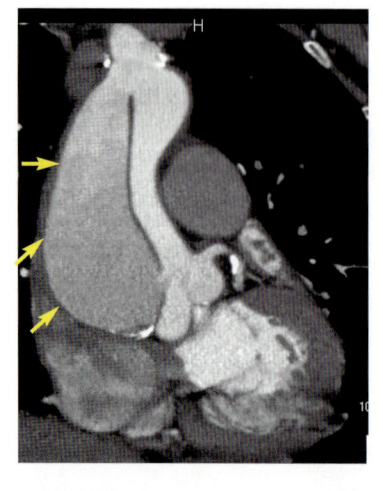

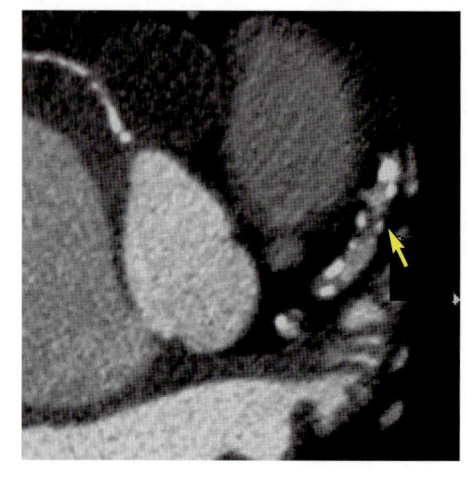

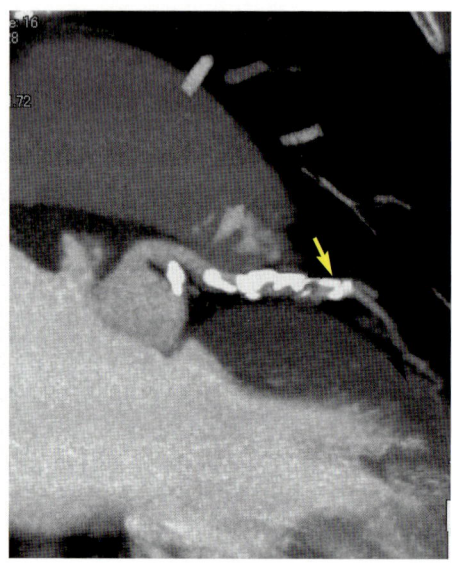

図22 **大動脈解離術前の冠動脈CT**
上行大動脈に解離を認め（A，矢印），冠動脈造影はriskが高いと判断され，心電図同期CTにて評価を行った．LAD＃6に狭窄を認め（B），本症例では冠動脈造影は施行せず，大動脈の手術と同時に冠動脈バイパス術も施行された

術前検査として非常に有用な検査と考えられる（図22）．現在，時間分解能や空間分解能の向上により，冠動脈CTAの正診率は高くなってきており，特に陰性的中率（NPV）はいずれの報告でも95％を超えるようになっている[4,5]．そのため，冠動脈CTAで狭窄・閉塞が除外された場合は非常に高い確率で冠動脈疾患が除外され，スクリーニングとして有用と考えられる．また，冠動脈はその起始や走行にしばしばvariantが認められ，このvarinatの存在はCTで容易に診断可能であり，その評価は冠動脈造影や手術前の情報として非常に重要である（図23）．

また，心電図同期CTにより，大動脈弁の評価も可能になってきている．大動脈弁は図に示すとおり（図24），3尖で，均一で薄い壁，拡張期での完全閉鎖などが正常

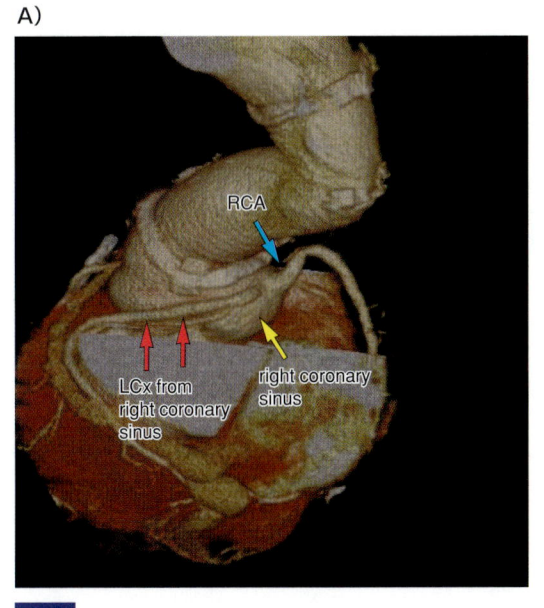

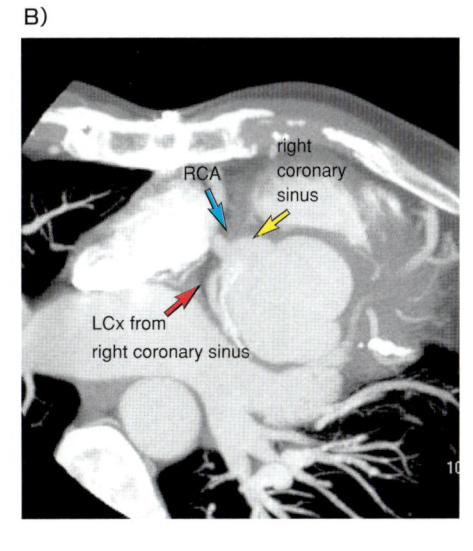

第1章　CTA　1●大動脈と頸部主要分枝

図23 **冠動脈走行異常の症例**
VR像（後面像，A），partial MIP像（B）にて，左回旋枝（LCx）が右冠動脈洞（right coronary sinus）から起始し，大動脈の背側を走行しているのがわかる．この症例は大動脈基部置換術前であったが，このような冠動脈走行異常の有無は術前情報として非常に重要である．RCA：右冠動脈

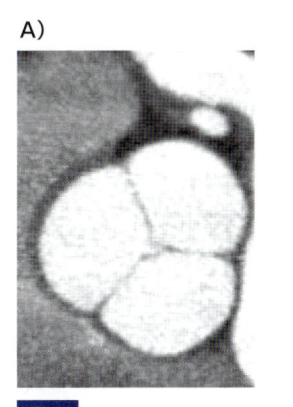

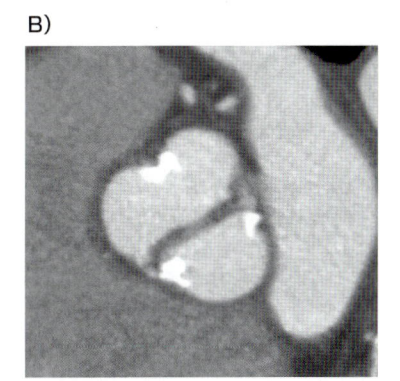

図24 **大動脈弁の短軸像**
A）正常大動脈弁：3尖で，均一で薄い壁，拡張期での完全閉鎖が認められる．B）大動脈二尖弁：弁尖には肥厚，石灰化，変形を認める

　CT所見であるが，大動脈弁疾患では，弁尖数の異常，石灰化，肥厚や変形などが認められる．また，弁輪部の径測定も客観的に可能であり，自験例では，心エコーの所見と良好な一致をみている（**図25**）．
　胸部大動脈に加え，腹部大動脈の撮影も必要となる場合は，胸部を心電図同期CTありで撮影，腹部骨盤を心電図同期CTなしで撮影，と2つを組み合わせて撮影することも可能となっている．

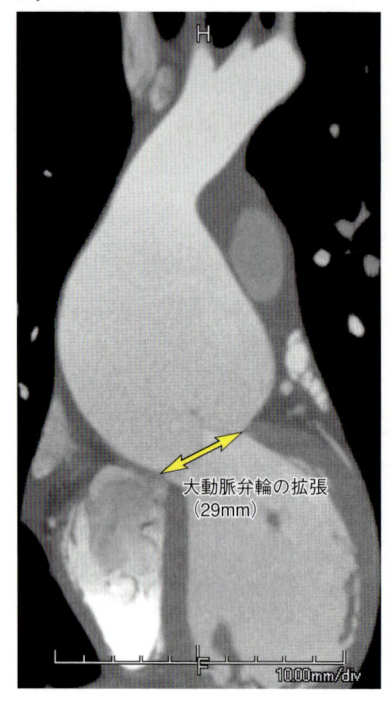

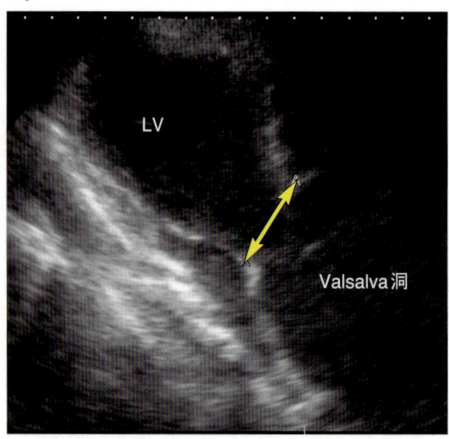

図25 大動脈弁輪拡張症
大動脈弁輪から上行大動脈近位にかけて著明な拡張を認める．CT上，大動脈弁輪径は29 mmと計測され（A），これは心エコー（B）とおおむね一致していた．LV：左室

8 救急疾患における triple ruled out

　胸痛は救急の場において，しばしば遭遇する症状の1つである．特に，心血管系由来の疾患の鑑別が重要で，**虚血性心疾患，大動脈解離，肺動脈血栓塞栓**が挙げられる．臨床症状，心電図，心エコーなどである程度の鑑別は可能であるが，大動脈解離や肺動脈血栓塞栓の診断は現在は造影CTが第1選択となっており，さらに心電図同期CTを併用することで，冠動脈の評価も同時に可能となった．

9 dual-energy CT

　dual-source CTでは，2つの異なるX線（80 kVと140 kV）を同時に使用することにより，例えば造影剤と骨の減衰・吸収性がおのおのにおいて違うことを利用して，造影剤と骨を識別することが可能である．低エネルギーX線において，ヨードは軟部組織と比べてCT値の上昇が大きいことが知られている．それを利用し，ヨード造影剤のみの分離が可能となり，CTAにおける血管と骨/石灰化の分離が可能である（図26）．そのほか，dual-energy CTでは，臓器や腫瘍の血流の分析などが期待されている[6]．

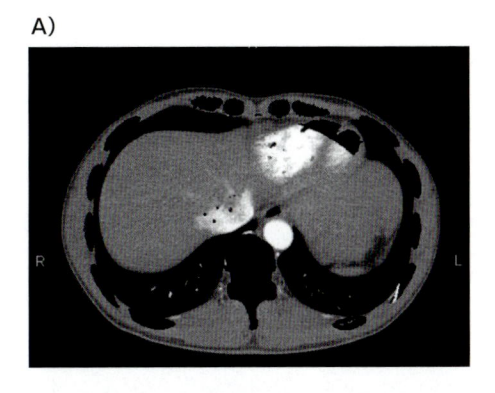

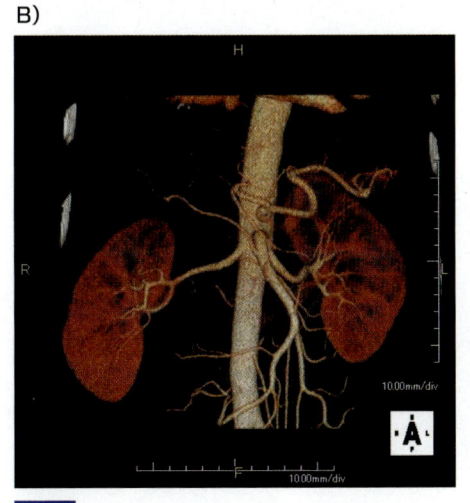

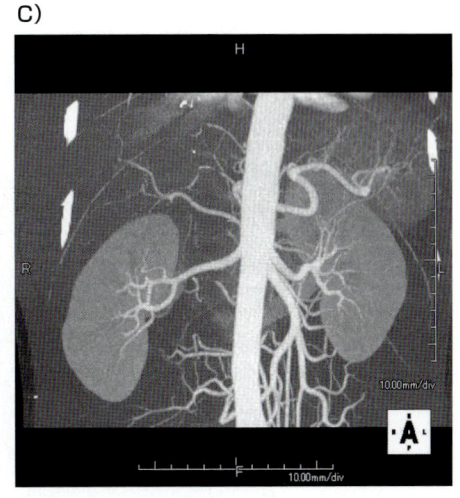

図26 **dual-energy CT による CTA**
dual-energy CT を用いることで，血管内の造影剤と骨/石灰化との分離が可能である．横断像（A）にて，骨が除去されているのがわかる．それにより，容易に骨・石灰化が除去された VR 像（B）や MIP 像（C）が作成可能である

10 螺旋同期CT

　DSA（digital subtraction angiography）のように，造影後の画像から単純画像をサブトラクションすることができれば，簡単に骨や石灰化病変を外すことが可能で，3DやMIP像作成が容易となる．ただし，ヘリカルスキャンは螺旋軌道を描きながらスキャンを行うため，同一寝台位置どうしの画像であっても，ミスレジストレーションにより，良好なサブトラクションの効果を得ることができない．マスク像にあたる単純画像とライブ像にあたる造影画像とが，同一の螺旋軌道で収集されたデータを使わなければならない必然性が出てくる．軌道同期ヘリカルスキャンを使用することにより，単純，造影のデータ収集の通り道が必ず同じ位置となり，完全なサブトラクション画像を得ることが可能となる．それにより，石灰化病変やステント留置部において造影される血管内腔の評価に有用と思われる（図27）．

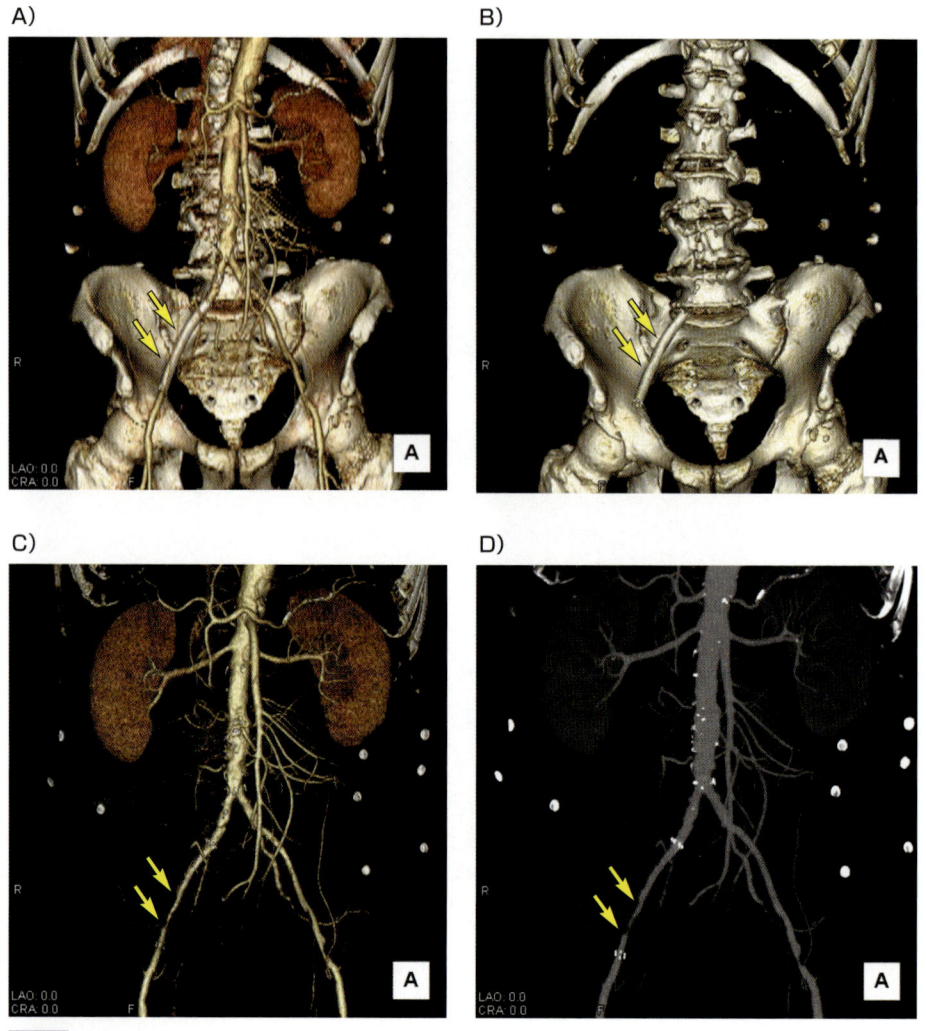

図27 螺旋同期CT
通常のVR像（A）にて，右外腸骨動脈にステント留置（矢印）されているのがわかる．螺旋同期CTを用いたサブトラクション（B）では，骨とステント（矢印）が抽出され，それを除いた内腔の造影のみの画像が作成できる（C, D）．C, Dにおいて，ステント内の再狭窄（矢印）が容易に観察可能である

参考文献

1) 「グレイ解剖学」廣川書店，1982
2) 田林晄一，栗林幸夫ら：「大動脈瘤・大動脈解離診療のコツと落とし穴」，中山書店，2006
3) Takase K, et al. : Diagnosis of aortic diseases using multidetector computed tomography. Radiat Med 24 : 405-414, 2006
4) Mollet NR, et al. : High-resolution spiral computed tomography coronary angiography in patients referred for diagnostic conventional coronary angiography. Circulation 112 : 2318-2323, 2005
5) Pugliese F, et al. : Diagnostic accuracy of non-invasive 64-slice CT coronary angiography in patients with stable angina pectoris. Eur Radiol 16 : 575-582, 2006
6) Thorsten RC Johnson, et al. : Material differentiation by dual energy CT : initial experience. Eur Radiology 17 : 1510-1517, 2007

第1章 CTA

2 Adamkiewicz動脈

宇都宮 大輔

1 はじめに

　　multi-detector CT（以下MDCT）はその登場以降急速に進歩し，多くの施設で利用されている．これによりZ軸方向に広い範囲も0.5〜1 mmの薄いスライスで撮像することが可能となり，大動脈疾患をはじめとする循環器疾患の診断・治療方針の決定には欠かせないモダリティとなっている．

　　胸部下行大動脈瘤および胸腹部大動脈瘤の手術の最も重篤な合併症の1つに対麻痺がある．その頻度は2.4〜11.3％と報告されており，決してまれではない．大動脈ステント内挿術においても2.3％の対麻痺発生が報告されている．対麻痺の発生は患者さんのQOL（quality of life）を大きく損ない，長期予後の低下を招く．これを回避するためにさまざまな方法が試みられてきたが，確立された手術術式や補助手段は完成していない．術後対麻痺の発生にはAdamkiewicz動脈を含む脊髄の血管解剖学的要因，大動脈の病理学的要因，手術操作や麻酔法といった手技的要因など多くの因子が複雑に関与している．術後対麻痺を確実に防ぐことのできる手段はない現状ではあるが，**術前に脊髄への主要な栄養血管（Adamkiewicz動脈）を同定し，術中にこれを温存することは術後の脊髄障害を回避するための重要な治療戦略の1つと考えられる**．Adamkiewicz動脈を術前に同定して手術を行った場合とそうでない場合には，統計学的有意差をもって術後対麻痺の発症率に差がみられたとする報告も行われている[1]．

　　従来，Adamkiewicz動脈の術前検出のためには選択的血管造影が必要であったが，これには脊髄障害や瘤破裂による死亡といった重篤な合併症をきたす可能性がある．また選択的血管造影によるAdamkiewicz動脈の検出率は65〜86％と報告されており，確実に描出できるわけではない．このような理由から，わが国ではAdamkiewicz動脈同定のための選択的血管造影はほとんど行われてこなかった．しかし，近年の技術進歩に伴い，非侵襲的にAdamkiewicz動脈を検出する手段としてMDCTが用いられるようになってきた[2〜4]．MDCTでは**Adamkiewicz動脈の形態的な特徴であるヘアピンカーブの検出と大動脈からAdamkiewicz動脈を経て前脊髄動脈に至る経路の連続性を証明すること**が重要である．

2 脊髄の循環

　　脊髄の主な血液供給路は，1本の前脊髄動脈と2本の後脊髄動脈である（図1）．前

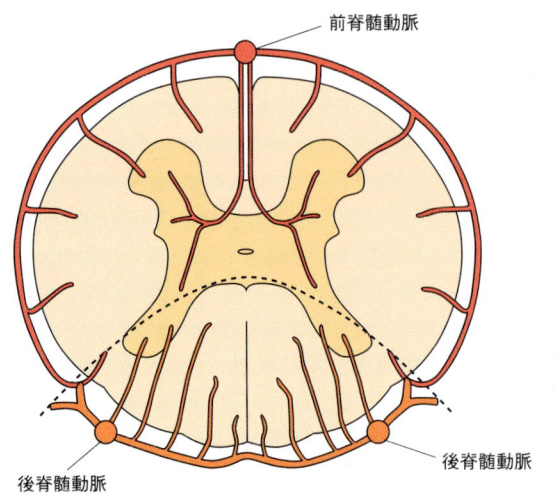

図1 脊髄の循環（横断像）
前脊髄動脈は脊髄の前2/3部（灰白質の大部分と前索・側索）に分布し，一対の後脊髄動脈は後1/3部に分布する

脊髄動脈は前正中裂に沿って縦走し，その穿通枝を介して脊髄の前2/3に血液を供給している．後脊髄動脈は脊髄の後面両外側にあり，残りの脊髄後索に血液を供給している．脊髄への血液供給には多様性がみられるが，頸髄と腰髄の膨大部は血行が豊富であるという原則は一致をみる．一方，胸髄領域への血液供給は比較的乏しい．このため胸髄（特に第6〜7胸椎レベル）は血行障害による虚血を生じやすい，危険な血行動態上の領域と考えられている．

3 Adamkiewicz動脈

前脊髄動脈は頸髄レベルでは椎骨動脈，上位胸椎レベルでは主に第4胸椎レベルの根髄動脈，下位胸椎から腰椎のレベルではAdamkiewicz動脈（＝great anterior radiculomedullary artery：大前根髄動脈）によって血流が供給されている（図2）．

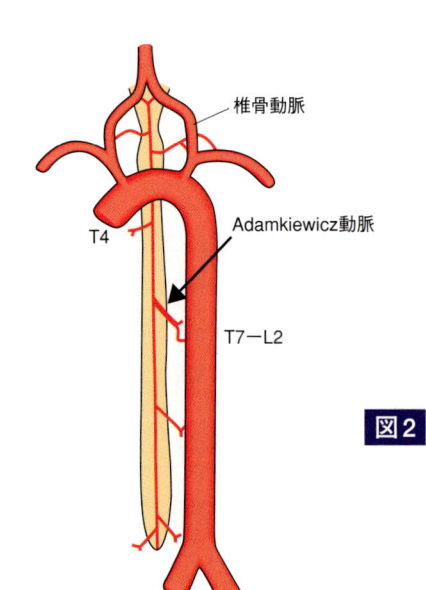

図2 脊髄への血液供給
根髄動脈は頸部では椎骨動脈より，胸・腰部では肋間動脈，腰動脈より起始している．下位胸椎あるいは上位腰椎レベルの前根髄動脈のうち最大のものがAdamkiewicz動脈（矢印）である．外側仙骨動脈，第5腰動脈，腸腰動脈，正中仙骨動脈は仙骨部において重要である

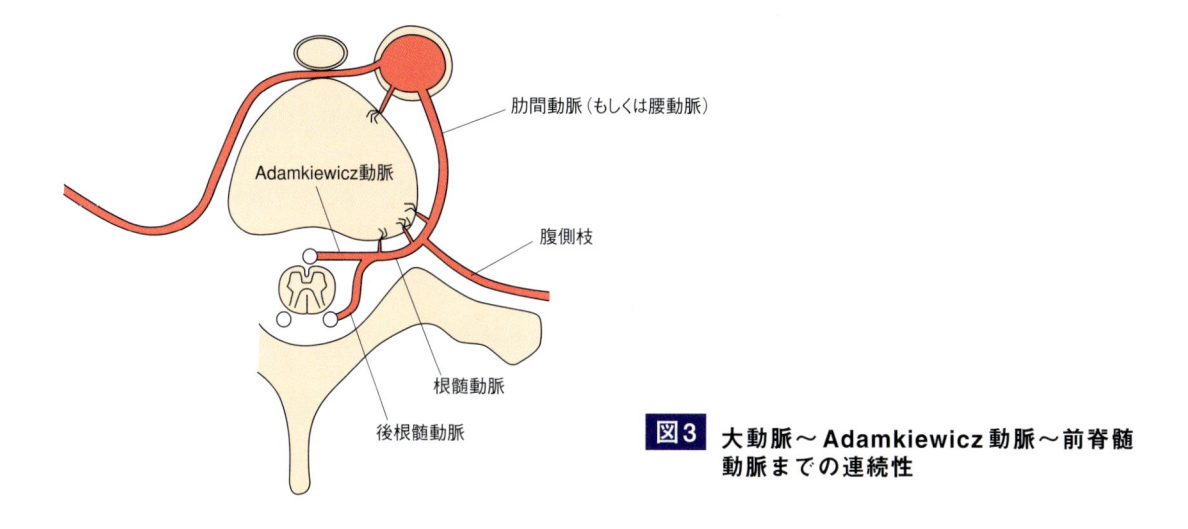

図3 大動脈〜Adamkiewicz動脈〜前脊髄動脈までの連続性

Adamkiewicz動脈の起始は個体差が大きいことが知られており，通常，第7胸椎から第2腰椎レベルの肋間動脈もしくは腰動脈のいずれかより分枝する．一般に左側から分枝することが多い（約70％）．その連続性を追跡すると大動脈から肋間動脈が分枝し，肋間動脈は肋骨に沿って走行する腹側枝と脊柱管内に向かう根髄動脈に分かれ，根髄動脈はさらに前根髄動脈と後根髄動脈に分かれる（図3）．下位胸椎から上位腰椎レベルの前根髄動脈のなかでもっとも大きな血管がAdamkiewicz動脈である．このAdamkiewicz動脈を温存することが，必ずしも脊髄への連続した十分な血行を保証するものではないが，虚血に弱い胸髄領域の重要な栄養血管であることを考えると，Adamkiewicz動脈を温存して手術することは臨床的に大きな意味があると考えられる．Adamkiewicz動脈は，脊柱管内を上行して前脊髄動脈と合流するが，この合流部より下方で前脊髄動脈は太くなり，この合流部がヘアピンカーブ様の形態をとるのが特徴的である．前脊髄動脈に循環障害が起こると，脊髄の前索・側索にある上行性・下行性神経路が侵されるが，後索は障害されない．このため障害部以下の運動麻痺，温度覚・痛覚の知覚障害が起こるが，深部感覚・触覚は侵されない．このような血行障害の結果生じる症状を前脊髄動脈症候群という．

4 AdamkiewiczのCTによる描出

Adamkiewicz動脈は第7肋間動脈から第2腰動脈の間で分岐するので，この範囲の動脈を良好に描出する必要がある．MDCTの特徴を活かすことで，分岐レベルに個体差の大きいAdamkiewicz動脈も描出可能である．

1 撮影方法

MDCTの利点は高い空間分解能を維持しながら高速に撮像できる点にある．これにより大血管のCTA（CT angiography）においては造影剤量を減らしても良好な画像が

得られるようになった．しかし，Adamkiewicz動脈は径が0.50～1.49 mmと非常に細い血管であり，これを描出するには分枝血管まで十分に造影する必要がある．そのため使用する造影剤の総量は多くなってしまう．体重や腎機能，瘤の大きさに応じて調整する必要があると思われるが，当院では基本的に高濃度の非イオン性ヨード造影剤（350～370 mgI/mL）を総量100 mL使用している．

造影はまず右肘静脈に20 Gのサーフロー針を留置する．注入は二筒式自動注入器（Dual Shot®，㈱根本杏林堂）を用いて，1秒間3.5～5.0 mLの注入速度で造影剤を注入し，生理食塩水20 mLでフラッシュしている．スキャン開始はボーラストラッキング法を用いて決定しており，下行大動脈のCT値が250 HUに達してから10～15秒後にスキャンを開始している．撮影条件は管電流400 mA，管電圧120 kV，コリメーション0.5 mm × 64，管球回転速度0.75秒としている．Adamkiewicz動脈を目的とする場合には，被ばく低減のためのdose modulationを用いると線量不足になる可能性があり，用いないよう注意すべきである．

2 画像再構成

Adamkiewicz動脈の描出には，大動脈と脊椎周囲にFOV（field of view）を絞り，空間分解能を上げた画像を作成する．ワークステーション上での画像処理は，①下位胸椎から上位腰椎レベルの前脊髄動脈ができるだけ広く入るように傾けた斜冠状断のMPR（multiplanar reformation）画像（図4），②大動脈～肋間動脈～Adamkiewicz動脈～前脊髄動脈を追跡したCPR（curved MPR）画像を作成する（図5）．VR（volume rendering）画像は視覚的に瘤との関係が理解しやすく，手術支援画像として有用である（図6）．Adamkiewicz動脈の連続する肋間動脈が閉塞し，側副血管から血液が供給

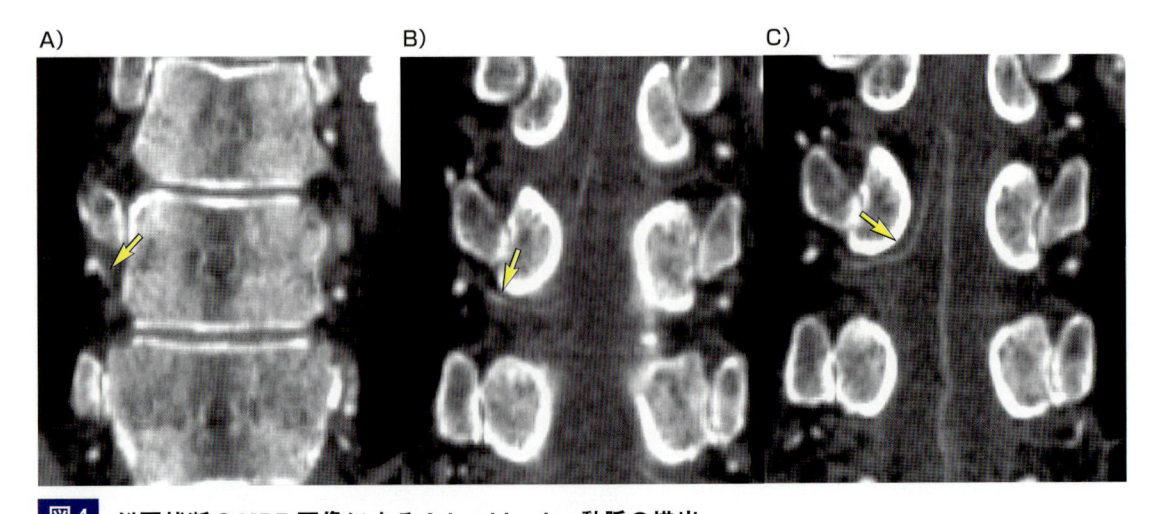

図4 斜冠状断のMPR画像によるAdamkiewicz動脈の描出
腹側（A）から背側のスライス（C）にかけてスライドしながら観察することで，肋間動脈からAdamkiewicz動脈（ヘアピンカーブ）までの連続性が追跡できる（矢印）

第1章　CTA　2 ● Adamkiewicz 動脈

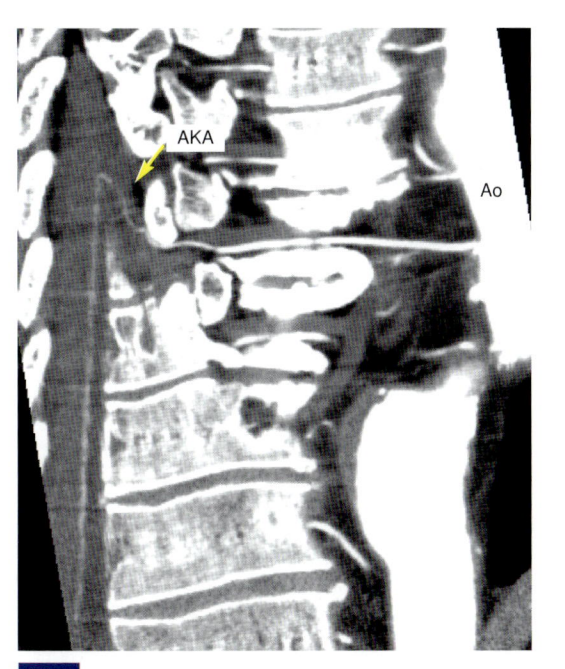

図5 CPR画像による大動脈からAdamkiewicz動脈までの連続性
Ao＝大動脈，AKA＝Adamkiewicz動脈

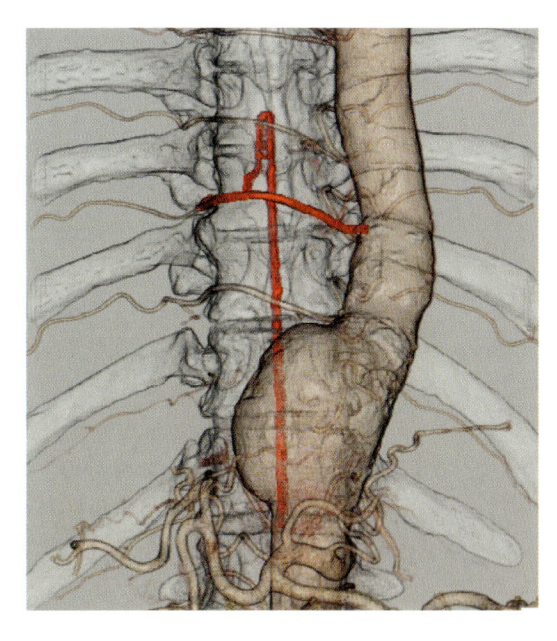

図6 VR画像によるAdamkiewicz動脈の描出
大動脈瘤とAdamkiewicz動脈との三次元的な位置関係が理解しやすい

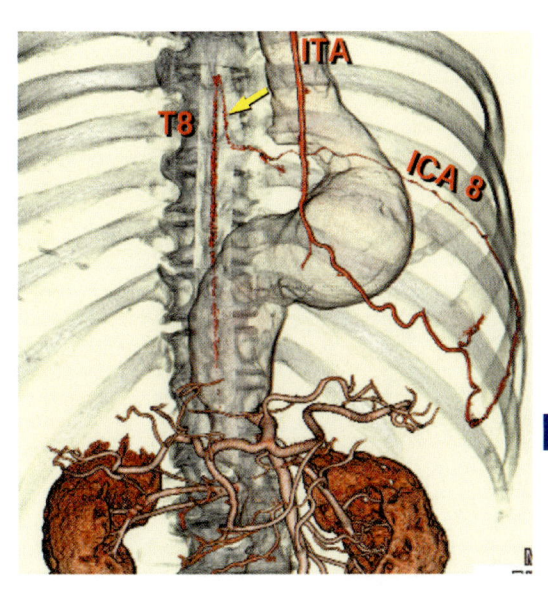

図7 VRによる側副血管の描出
VR画像において側副血管（内胸動脈）からAdamkiewicz動脈への血液供給が明瞭に描出されている．ITA＝内胸動脈，ICA＝肋間動脈（岩手医科大学　吉岡邦浩先生のご厚意による．文献5より引用）

される場合があり，術前には側副路に関する情報も重要である．近傍の肋間動脈や腰動脈だけでなく，内胸動脈が側副血管となることもある[5]（図7）．したがって，場合によってはFOVを比較的大きく設定する必要がある．

血管イメージング　大動脈・末梢血管　37

3　Adamkiewicz動脈の同定

　MDCTにてAdamkiewicz動脈を同定する際には，**肋間動脈からヘアピンカーブを介して前脊髄動脈に至るまでの連続性を証明することが重要**である．ヘアピンカーブ様の形態だけではAdamkiewicz動脈の確定とはいえない．これは前根髄静脈も前脊髄静脈との合流部においてヘアピンカーブに似た形態を呈するためである（**memo参照**）．この前根髄静脈をAdamkiewicz動脈と誤って解釈し，Adamkiewicz動脈が起始しない肋間動脈だけを術中管理してしまうと，術後合併症のリスクを逆に大きくする危険性すら考えられる．

> **memo**
>
> ■ Adamkiewicz動脈と前根髄静脈（図8，9）
>
> Adamkiewicz動脈と前根髄静脈は非常に似た形態であるが，若干の違いがあり，鑑別の一助となる．①Adamkiewicz動脈は前根髄動脈との合流部において非常に鋭角なヘアピンカーブ状の形態をとるのに対し，前根髄静脈はコートフック状と表され，やや鈍角に交わる．②Adamkiewicz動脈は脊柱管の中で直線的に4cm±1.5 cmという2椎体を越えない短距離を上行するのが一般的であるのに対し，前根髄静脈は脊柱管内で走行する距離が長い．③前根髄静脈はAdamkiewicz動脈よりも径が大きい（しかし，文献的にはAdamkiewicz動脈の径は0.5〜1.49 mm，前根髄静脈の径は0.5〜1.2 mmとする報告もあり，一見して判別できるほどの差ではないと考えられる）．このような形態的な違いを知っておくことは重要であるが，形態的特徴のみで両者を完全に鑑別することは難しいことも多い．やはりAdamkiewicz動脈の同定にはヘアピンカーブから肋間動脈，大動脈に至るまでの連続性を確認することが重要である．

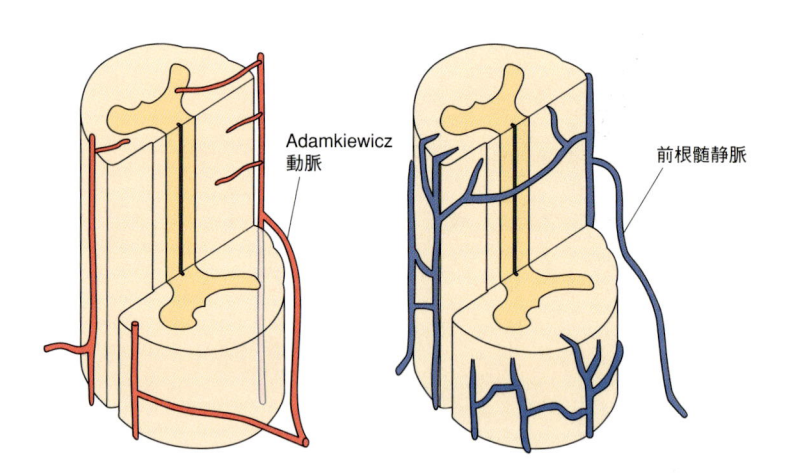

図8　Adamkiewicz動脈と前根髄静脈
前根髄静脈もヘアピンカーブ様の構造を呈する

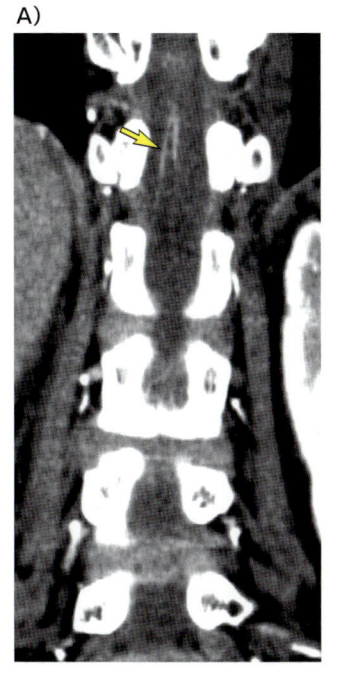

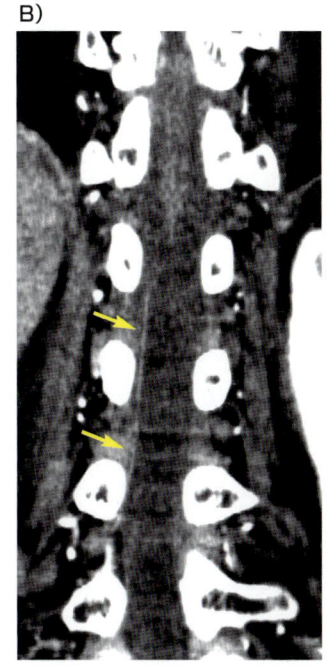

図9 斜冠状断のMPR画像による前根髄静脈の描出

前根髄静脈（A，矢印）はヘアピンカーブに似た形態をとり，下方に追跡すると脊柱管内を2椎体以上にわたって走行し，下方に向かうほど不明瞭になり，肋間動脈との連続性はみられない（B，矢印）

4 Adamkiewicz動脈の診断能

CTAにおける診断能（ヘアピンカーブの検出および連続性の証明）は表に示すとおりである．初期の4列MDCTのころからヘアピンカーブの検出率には大きな変化はみられないものの，連続性の証明率は1mm以下のスライス厚を用いることで向上している．

表 CTAによるAdamkiewicz動脈の診断能

	コリメーション	ヘアピンカーブ	連続性
Takase K et al.[2]	2mm×4	90%	32%
Yoshioka K et al.[3]	1mm×4	80%	63%
Yoshioka K et al.[4]	0.5mm×16	83%	60%

5 CTAの問題点

①Adamkiewicz動脈の同定においてはその連続性を確認することが望まれるが，実際には全例で証明することは難しい．特に椎間孔部で連続性の追跡が困難な症例はしばしば経験することで，これはAdamkiewicz動脈が骨構造と近接している場合や，

骨棘などの影響，血管が細い，造影効果の問題などさまざまな要因が関与すると考えられる．その解決法の1つとしてMRAがあり，骨からの影響を取り除くことができる．MRAとCTAの両者を併せて評価することでAdamkiewicz動脈の診断能はヘアピンカーブ97％，連続性90％に向上すると報告されている[4]．また造影剤と骨構造の分離が可能なDual-Energy CT，256〜320列MDCTによる連続スキャンによる動静脈分離などの新たなテクノロジーにも期待が寄せられる．

②大動脈解離の症例においてはAdamkiewicz動脈の同定が難しいことが多い．特に偽腔からAdamkiewicz動脈が栄養されている場合にはスキャン・タイミングの設定も困難となり，造影剤も通常より多く使用する必要がある．

謝辞：本稿執筆にあたりご指導いただきました岩手医科大学附属循環器医療センター放射線科　吉岡邦浩准教授に深く感謝いたします．

参考文献

1) Kawaharada N, et al. : Thoracoabdominal or descending aortic aneurysm repair after preoperative demonstration of the Adamkiewicz artery by magnetic resonance angiography. Eur J Cardiothorac Surg 21 : 970-974, 2002
2) Takase K, et al. : Demonstration of the artery of Adamkiewicz at multi- detector row helical CT. Radiology 223 : 39-45, 2002
3) Yoshioka K, et al. : MR angiography and CT angiography of the artery of Adamkiewicz : noninvasive preoperative assessment of thoracoabdominal aortic aneurysm. Radiographics 23 ： 1215-1225, 2003
4) Yoshioka K, et al. : MR Angiography and CT Angiography of the Artery of Adamkiewicz : State of the Art. Radiographics 26 Suppl 1 : S63-73, 2006
5) Yoshioka K, et al. : Three-dimensional demonstration of the collateral circulation to the artery of Adamkiewicz via internal thoracic artery with 16-row multi-slice CT. Eur J Cardiothorac Surg 28 : 492, 2005

第1章 CTA

3 上腹部

磯田 裕義

1 はじめに

　MSCT（multi-slice CT）の登場と検出器の多列化により，上腹部領域におけるCTの臨床的有用性は高くなってきている．高速MSCTによる上腹部領域の撮像においては，0.5〜0.6 mmのほぼ等方性のボリュームデータが数秒の撮像で得られ，三次元再構成画像もより高精細な画像が作成可能である．造影後の各時相における三次元再構成画像は，病変の存在および質的診断に有用であるのはもちろんのこと，多方向のMPR（multiplanar reconstruction）像を観察することにより，進行癌症例における腫瘍と周囲臓器，特に主要血管との解剖学的位置関係がより正確に評価できるようになり，手術治療計画における解剖などの付加情報も容易に得ることができるようになってきた[1]．

　高空間分解能のボリュームデータから作成されたCTA（CT angiography）では，主要血管のかなり細い分枝まで描出可能となり，診断のみならず，IVR（interventional radiology）や手術の術前シミュレーションとしてのCTAの有用性もさらに高くなってきている[2]．

　本項では，上腹部領域におけるCTAを含めた三次元再構成画像の撮像法，臨床的有用性などについて解説する．

2 上腹部領域におけるCTA

　MSCTを用いることにより，高速にボリュームデータを取得できるようになったことで，撮像時間の短縮と高い造影効果を狙った多時相の撮像が可能となり，x, y, z軸それぞれにほぼ同等の空間分解能をもつボリュームデータが広範囲で得ることができるようになってきた．高速MSCTで収集された高空間分解能のボリュームデータを用いることにより，細い分枝まで描出可能なCTAが経静脈性の造影剤投与でも得ることができる．またスキャンの高速化により，高い造影効果をもつ各時相の画像データが得られることで，血管と周囲構造とのコントラストが高くなり，CT arteriography, CT portography, CT venography，それぞれの画質が向上する．また動脈早期相の撮像が動脈周囲臓器や門脈系が濃染する前に終了できるようになったことで，画像処理で動脈のみを分離することも容易となる．画像処理ワークステーションの性能向上は，CTAの画像処理短縮に寄与しており，高精細なCT arteriographyがあまり手間をかけずに作成できる．このように微細な血管の描出も

可能なCTAが短時間の画像処理で作成できるようになってきたことで，CTAの臨床的有用性はますます高くなってきている．実際多くの施設で，外科手術前の血管マッピングを目的とした血管造影がCTAで代用されている．

MRI装置の進歩によりMRA (MR angiography) の高速撮影も可能となってきており，その画質も向上してきている．また非造影のMRAもいくつかの手法が開発されている．しかし呼吸停止下に撮像することが多い上腹部領域では，空間分解能の点でMRAはかなり劣っており，MRAの画質がCTAに追いついていないのが現状である．また腫瘍の局所進展の術前評価にCTが有用である症例が多いことも併せて考えると，血管情報を得るための画像検査として，上腹部領域では造影CTが第1選択となる．

他領域と同様に，上腹部領域においても，MSCTによる高精細なCTAは多くの画像情報を提供できるようになってきた．ただ他領域と異なり，上腹部領域では血管病変がCT検査の対象となる症例は少ない．CTAが求められる臨床例の多くは，手術前の血管マッピングとしてCTAを活用する症例である．こうした症例での術前CT検査の主目的は，病変の局所進展範囲や転移性病変の有無である．このため手術前の血管マッピングとしてCTA作成が依頼される症例であっても，CTAの作成に最適な撮像方法で検査されるとは限らず，常に高画質なCTA作成ができるわけではない．ここで強調したいのは，**画像診断の目的はきれいなCTAを作成し提供することではなく，実際の臨床現場で求められている情報を効率よく提供することである**．腫瘍性病変がCT精査の対象となることが多い上腹部領域においては，CTAから得られる情報が劣っても，診断に有用なthin slice像やMPR像が得やすい撮像条件で検査すべきである．高画質なCTA作成に適した撮像方法にこだわって撮像条件を変更したり，撮像を追加して患者さんの被曝を増やすようなことは避けなければならない．

3 高速MSCTでの撮像方法と画像処理

1 造影剤量と注入方法

患者さんの体格によらない均一な造影効果を得るためには，体重に応じた造影剤使用量の選択が必要である．上腹部領域は肝臓などの実質臓器が多く，これらの臓器に生じる病変の存在・質的診断およびその広がりを評価することを目的に造影CT検査が依頼されることが多い．実質臓器の造影効果および病変とのコントラストが，総投与ヨード量に強く依存することから，大半の症例で造影剤は減量できず，十分な量の造影剤を投与する必要がある．上腹部領域では体重 (kg) あたりヨード量600 mg (ヨード含量300 mg/mLの造影剤では体重あたり2 mL) を目安にして，造影剤量を決定している施設が多い[3]．上腹部領域では少ないものの，動脈の血管病変がCT検査の対象となる症例では，造影剤を減量しても十分な情報を得ることができる．高速MSCTで検査する場合は，通常の3分の1～4分の1の造影剤量であっても，造影剤

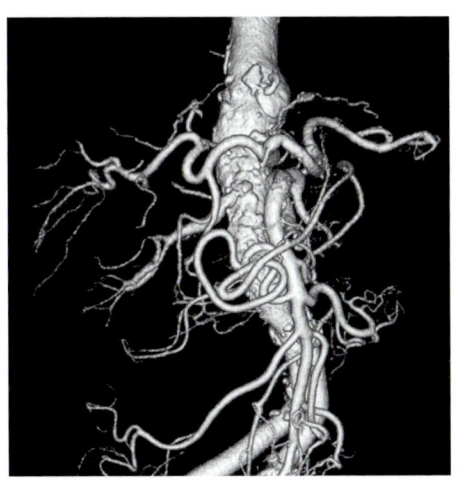

図1 CT arteriography：投与造影剤を減量して撮像した症例

79歳，男性．固有肝動脈の動脈瘤の疑いで，CT arteriographyが施行された症例である．軽度の腎機能障害がみられたため，造影剤量を通常の約3分の1の量（ヨード含量300 mg/mLの造影剤30 mL）まで減量し，毎秒1.5 mLの注入速度で造影剤を投与，生理食塩水によるフラッシュ（後押し）も併用した．造影剤を減量しても，血管の造影効果を向上させることができ，診断に十分な情報をもつCT arteriographyを得ることができた

の注入時間を工夫したり，生理食塩水によるフラッシュ（後押し）を併用することにより，血管の造影効果を向上させることができ，十分な画像情報をもったCTAを得ることができる（図1）．

注入方法で重要なのは，注入時間である．特にCT arteriographyの画質は，注入時間に大きな影響を受ける．高画質のCT arteriographyを得るには，腹部大動脈のCT値を一定の時間高めておく必要があるが，その時間は撮像範囲・撮像時間に依存するので，CT装置に応じて注入時間を選択する必要がある．64列MSCTを用いた上腹部のCT arteriographyなら，腹部大動脈のCT値を15〜20秒間高めておけば十分である．上腹部領域では，CT arteriography以外の目的もかねてダイナミック造影検査が施行されることが多いことから，毎秒3〜4 mL（注入時間としては25〜30秒）で造影剤を注入している施設が多い．

2 撮像開始時間

高速MSCTの撮像スピード下では，ほぼ均一な時相で造影後の上腹部撮像が可能であるが，撮像タイミングがずれてしまうと，診断的価値の乏しい画像しか得られないことになるので注意が必要である．このため**個々の症例に合わせて，ボーラストラッキング機能（memo参照）などを使用して造影剤投与後の撮影開始タイミングを決定する必要がある**．上腹部領域のCTAに適した撮像開始時間は，64列MSCTで撮像する場合なら，CT arteriographyではtrigger timeの5秒後あたり，CT portographyではtrigger timeの35〜40秒後，CT venographyではtrigger timeの70〜75秒後とされている．ただし前述したように，腫瘍性病変の術前症例では病変の局所進展範囲や転移性病変を評価するのに適した撮像開始時間が優先される．

> **memo**
> ■ ボーラストラッキング機能
> 造影剤投与後，特定の部位でCT値の測定を連続して行い，造影剤が到達，CT値が上昇し設定した閾値に達した時点から撮像を開始する方法である．CT値の測定は低線量で行う．

3 当施設における撮像プロトコール

当施設における64列MSCTによる上腹部領域の造影CT検査の撮像プロトコールと各撮像プロトコールにおける撮像時相と造影剤注入後の撮像開始タイミングは表のとおりである．当施設では，CT装置は64列MSCTである東芝メディカルシステムズ社製Aquilion 64®を使用している．

表 64例MSCTによる上腹部領域の撮像プロトコール

	撮像時相	撮像開始タイミング	造影剤注入速度**
上腹部スクリーニング			
上腹部*	平衡相	90秒後固定	2.5 mL／秒
肝臓ダイナミック	単純，動脈相，平衡相	trigger timeの20，80秒後	3 mL／秒
膵臓ダイナミック	単純，膵実質相，平衡相	trigger timeの25，80秒後	3 mL／秒
門脈*	門脈相，平衡相	50，80秒後固定	3 mL／秒
上腹部精査			
原発性肝腫瘍	単純，動脈相早期，動脈相後期，門脈相，平衡相	trigger timeの5，20，50，110秒後	4 mL／秒
胆膵	単純，動脈相早期，膵実質相，門脈相	trigger timeの5，25，60秒後	4 mL／秒
転移性肝腫瘍	単純，動脈相早期，動脈相後期，門脈相	trigger timeの5，20，55秒後	4 mL／秒
ドナー	単純，動脈相，門脈相，肝静脈相	trigger timeの5，35，70秒後	4 mL／秒
消化管	動脈相早期，肝実質相	trigger timeの5，60秒後	4 mL／秒

* 単純CTは適宜追加
**100 mLの造影剤使用時の注入速度
他の容量の造影剤使用時は適宜変更

撮像プロトコールはスクリーニング用，精査用の2種類に大別されており，スクリーニング用プロトコールはさらに上腹部一般，肝臓ダイナミック，膵臓ダイナミック，門脈の4種類に，精査用プロトコールはさらに原発性肝腫瘍，胆膵精査，転移性肝腫瘍，ドナー，消化管の5種類に細分している．原発性肝腫瘍，転移性肝腫瘍，ドナーのプロトコールではCT arteriography, CT portography, CT venographyを，胆膵精査，消化管のプロトコールではCT arteriography, CT portographyを作成している．またMSCTによるX線被曝も問題となってきており，造影後の多時相撮像を行う上腹部領域においても被曝低減を考慮する必要がある．量子ノイズ除去フィルタは，低線量で撮像された線量不足の画像において，その画質を改善させるものである（**memo参照**）．当施設では生体肝移植前のドナー症例における三次元再構成画像作成時に活用しており，低線量での撮像においても，量子ノイズ除去フィルタを併用することにより，十分な解剖学的情報をもったCTAを得ることができるようになってきた（図2）．

---

memo
■ **量子ノイズ除去フィルタ**
X線光子量が不足することにより増加する量子ノイズを低減させることを目的としたアダプティブフィルタである．

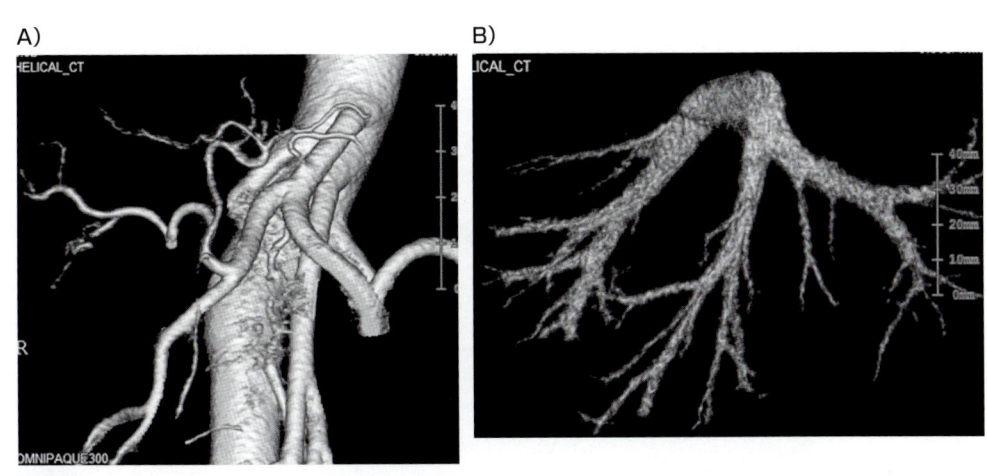

図2 **CT arteriography（A）・CT venography（B）：量子ノイズ除去フィルタを併用し低線量で撮像した症例**
27歳，男性．生体肝移植前のドナー候補症例である．低線量での撮像においても，量子ノイズ除去フィルタを併用することにより，十分な解剖学的情報をもったCT arteriography, CT venographyを得ることが可能である

4 臨床におけるCTAを含めた三次元再構成画像の有用性

1 生体肝移植ドナー

　生体肝移植ドナーにおける術前CTの目的は，活動性病変および悪性腫瘍性病変の有無，血管・胆管解剖，肝容積，脂肪肝の有無を評価し，ドナーとして適しているかを判断することである．このうち肝動脈・門脈・肝静脈の解剖は，ドナーとしての適応を評価することを含めて，もっとも重要な画像情報であり，CTAの有用性が高い[4]．撮像プロトコールもこれらの血管がもっとも描出される時相を狙ったものにしている．

　生体肝移植ドナーに対する術前CTで評価すべき血管解剖には下記のものが挙げられる．肝動脈系ではまず分岐形態を評価する．肝動脈には変異や吻合枝が多く，およそ4例に1例に副肝動脈を有するといわれている．このような例に対する生体肝移植ドナーグラフト採取には，さまざまな切離方法があり，肝動脈変異に応じた最適な肝動脈再建法を行うことが重要である．肝右葉移植ドナーでは右葉動脈枝とともに中肝動脈・内側区域枝の評価も大切である．門脈系の解剖は肝右葉移植ドナーを選択する際に重要である．肝右葉前区域・後区域枝・肝左葉枝の三分岐タイプや肝右葉後区域枝が門脈本幹から直接，単独に分岐するタイプ，肝右葉前区域と後区域枝の共通幹が短いタイプである例は，肝右葉移植ドナーに適さない（図3）．肝静脈系では肝右葉移植ドナーにおいて，右葉前区域の灌流静脈となる中肝静脈分枝の数，径および右下肝静脈の存在の有無とその数，径を評価することが重要である（図4）．

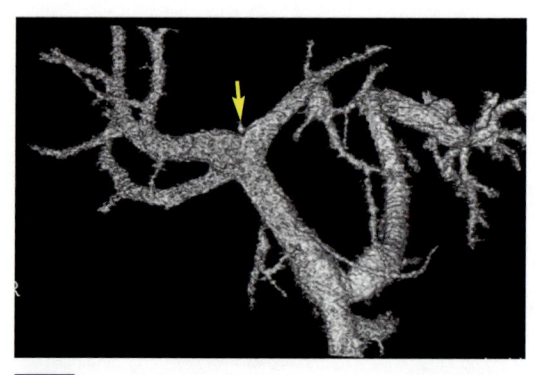

図3　CT portography：門脈分岐が三分岐タイプであるドナー候補症例
34歳，男性．生体肝移植前のドナー候補症例である．門脈分岐が三分岐タイプであることがCT portographyで明瞭である

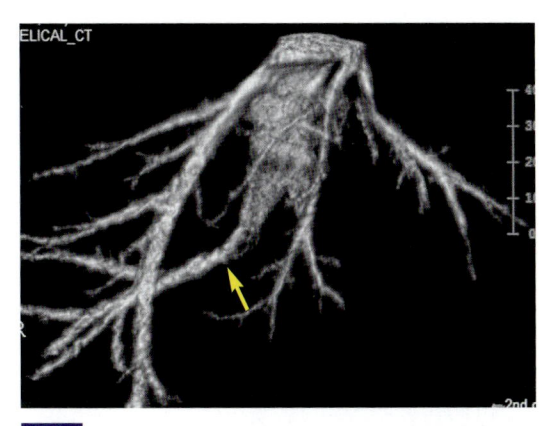

図4　CT venography：太い右下肝静脈を有する症例
44歳，男性．生体肝移植前のドナー候補症例である．下大静脈に合流する右下肝静脈の存在（矢印）とその径がCT venographyで評価できる

2　胆膵領域の進行癌

　胆膵領域の進行癌症例における治療方針決定（術式選択）には，肝転移，腹膜播種，その他の遠隔転移の有無とともに局所の浸潤範囲を評価する必要がある．ただ肝門部や膵頭部領域には，重要臓器に関係する血管が走行しているだけでなく，細い構造である血管・胆道・主膵管が屈曲・蛇行しながら近接して走行しており，その解剖構造が複雑である．このため腫瘍と周囲臓器との位置関係が把握しづらいことがある．MSCTで得られる高精細な三次元画像を用いることにより，腫瘍性病変における局所進展度が詳細に評価できるようになってきた．また手術前の血管マッピングとしてのCTAの有用性も高く，胆膵領域の進行癌症例におけるCT検査の有用性はますます高くなってきている．血管浸潤の陽性所見は，血管の狭窄および閉塞である．また腫瘍から血管周囲に連続する軟部陰影も血管浸潤を示唆する所見であり，特に胆膵領域の進行癌症例においては陽性率が高い．

　進行胆嚢癌の局所浸潤に関しては，胆管側浸潤（胆嚢管，肝外胆管），肝内直接浸潤，動脈・門脈浸潤の有無，膵頭部・十二指腸への浸潤の有無およびその程度を評価する必要がある．肝S4a，S5区域切除が選択される症例では，P4の分岐形態（P4a，P4bが共通幹を形成しているかどうか）も外科医にとって有用な術前情報となるので，CT portographyで評価しておく（図5）．肝門部浸潤や広範な肝内直接浸潤を伴う進行胆嚢癌では，拡大肝右葉切除もしくは右3区域切除が選択されることが多い．このような症例では温存する肝左葉の評価が大切であり，左肝動脈（中肝動脈），門脈左枝への浸潤を診断できる画像を作成する必要がある．

　肝門部胆管癌では，切除断端の癌浸潤が陰性になるような術式を立案することが重要である．通常，癌浸潤の高度な側の肝葉を切除し対側胆管を含めて広範な胆管切除を行う術式が施行されるので，まず左右どちらの肝葉切除を行うかを決定し，できるだけ早い段階で残肝予定側の肝葉から減黄術を開始する必要がある．局所浸潤に関し

てCTで評価する必要があるのは，胆管浸潤の範囲，動脈・門脈浸潤の有無とその範囲，肝予備能（残肝容積）である．特に温存予定側の動脈・門脈浸潤がないかどうかを多方向のMPR像およびCTAを用いて評価することが重要である．

　また下部胆管への浸潤範囲も重要で，もし下部総胆管まで浸潤していると広範な肝切除に加えて，膵頭十二指腸切除も必要となり，手術侵襲が高くなってしまう．

　進行膵癌の症例では，まず腹腔動脈幹，上腸間膜動脈への浸潤を評価しなければならない．浸潤があれば根治手術の適応とならないことが多い（図6）．また門脈

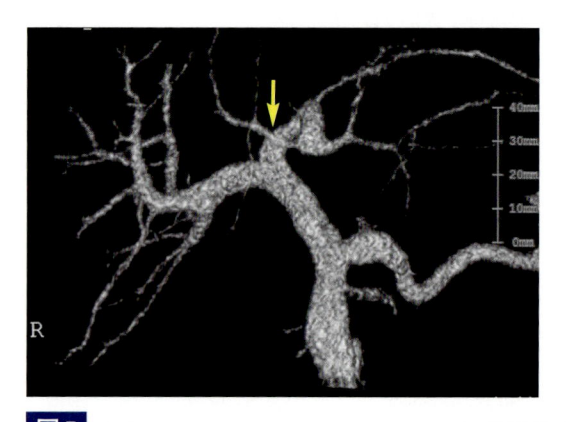

図5　CT portography：P4a・P4bの共通幹を有する症例
74歳，女性．肝S4a，S5区域切除が考慮される胆嚢癌の症例で，P4の分岐形態がP4a，P4bの共通幹を形成するタイプであることがCT portographyで明瞭である（矢印）

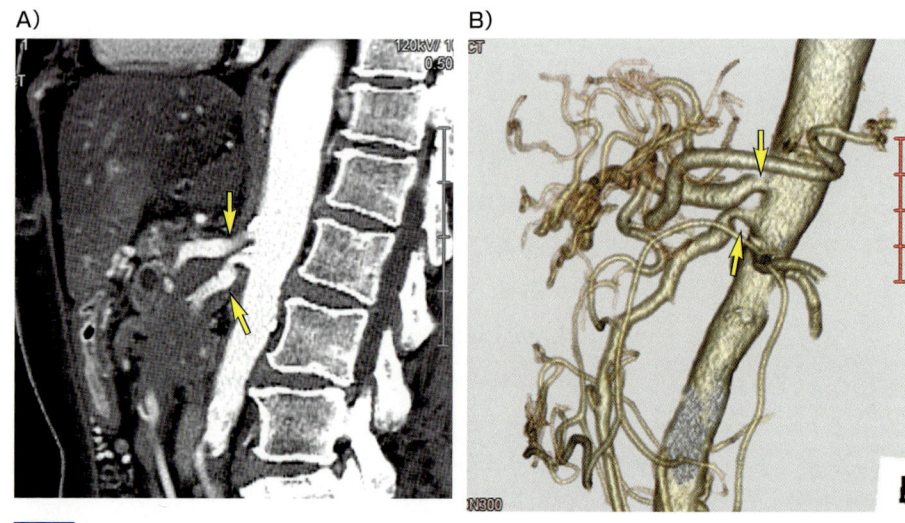

図6　MPR像（A）・CT arteriography（B）：腹腔動脈幹および上腸間膜動脈へ浸潤を認める膵頭部癌症例
65歳，女性．腹腔動脈幹，上腸間膜動脈へ浸潤している膵頭部癌の症例である．CT arteriographyでは，腫瘍浸潤による腹腔動脈幹，上腸間膜動脈の狭窄が明らかである（矢印）

系への浸潤，周囲臓器，特に噴門部側の胃，Treiz靱帯近傍の十二指腸および結腸への局所浸潤の有無とその範囲も手術適応，術式を決定するうえで重要な評価項目である．

動脈・門脈系への局所浸潤の診断において注意したいのは，その評価にもっとも適した画像は任意の断面によるMPR像であり，CTAではないことである．CTAは，血管の明らかな狭窄や閉塞をきたすような症例においては容易に診断が可能であるものの，わずかな血管浸潤に関しては評価できないことを認識しておく必要がある．**胆膵領域の進行癌では血管や神経に沿った浸潤様式をきたすことが多く，このような症例ではMPR像を多方向から観察することでしか血管浸潤の有無が評価できないことに留意すべきである**（図7）．

A)

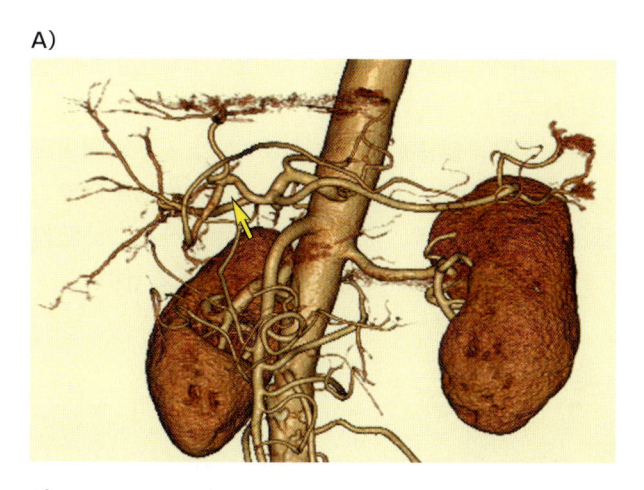

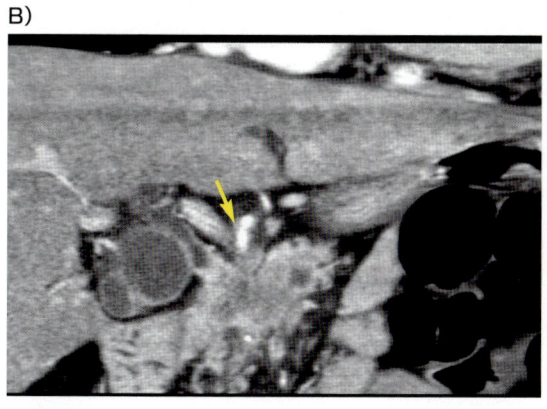

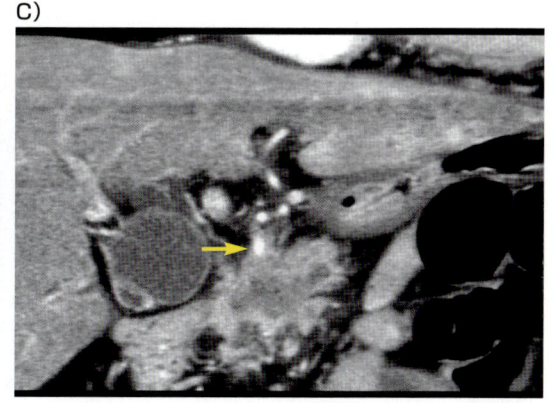

B)　　　　　　　　　　　　　　　　C)

図7　CT arteriography（A）・MPR像（B，C）：胃十二指腸動脈周囲から固有肝動脈への浸潤を認める膵頭部癌症例

75歳，男性．膵頭部癌が胃十二指腸動脈周囲に沿って進展し，固有肝動脈まで直接浸潤している症例である．CT arteriographyでは，腫瘍浸潤による胃十二指腸動脈根部から固有肝動脈の狭窄はみられないが（矢印），MPR像では，腫瘍と連続する動脈周囲の軟部陰影が，胃十二指腸動脈から固有肝動脈まで及んでいるのが明らかである（矢印）

3 胃癌・大腸癌手術症例における腹腔鏡下手術支援

　腹腔鏡下での手術技術の進歩により，胃癌および大腸癌に対する腹腔鏡下手術の適応が広がっている．腹腔鏡下手術を安全に施行するために術前シミュレーションとして用いられるCTAもより高精細な画像が作成可能となり，術前に血管走行を把握することが容易になってきた．またCT arteriographyとCT portographyとの重ね合わせ画像も有用な情報を外科医に提供できる．以前は重ね合わせ画像作成にかなりの時間と手間がかかっていたが，画像処理ワークステーションの性能向上，ボリュームデータの高画質化とともに，スキャンの高速化により高い造影効果をもつ各時相の画像データが得られることから，画像処理もかなり短縮されてきた．

　胃癌の腹腔鏡下手術症例においては，動脈系では左胃動脈の分岐バリエーションおよび異所性左肝動脈の有無，右胃動脈の分岐位置が重要である．門脈系では左胃冠静脈が合流する血管とその位置，門脈本幹の立ち上がり角度とその近傍を走行する主要動脈との関係およびHenleの胃結腸静脈幹へ流入する胃・結腸からの静脈の流入形態を評価する（図8）．

　大腸癌の腹腔鏡下手術症例においては，腫瘍の部位に応じて，上・下腸間膜動脈根部の位置や腹部大動脈分岐部からの距離，右結腸動脈および副中結腸動脈の有無を含めた上腸間膜動脈主要分枝の分岐様式，下腸間膜動脈主要分枝の分岐様式および上・下腸間膜動静脈との位置関係を評価することが重要である（図9）．

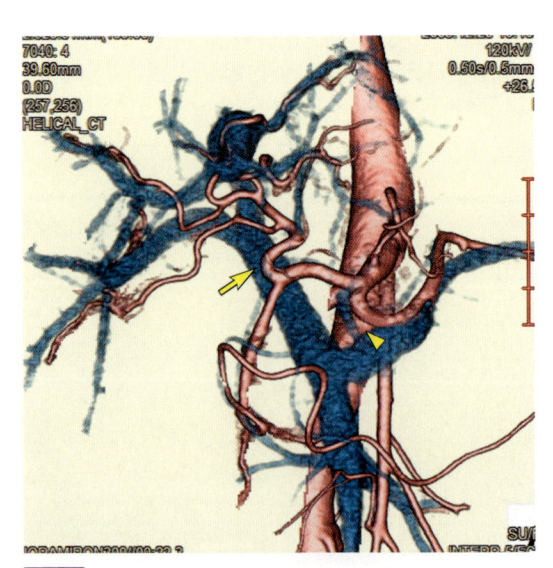

図8　動脈系，門脈系の重ね合わせ像
　78歳，女性．胃癌症例の動脈系，門脈系の重ね合わせ像である．左胃冠静脈が合流する脾静脈の位置（矢頭），門脈本幹の立ち上がり角度が把握しやすい．右胃動脈の分岐位置も描出されている（矢印）

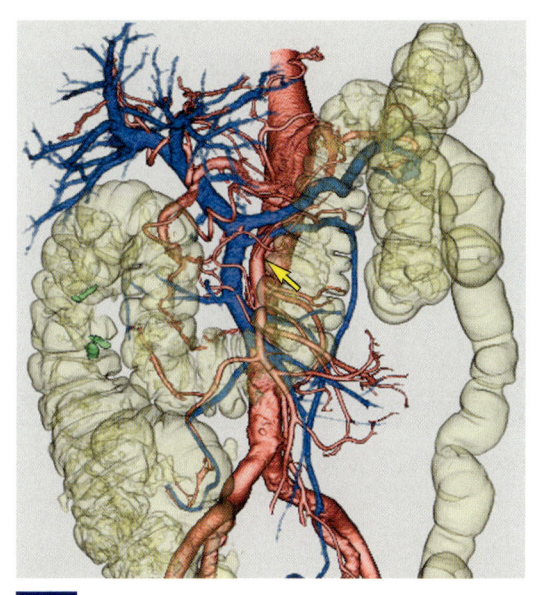

図9 **血管等を重ね合わせた三次元再構成画像**
70歳，女性．上行結腸癌症例の動脈系，門脈系，腸管内air，腫瘍の位置を示すクリップを重ね合わせた三次元再構成画像である．上腸間膜動脈より直接分岐する右結腸動脈とともに副中結腸動脈が描出されている（矢印）．また回結腸動脈が上腸間膜静脈の腹側を走行しているのも把握しやすい

4　IVR術前症例

　肝動脈系には分岐異常が存在する例が多く，これらをIVR術前に把握することは重要である．副肝動脈を有する症例における動注リザーバー留置術では，肝動脈系の一本化が必要となるため，術前のCT arteriographyで肝動脈の分岐異常があるかを評価しておくことが重要である．また腹腔動脈から肝動脈系の狭小化の有無や腹腔動脈幹の分岐角度も術前に評価しておく．下横隔動脈などの肝動脈系以外の動脈の関与が予想される肝細胞癌の症例では，CT arteriographyなどの再構成画像は治療のプランニングに有用である．肝表面に近い部位に腫瘍が存在する症例やTAE（transcatheter arterial embolization，経カテーテル動脈塞栓術）のくり返しにより肝動脈分枝が閉塞している症例では，拡張した肝外動脈が存在しないかをCTでチェックする．肝動脈系以外の動脈の関与が疑われる肝細胞癌の症例において，TAE術前に分岐位置を含めた血管解剖を把握しておけば，IVR手技時間を短縮することができ，患者・術者の被曝軽減につながる（図10）．バルーン閉塞下逆行性経静脈的塞栓術（balloon occluded retrograde transveneous obliteration：B-RTO）術前の評価にはCT portographyが有用である．B-RTOの適応を決定し，およびその治療計画を立てるためには，門脈相の画像から，CT portographyやMPR像を作成し，胃静脈瘤の流出路および流入路を評価することが重要である．

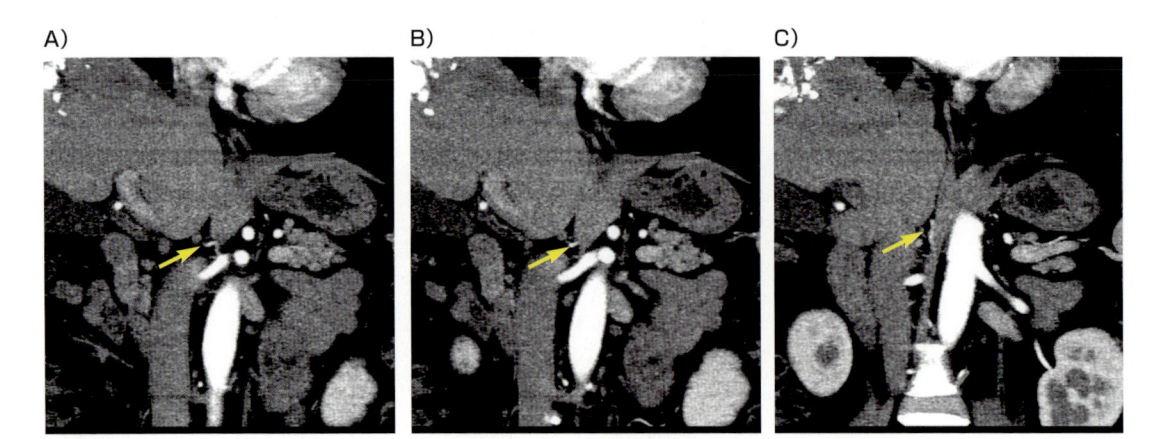

図10 MPR像：右下横隔動脈の関与が予想される肝細胞癌症例
67歳，男性．右下横隔動脈の関与が予想される肝細胞癌の症例である．右腎動脈より分岐する右下横隔動脈根部が描出されている（矢印）

5 おわりに

　MDCTの発展により，CTAやMPR像を含めた三次元再構成画像の画質はさらに向上してきており，上腹部領域においても有用な画像情報が提供でき，診断精度の向上に寄与している．ただし，造影後に多時相撮像を行う上腹部領域においては，被曝をむやみに増やさないことも大切である．適切な撮像プロトコールの設定，必要とされる画像情報を念頭に置いた撮像プロトコールの選択が重要であることを常に意識しておかなければならない．

参考文献

1) Brugel M, et al. : Assessment of vascular invasion in pancreatic head cancer with multislice spiral CT : value of multiplanar reconstructions. Eur Radiol 14 : 1188-1195, 2004
2) Matsuki M, et al. : Dual-phase 3D CT Angiography during a single breath-hold using 16-MDCT : assessment of vascular anatomy before laparoscopic gastrectomy. AJR Am J Roentgenol 186 : 1079-1085, 2006
3) Yamashita Y, et al. : Abdominal helical CT : evaluation of optimal doses of intravenous contrast materials — a prospective randomized study. Radiology 216 : 718-723, 2000
4) Lee SS, et al. : Hepatic arteries in potential donors for living related liver transplantation : evaluation with multi-detector row CT Angiography. Radiology 227 : 391-399, 2003

第1章 CTA

4 骨盤，下肢動脈

天沼 誠

1 はじめに

　MDCT（multi-detector CT）の登場から10年が経過した今日，下肢末梢動脈領域の診断および治療計画において，CTA（CT angiography）はその地位を確立したといえる．

　単検出器型ヘリカルCTにおいても，すでに下肢動脈の有意狭窄に対しては比較的良好な成績が報告されていたが，1998年の4列MDCTの登場後，CTAの技術はその高速化，管球性能の向上，処理技術の進歩，造影剤注入方法の理論と実践の蓄積などによりめざましい進歩を遂げた．臨床上必要な領域を診断能を損なうことなく高速に検査するという観点からは，ほぼ16列MDCTにおいてその目的は達成されたといってよい．MDCTによるCTAは有意狭窄性病変に対する特異性が高く，簡易的にかつ低侵襲に施行が可能であるため，末梢動脈疾患が疑われた場合のスクリーニングとして有用である．本項ではMDCTを用いたCTAの現時点における有用性，実際の撮像方法，画像評価のうえでの留意点などについて考察する．

2 撮像範囲の特性

　現在，下肢動脈の画像検索の対象となる疾患において最も重要な疾患は，動脈硬化による閉塞性動脈硬化症〔arteriosclerosis obliterance：ASO，欧米でいう末梢動脈疾患（peripheral artery disease：PAD）とほぼ同義〕である（ASOの疫学・臨床診断については第2章-3で林宏光先生による詳細な記載があるのでそちらを参照されたい）．

　動脈硬化は程度の差はあるものの全身の動脈を侵す疾患であるため，全身の動脈が1回の検査で評価できることが理想である．頭部から下肢末梢までの同時評価は，核医学検査のような全身画像化を除けばいかなる画像診断法においても実際的とはいい難い．しかし末梢動脈を検査の対象とする場合，同様に高い頻度で狭窄性変化をきたす腎動脈以下の腹部大動脈と骨盤部腸骨動脈を含めることは疾患の特徴上，最低限必要な条件と考えられる．この範囲は標準的な日本人の体型では100〜120 cm程度となるが，CT検査においてこれを短時間で検査することを目的とした場合，広い撮像範囲と体軸方向の高い空間分解能という相反する要求を同時に満たす能力が求められる．

3 MDCTによる正診率の向上

　このような要求に対して，'90年代には単検出器型ヘリカルCTがそのスクリーニン

グ検査としての可能性を示していた．単検出器型ヘリカルCTにおいて，すでに下肢動脈の有意狭窄に対する感度は73〜100％，特異度は94〜100％と比較的高い臨床的有用性が報告されていた．しかし広範囲の動脈を短時間で撮像しなければならないという制約から，**体軸方向の空間分解能は十分なものとはいえず，局所に限定した小狭窄病変を見落とす傾向がみられた**[1]．4列MDCTはこの問題を解決し，薄いスライス厚を維持しながらも腹部大動脈から下腿末梢に至る広い範囲を1回の造影剤注入で撮像することを可能とした（図1）．4列MDCTでの報告例では，スライス厚を2〜3 mmとして検査を施行しているものが多く，50％以上の有意動脈狭窄に対する診断能は，感度92％（89〜99％），特異度93％（68〜96％）と高い正診率が報告されている（表1）[2〜5]．特に小さな狭窄性変化を見逃すことがなくなったことにより，有病正診率が上昇したことが特筆される．膝下領域における診断能も骨盤，大腿領域と比較してやや劣るものの有意な差はないと考えられている．

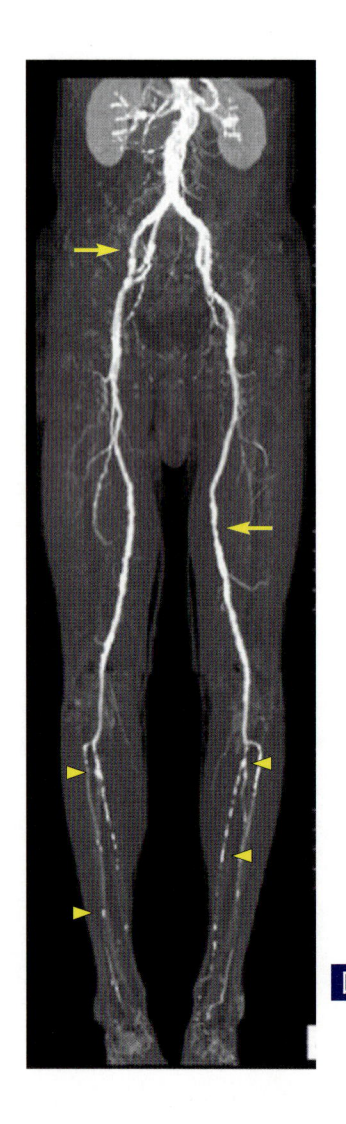

図1　4列MDCTによる腎動脈〜下腿部CTA
MIP像．大腿部および下腿の多発狭窄（矢印），下腿動脈分枝の石灰化（矢頭）が描出されている

表1 MDCTの有意動脈狭窄に対する診断能

著者	発表年	検出器列	スライス厚(mm)	感度(％)	特異度(％)
Ofer A, et al[2]	2003	4	3.2	91	92
Martin ML, et al[3]	2003	4	5	90	94
Edwards AJ, et al[4]	2005	4	3.2	79	93
Fraioli F, et al[5]	2006	4	2.5	98	96
Willmann JK, et al[6]	2006	16	0.75	96	96
Albrecht T, et al[7]	2007	16	1～2	90～93	96～97

さらに最近では16列, 64列MDCTの臨床経験が蓄積され, 装置の進歩に伴う診断能の向上が報告されている (表1)[6～7]. 16列MDCTにおける報告では, スライス厚1 mm程度 (0.75～2 mm) での撮像が標準的となり, このような条件での診断能はさらに向上し, 有意動脈狭窄に対する感度は, 93％ (90～96％), 特異度は96％ (95～96.5％) 程度と考えられる (図2). 64列MDCTではなおまとまった報告がないが, これ以上にスライス厚を薄くしても際立った正診率の上昇は望めないという考え方が一

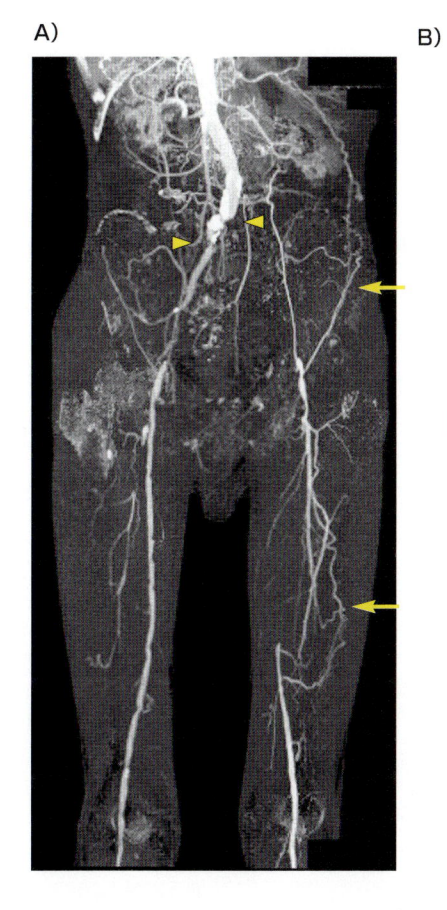

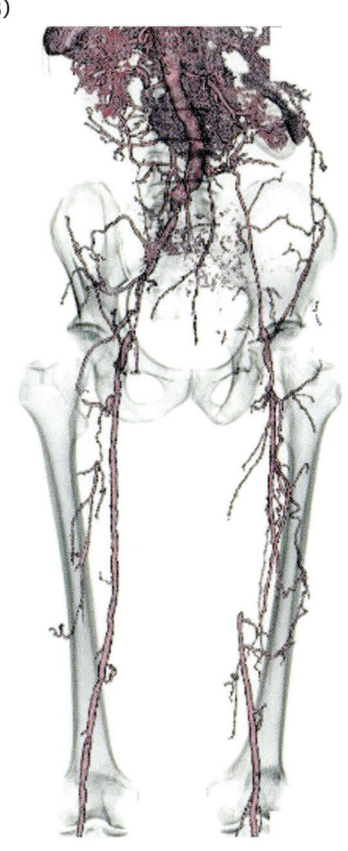

図2 16列MDCTによるCTA
A) MIP像, B) VR像. 両側総腸骨動脈および左浅大腿動脈の完全閉塞 (矢頭), 右浅大腿動脈の多発狭窄, 発達した側腹血行路 (矢印) などが詳細に描出されている

般的である．しかもスライス枚数の増加は三次元画像の再構成時間や検査データの保存容量に対する負荷の増大となるデメリットが大きいため，1mm前後が実際的な使用法として妥当なスライス厚ではないかと考えられる．現在までわれわれは64列MDCTにおいて0.5mmスライスでデータ収集を行っていたが，これにより得られた三次元画像と，いったん1mmスライス厚画像を作成し，これから再構成された三次元画像を比較した場合，両者の狭窄率に有意差は認められていない．今後は1mm前後のスライス厚を基本とした撮像に変更しても問題はないと考えている．

16列以上のMDCTによる画像評価結果から特に注目される点は，特異度の高さである．造影CTはDSA（digital subtraction angiography）検査に比較して簡便で侵襲性が低いために，スクリーニング検査での応用が期待される．スクリーニング検査に要求される特質は，異常の疑われる症例を見落とさないこととともに，異常のない被検者が偽陽性と判定され，さらなる精密検査にかかる可能性を取り除くことである．この意味で特異度の高い造影MDCTは，今後の末梢動脈疾患の初期の拾い上げ，選別において重要な役割を演じていくことが予想される．

4 撮像時間の短縮と適正化

末梢動脈の撮像にあたっては，動脈に診断に十分な濃度の造影剤が行き渡り，かつ静脈への造影剤還流が診断の妨げとなる濃度上昇をきたす以前に撮像を終了することが望まれる．静脈内腔の濃度上昇は，再構成画像において動静脈の分離を困難にし，動脈病変との重なりを生じて病変の検出感度を低下させる要因になる．4列MDCTでは2～3mmのスライス厚で撮像した場合，適正な動脈の描出時間内に全体を撮像するためには通常，寝台速度を最速にして移動する必要がある．

一方，16列MDCTではスライス厚を1mm程度に保った場合，注入方法とのかね合いによるが，最速のモードを使用した場合には寝台移動速度は7cm/秒を超える．健常者の場合，腸骨動脈分岐の造影剤が下腿先端までに到達するのに必要な時間は10秒前後である．

すべての症例がこのような条件下で撮像できれば，少量の造影剤を急速注入し，最速の寝台移動速度を用いて十数秒で撮像を終了することが可能ということになる．しかし，実際には重症の狭窄，閉塞性病変を有する症例では，しばしばこの造影剤移動速度の遅延が認められ，極端な場合には数十秒に及ぶ．このため，16列，64列CTでは，必ずしも寝台移動時間を最速にする必要はない．別の言い方をすれば，腎動脈以下の末梢動脈評価を目的にMDCT検査を行う場合，現状の撮像方法では16列MDCTの性能があればほぼ十分な画像が得られるということである．64列MDCTでは，スライス厚の減少による高分解能化と撮像時間の短縮が理論上可能であるが，そのような使用法は上記のような理由で実際的ではないと考えられる．

なお，実際の撮像現場では現在20秒程度の撮像時間を設定している．前述のよう

に，重症の狭窄性病変を有する例では，まれに寝台移動が造影剤の移動を追い越してしまい，下腿の動脈描出が得られない場合がありうる．装置によっては，低解像度の画像をリアルタイムで表示させモニターすることで造影剤の到達を直視下に確認することが一般に行われている．あるいは撮像中にクリック操作で指定した任意の断面を優先的に再構成し，造影剤の到達を確認することも可能である．このようにして造影剤の到達の遅れが確認された場合には，動脈の選択的造影効果が保たれている早期のうちに再度末梢領域を中心とした再撮像を行うことで，末梢の造影不良の問題は回避可能である（図3）．**この再撮像は，静脈描出前までにすみやかに行うことができるようにあらかじめプログラムが準備されていることが望ましい．**

5 造影剤の使用方法

動脈の選択的な造影効果の上昇が，優れた三次元画像再構成には必須の条件である．現在われわれは300 mgI/mLの非イオン性ヨード造影剤（イオヘキソール，オムニパーク®）を使用しているが，前述のような理由で造影効果の持続時間をある程度保障するためには，注入時間を実際の撮像時間に比較して延長しておく必要がある．このため，撮像時間を短くすることが可能な64列MDCTを使用する場合においても，造影剤の使用量を減量することなく，秒間注入量は3 mL/秒とし，30秒以上の注入時間を保っている．

過去に心筋梗塞，その他の循環器疾患の既往のある症例では，腹部大動脈までの造

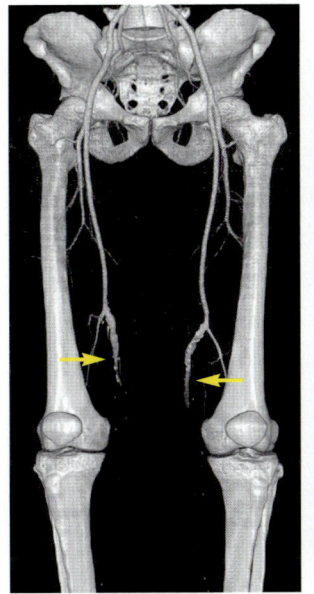

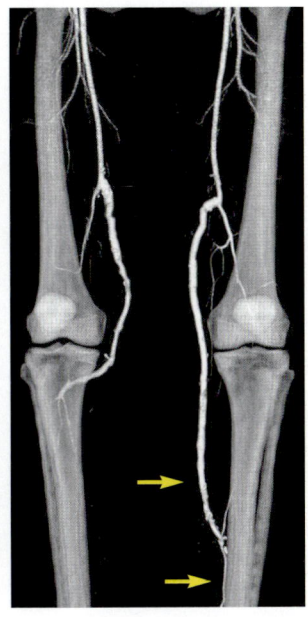

図3　血流速度低下による末梢分枝描出不良
両側膝窩動脈閉塞に対するバイパス術後．A）ルーチン撮像における下肢近位部VR像．著しい血流速度低下のため，通常の撮像条件で造影剤はバイパス中枢側にまでしか達していない．B）下腿造影効果不良確認後の再撮像．バイパス遠位部と下腿動脈枝が描出されている

影剤到達時間が遅延し，その予測は困難である．われわれの施設ではいわゆるbolus tracking法を使用し，造影剤の腹部大動脈到達をリアルタイムにモニターし，撮像を開始している．施設によってはあらかじめ10～20 mLの造影剤を用いて造影剤の到着時間を予備的に測定し，撮像開始時間調整を行うテストインジェクション法を用いている．後者では余分な造影剤とテスト注入，計測のための時間が必要となるが，bolus tracking法では造影効果の閾値到達から寝台移動，呼吸停止の合図，実際の撮像までに，使用装置の性能に応じたある程度の時間のロスが生じる．テストインジェクション法では，これら必要な時間をあらかじめ組み込んだ撮像開始時間の設定が立てられるために，より正確で自由度の高い撮像が可能である．

6 画像再構成法

下肢末梢動脈の三次元画像の再構成方法にはMIP（maximum intensity projection 最大値投影法）法とVR（volume rendering）法，CPR（curved planar reformation）法が一般に使用されている（図4）．以前は処理の容易なMIP法が主流であったが，現在は画像処理速度の著しい進歩に伴い，いずれの処理もワークステーションで容易に行うことが可能である．

1 MIP法

MIP像は三次元ボリューム内の信号を外部の視点から観察した際に，視点と投影面の各点を結ぶ直線上に存在する交叉点のなかから，最も高い濃度値を投影することによってつくられる平面像である．単純なMIP処理は容易であるが，血管内腔よりも高い骨皮質と重なる部分では内腔の評価が困難となるため，複数の薄い厚みのMIP像に分割したり（図5），後処理で骨構造を消去したりする必要がある．現在では，処理技術の進歩により骨成分の消去は以前に比較して短時間で容易に行えるようになったので，ほぼ骨抜きMIP像が主流となっていくと考えられる．なお，骨皮質に血管が隣接して存在する場合，骨抜き処理によって同部の血管も消去してしまう可能性がある．**特に前脛骨動脈末梢部は脛骨と接する頻度が高く虚像をつくらないように注意する必要がある．**後述するように，造影前後の三次元データのsubtraction処理が普及すれば，血管以外の高濃度成分をあらかじめ除去することが可能となるので，MIP処理そのものは非常に簡便になるとともに血管の誤消去のような問題も解決することができると予想される．

2 VR法

VR法はMIP法と異なり，奥行き情報をもった三次元像として表現され，直感的に撮像対象を概観するのに適している（図2，4）．ある閾値以上の濃度をもった構造が描出されている場合には，その背側の構造はたとえ吸収値がより高いとしても透見で

きない．また，血管以外の構造を描出させる必要上，濃度の低い血管や細い血管は埋没してしまい，検出できなくなる可能性を有している．

3 CPR法

　CPR法は，本来1本の直線を軸に，この直線を含む任意方向の平面に展開される多断面変換（MPR）法を任意の曲線を中心に展開する方法である．血管の中心に軸をおき，1つの画面のなかで広範囲の血管内腔を表示することが可能で，特定の血管の全体像の把握に有用である．血管径とともに壁の性状評価にも優れる．最近の解析ソフトでは，血管内腔と辺縁部構造の吸収値の差から自動で血管腔の中心点を認識し，血

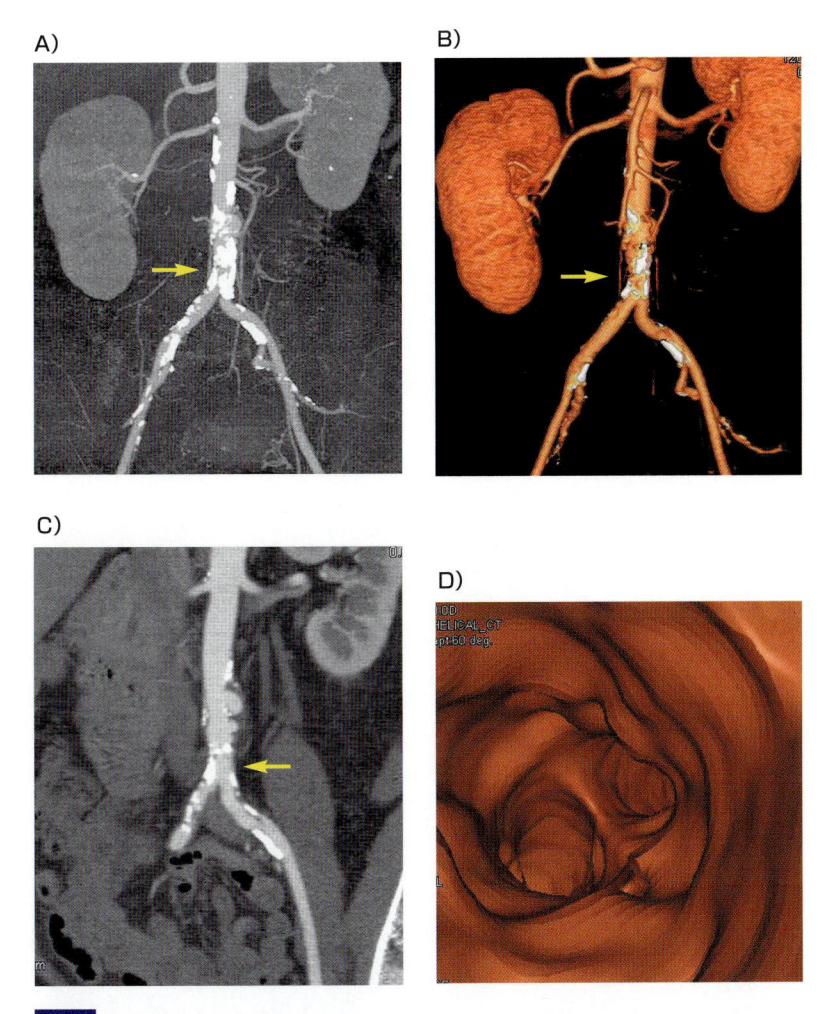

図4　各種三次元再構成画像
A）MIP像．B）VR像．C）大動脈から左腸骨動脈にかけてのCPR像．D）腸骨動脈分岐部の仮想内視鏡．MIP像，VR像は血管の全体像の把握に優れているが重度の石灰化症例では内腔の評価は困難となる（矢印）．このような場合にはCPR像や仮想内視鏡による内腔の評価が有用である（矢印）

管の長軸に沿った展開像が容易に作成できるようになっている（図4）．屈曲した内腔を進展した状態で評価するなどの処理も容易に行えるため，狭窄率の客観的な計測などが以前に比較して各段に短時間化，高精度化している[8]．

7 石灰化，ステントをめぐる問題

CTは石灰化の存在に対して非常に鋭敏であり，少量の石灰沈着の存在も明瞭に描出可能である．この情報は動脈のバイパス術に際し，グラフトの縫合部決定のうえで重要である．一方で過度の石灰化が存在する場合には，再構成画像において血管内腔の描出が困難となる（図4A，B）[9]．ステント留置例においても同様の問題があり，**これらの症例における内腔の評価には，多くの場合血管の直行断面に近い軸位断元画像での観察（図6）やCPR法を用いた内腔の描出が不可欠である**（図7）．元画像では観察しなければならないスライス枚数は膨大であるが，モニター診断の普及した現在では，元画像を連続的にコマ送りしながら内腔および壁性状を観察する方法は，多くの画像診断医にとっては日常業務で使用している手法で操作上の煩わしさはない．

CT画像におけるsubtraction処理の有用性

石灰化を除去した三次元再構成画像は，狭窄性病変の評価には理想的であるし，特に実際の臨床の場で多数の元画像を見慣れていない循環器内科，外科医師にとっては容易に異常を評価する手段としての要求が大きい．画像を提供する側からも，簡単な

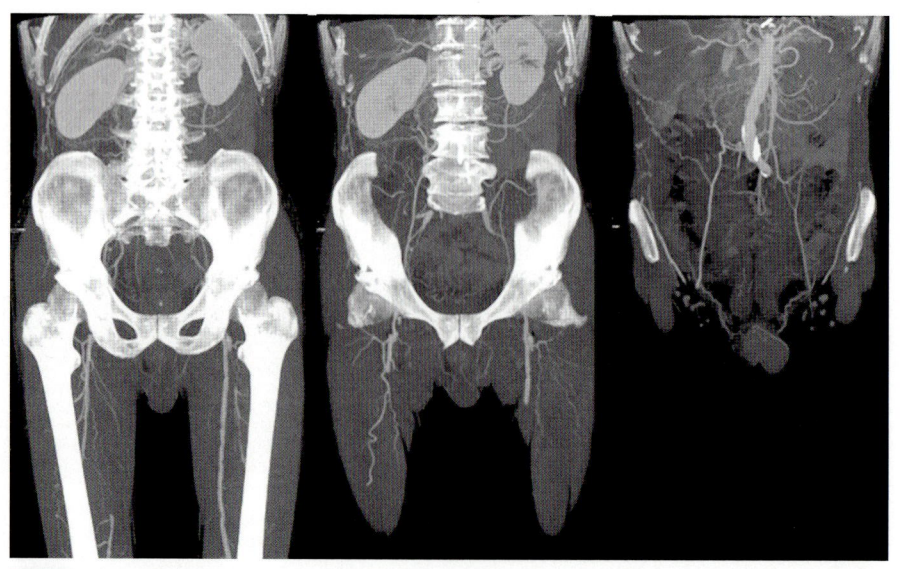

図5 thin slice MIP像
骨と血管の重なりを防ぐために再構成領域を薄いスラブに分割し，血管の視認性を高める方法．現在では骨の除去が比較的容易に行われるようになったため，使用頻度は減っている

第1章 CTA 4●骨盤，下肢動脈

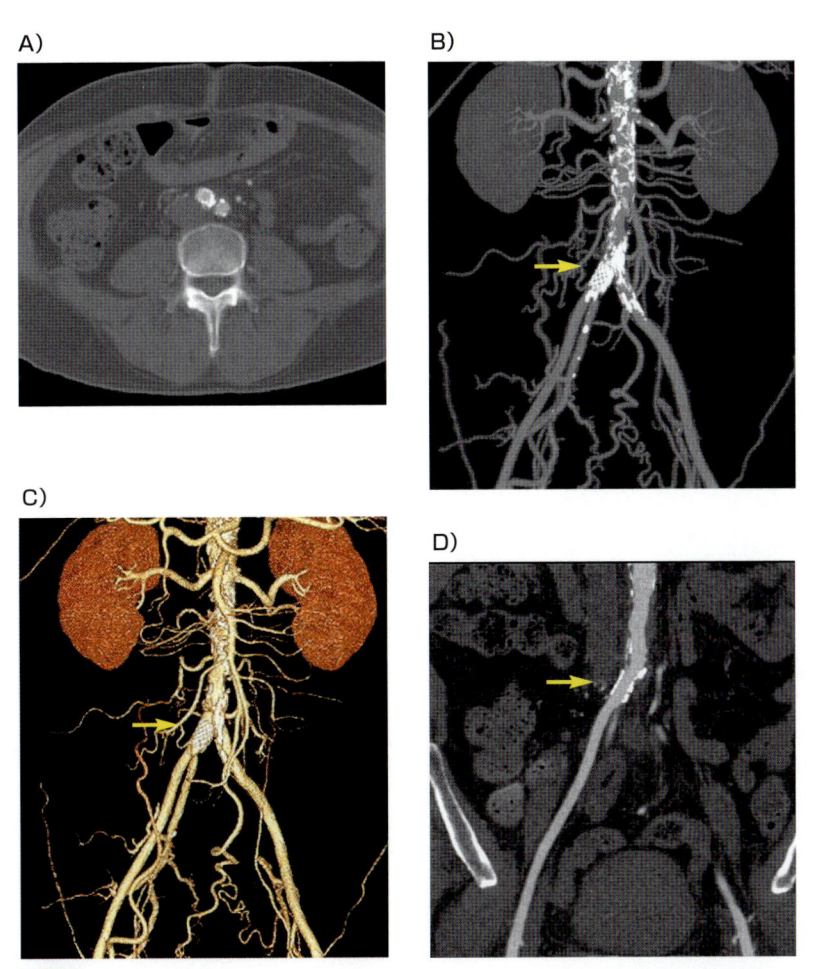

図6 右総大腿動脈ステント留置例に対する各種三次元再構成画像
A）元画像．B）MIP像．C）VR像．D）大動脈から右腸骨動脈にかけてのCPR像．MIP像，VR像ではステント内の血流，血栓形成の評価は困難である（矢印）．これらに対しては元画像または同部のCPR像による観察が適する

MIP処理で作成でき，骨の誤消去などの問題がなくなるため実際の三次元像作成に要する時間ははるかに少なくてすむ．また，MIP像は自動化も可能な単純な処理であるだけにVR法やCPR法に比較して恣意的な要素が入り込むことが少なく，客観的な三次元像といえる．撮像前後の三次元データのsubtraction処理はMRIにおいては古くから用いられてきた手法であるが，CTAにおいては必ずしも普及した方法ではなく，ごく一部の施設が特殊なソフトウエアを用いて施行されてきた程度であった．造影剤前後でのヘリカルスキャンの軌道を完全に一致させておかないと再構成スライスやアーチファクトの出現パターンが異なり，subtraction時に偽像を生じること，MRA（MR angiography）と比較して造影剤注入前後に寝台の移動があり，造影剤注入時間も長いために差分抽出前後での被検者の体動の可能性が高くなること，撮像がくり返されることにより，被曝量が増えることなどが一般的な使用を妨げてきた．実際には

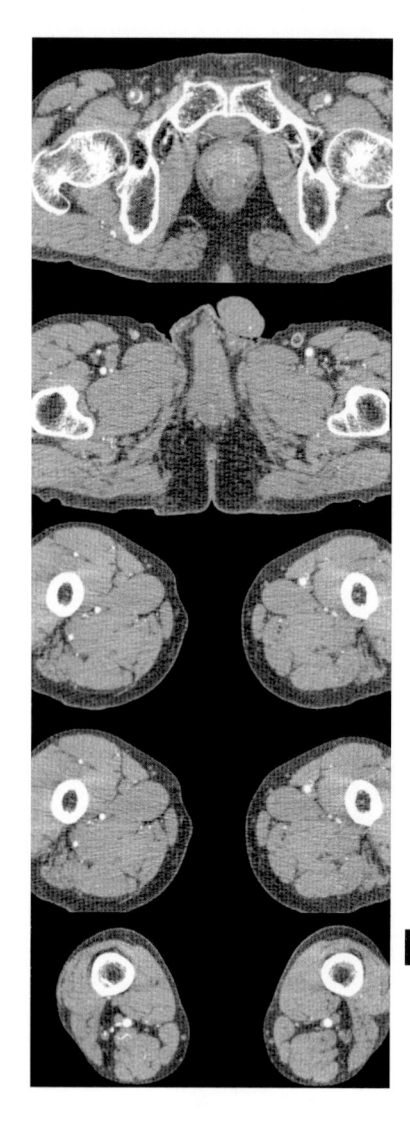

図7 右外腸骨動脈閉塞例
連続する元画像の観察．本例では石灰化のため再構成画像での内腔評価は困難であり，元画像で評価した．膨大な数の元画像はフィルム上で判断するのは困難であり，モニター上での連続的なコマ送りによる評価が有用である

多少のスキャン軌道の変化があってもsubtractionの有用性は高く，misregistrationアーチファクトの可能性を十分考慮したうえで使用する施設が増加している．下肢動脈領域のsubtraction法は，石灰化の分布を示す元画像と血管内腔の狭窄状態を正確に把握できるsubtraction像の両者を併用できるため，その有用性は高いと考えられる．実際の使用にあたっては，**下肢の固定を厳重に行い，misregistrationを最小限に抑えることが重要である**．被曝の問題は避けがたいものではあるが，最近の研究では造影前の撮像の線量を25％にまで削減しても良好なsubtraction像が得られるという報告もあり[10]，今後も被曝低減に関する有効性は追究されていくものと思われる．

8 MRAとの使い分け

　CTAと同様に近年低侵襲性検査として下肢領域のMRAも広く行われるようになっている．MRAにはGd（ガドリニウム）製剤を用いた造影MRAと造影剤を使用しない非造影MRAがあり，一般的には前者の画質が優れ普及しているが，最近では非造影MRAが急速に発達し，画質の向上もめざましい．

　以前はヨード造影剤に比較してGd製剤の安全性が高いと考えられていたため，腎機能障害例に対しては積極的に造影MRAが選択されていた．しかし腎性全身性線維症（nephrogenic systemic fibrosis：NSF）とGd製剤の関連が注目され，症例すべてが腎機能不全症例での発症であったことから，このような症例に造影MRAを行うことはほとんどなくなった（詳細については**p202参照**）．

　CTAはMRAと比較して空間分解能に優れ，短時間で検査が終了し，かつ撮像プロトコールもほぼ確立している．このため末梢動脈疾患の症例では，腎機能低下症例や主幹動脈のスクリーニング目的では非造影MRA，狭窄の疑いの強い症例，細部の観察が必要な症例，血管形成術やステント留置，グラフト手術などの治療前精査例ではCTAが今後一般的に選択されていくと考えられる．

9 その他の下肢動脈疾患への応用

　末梢動脈疾患のほかにも，急性動脈閉塞，外傷性動脈損傷（**図8**），動脈瘤や血管奇形，四肢軟部病変に付随する動脈灌流の評価などMDCTはあらゆる動脈疾患に対して有用であると考えられ，細動脈分枝を含めた高画質の動脈像を得ることが可能である．特に多発外傷による動脈損傷が疑われた症例では，MDCTの高速性を生かした全身の骨折の有無の検索と出血の有無の検索とともに，出血が確認された領域では同時に動脈損傷の有無まで短時間で確認することができ，救急医療の場での有用性が高い．

10 おわりに

　MDCTを用いたCTAは過去10年間でめざましい進歩をとげた．骨盤，下肢領域におけるCTA技術はほぼ熟成し，解像度のうえからも十分な領域に達したと考えられる．**今後の課題は被曝の低減，より簡易なsubtraction**といったところにある．この意味でもArea detector CTの登場はこれらの問題を解決する理想的な撮像と考えられるが，まだその臨床応用は開始したばかりであり，今後の臨床的有用性を注視していく必要がある．

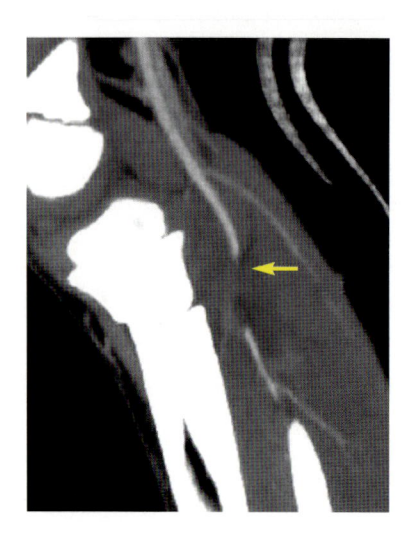

図8 外傷性膝窩動脈断裂例
MIP 側面像．膝窩動脈の造影効果の途絶（矢印）を認める

> **memo**
>
> ■ Area detector CT（面検出器CT）
>
> 従来のヘリカルCTでは撮像対象に対して螺旋軌道のデータ収集を行う．このためやや長い撮像時間，撮像ボリューム上端と下端のデータ収集の時間差，座標ずれ，散乱線に伴う比較的多い放射線被曝などの問題がある．新たに開発された Area detector CT では完全な円軌道で1回転のデータ収集で撮像が完了するため撮像時間はきわめて短くデータ収集の同時性が保たれる．ヘリカル軌道に伴う座標ずれがないため三次元データの完全な subtraction による骨抜き，石灰化抜きが容易に行え，CTA 作成には非常に有利となる．

参考文献

1) Lawrence JA, et al. : Lower extremity spiral CT angiography versus catheter angiography. Radiology 194 : 903-908, 1995
2) Ofer A, et al. : Multidetector CT angiography of peripheral vascular disease : a prospective comparison with intraarterial digital subtraction angiography. AJR 180 : 719-724, 2003
3) Martin ML, et al. : Multidetector CT angiography of the aortoiliac system and lower extremities : a prospective comparison with digital subtraction angiography. AJR 180 : 1085-1091, 2003
4) Edwards AJ, et al. : Multidetector row CT angiography of the lower limb arteries : a prospective comparison of volume-rendered techniques and intra-arterial digital subtraction angiography. Clin Radio 60 : 85-95, 2005
5) Fraioli F, et al. : Low-dose multidetector-row CT angiography of the infra-renal aorta and lower extremity vessels: image quality and diagnostic accuracy in comparison with standard DSA. Eur Radiol 16 : 137-146, 2006
6) Willmann JK, et al. : Aortoiliac and lower extremity arteries assessed with 16-detector row CT angiography : prospective comparison with digital subtraction angiography. Radiology 236 : 1083-1093, 2005
7) Albrecht T, et al. : 16-MDCT angiography of aortoiliac and lower extremity arteries: comparison with digital subtraction angiography. AJR 189 : 702-711, 2007
8) 松本一宏，他 : Multidetector-row CT による下肢動脈疾患の評価．脈管学 44 : 735-741, 2004
9) Ouwendijk R, et al. : Vessel Wall Calcifications at Multi-Detector Row CT Angiography in Patients with Peripheral Arterial Disease : Effect on Clinical Utility and Clinical Predictors. Radiology 241 : 603-608, 2006
10) 西田典史，他 : 閉塞性動脈硬化症に対する線量削減 subtraction CTA. 第67回日本医学放射線学会総会，横浜, 2008

第2章
造影MRA

1	大動脈と主要分枝	66
2	Adamkiewicz動脈	86
3	骨盤・下肢領域	93
4	下肢静脈	103

Contrast Enhanced
Magnetic Resonance Angiography

Noncontrast
Magnetic Resonance Angiography

Computed Tomography Angiography

第2章 造影MRA

1 大動脈と主要分枝

北野 悟，廣橋 伸治，吉川 公彦

　MRA（MR angiography）は，放射線被曝がないため，呼吸停止下に複数回のMRAを撮像するtime resolved MRAによる血行動態の評価や経過観察などに適した検査であり，MRI画像による付加的な情報も多い．高磁場装置の導入，コイルの改良，パルスシーケンスの改良により，高分解能化，高速化が現在も進んでいる．MRAのうち造影剤を用いたCE-MRA（contrast enhanced MR angiography）は，Gd（ガドリニウム）造影剤のT1短縮効果により，対象血管を高信号に描出する検査法である．血管造影，CTA（CT angiography）と同様に，造影された血管を描出する方法であり，広範囲を短時間に撮像可能であることから，現在広く用いられている．撮像法の進歩に伴い，血管造影と同様の情報が非侵襲的に得られるだけではなく，三次元情報や組織の情報が得られるMRIの特性を利用することにより，血管造影以上の情報も得られる．CE-MRAの適応領域は，大動脈瘤，大動脈解離などの大動脈疾患から，肺動脈，門脈，腎動脈など多岐に及んでいるため，その領域の特性に合わせ，数々の撮像法が用いられている．

1 はじめに

　非侵襲的検査であるMRIは，診断的な血管造影に置き換わってきており，血管評価には，非造影MRAであるTOF（time-of flight）法，PC（phase contrast）法，FBI（fresh blood imaging）法や，CE-MRA（3D MR angiography）などが用いられている．

　特にCE-MRAは，MRIの特徴を利用した非造影MRAのように，血流方向や血流速度，心時相などによる血管描出能への影響は少なく，比較的短時間に安定した画像が得られるために，臨床的に広く用いられている．しかし，CE-MRAは造影剤のT1短縮効果を利用しているため，良好な画像を得るためには血管内の造影剤濃度を高濃度に保つ必要があり，造影剤の注入方法や撮像のタイミングが，血管描出能に影響を与える重要な因子となる．造影方法は，MDCT（multi-detector CT）によるCTAと同様であるが，MRAの場合は造影剤量が少ないことやvolume scanを行うため，撮像領域（field of view：FOV）全体の造影効果を持続させる必要があることに注意すべきである．

2 造影MRAのための技術解説

　MRIは周波数エンコードと位相エンコードを行い，共鳴信号を収集しているが，このデータが集められたものをk空間（k-space）という（図1）．k空間の情報をフーリエ

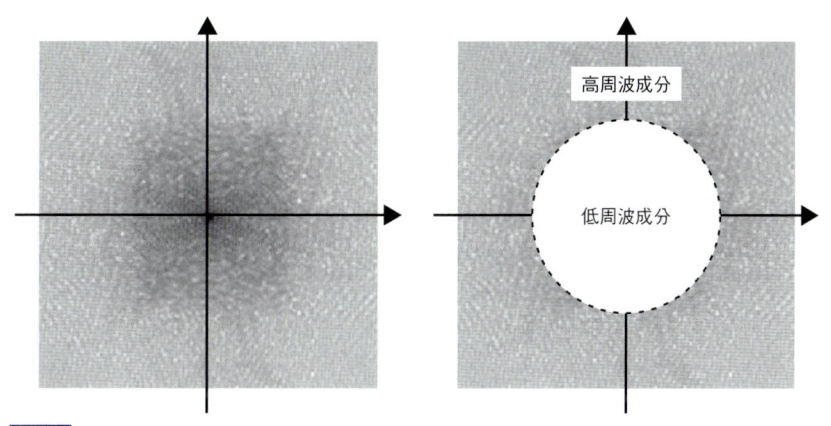

図1 k空間（k-space）
A）収集されたMR信号は，x軸（周波数エンコード勾配方向），y軸（位相エンコード勾配方向）にデータが配列され，k空間と呼ばれる．B）k空間の中心部は，低周波成分であり，コントラストに影響する

変換し，MRIの画像再構成を行う．周波数方向のデータは，1回の励起で同じ位相のデータ（phase encode line）をすべて収集できるため，二次元撮影では，256×256マトリックスの画像は，256回のデータ収集を行い，k-spaceにデータを充填している．三次元撮像では，厚みの方向（z軸方向）にも位相エンコードを行い，256×256×64マトリックスの画像は256×64回のデータ収集を行い，立体的なk-spaceにデータを充填していることになる．k-spaceの中心部は低周波成分のため，コントラストに影響し，周辺部は高周波成分のため空間分解能に影響する（図1）．

良好なMRAの画像を得るためには，撮像中に十分な造影剤濃度を保つことが必要であるが，k-spaceの中心部のデータが全体の画像コントラストに強く影響するため，中心部領域のデータ収集時に動脈の造影ピークを合わせることにより良好な画像が得られる．k-spaceの中心部のデータ収集時に，造影不良や急激なコントラストの変化があると，画像アーチファクトの原因となる．20秒程度のスキャン時間であっても，静脈の重なりの少ない画像が得られるのは，このような画像収集の特徴のためである．

造影剤のT1短縮効果を利用して撮像するCE-MRAは，T1強調像で高信号を示す脂肪や血栓が画像に影響を与える．血管の描出能を向上させるために，脂肪抑制のシーケンスの使用，造影画像から単純画像（マスク像）の差分をとる方法（subtraction法）が行われている．subtraction法では，呼吸停止の不良や，体動が画像に影響を与える．

memo
■ エンコード
選択励起した平面に，傾斜磁場を印加することにより，周波数と位相のずれが生じることを利用し，位置情報を与えること．

■ 周波数エンコード
傾斜磁場の印加方向に周波数が規則的にずれることを利用し，位置情報を与えること．

■ 位相エンコード
傾斜磁場の印加時間を変化させると，位相が規則的にずれることを利用し，位置情報を与えること．

1　k-space充填方法

　k-spaceの埋めていく順番でsequential，centric，elliptical centric，reverse centric ordering法という方法がある（**表1**）．周辺部の行から順にデータの収集（sequential ordering法）を行う方法が一般的であり，k-spaceの低周波成分（全体の20〜30％）のデータ収集はスキャン時間の中央部に存在する．centric ordering法では，k-spaceの中心から周辺部にデータ収集を行う．elliptical centric ordering法では，位相エンコード，スライス選択エンコードの両者をk-spaceの中心から埋めていくため，centric ordering法よりもコントラストを支配する時間が短くなり，造影剤ピークをスキャン開始時間に合わせやすい．reverse centric ordering法では，centric ordering法の埋め方と逆の充填方法になり，スキャン時間の最後に画像のコントラストが決定される．reverse centric ordering法の撮像を行い，次にcentric ordering法の撮像を行うと，実際の時間分解能が上がる．

> **memo**
> ■ スライス選択エンコード
> 3Dシーケンスで，z軸方向（深さ方向：スライス選択方向）に位相エンコードを行うこと．

表1　k-spaceの充填方法

sequential ordering法	周辺部の行から順にデータの収集を行う．k-spaceの低周波成分（全体の20〜30％）のデータ収集はスキャン時間の中央部に存在する
centric ordering法	k-spaceの中心から周辺部にデータ収集を行う
elliptical centric ordering法	位相エンコード，スライス選択エンコードの両者をk-spaceの中心から埋めていくため，centric ordering法よりもコントラストを支配する時間が短くなり，造影剤ピークをスキャン開始時間に合わせやすい
reverse centric ordering法	centric ordering法の埋め方と逆の充填方法になり，スキャン時間の最後に画像のコントラストが決定される

2　zero-filling

　k-spaceのすべてのデータを収集するのではなく，中心部のphase encode lineをデータ収集し，残りのデータはゼロ（0）で補間（zero-filling）し，k-spaceを充填する方法である．コントラストを低下させずに撮像時間を短縮することが可能であり，コントラスト，空間分解能を維持しながら撮像時間を短縮できることから広く使われている．

3　Keyhole imaging

　コントラストに必要な中心部（鍵穴：keyhole）のデータ更新を頻繁に行い，k-spaceの周辺データの更新は少なくすることにより時間分解能を上昇させる．この方

法を応用することにより，2D 撮像では，0.5 秒以下の時間分解能を実現でき（2D MRDSA），high flow type の AVM（anteriovenous malformation，動静脈奇形）のような高時間分解能が必要な領域に利用可能である．3D MRA 法に応用している，TRICKS 法，TWIST 法（図2）では，空間分解能の高い time resolved MRA を実現しており，頸動脈領域，肺動脈領域の MRA で利用されている（図2, 3）．

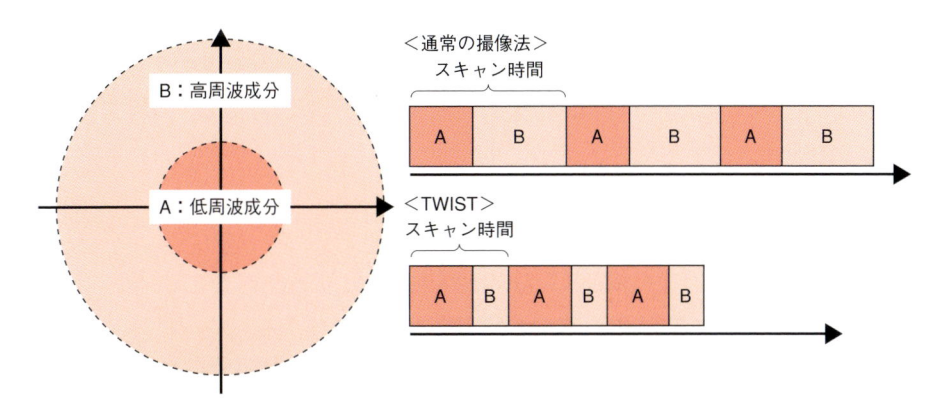

図2 **TWIST における k-space の分割と充填方法**
低周波成分 A と高周波成分 B に k-space を分割する．A の範囲の拡張（コントラスト，画質の向上），縮小（高速化）を 10～100％の範囲で任意に設定可能である．B 領域のサンプリング密度は，0～50％に間引くことが可能で，0％では，keyhole image となる．通常の撮像法（上段）に比べ，TWIST（下段）を用いることにより，高周波成分（B）のデータ収集時間が短縮し，見かけの時間分解能が向上している

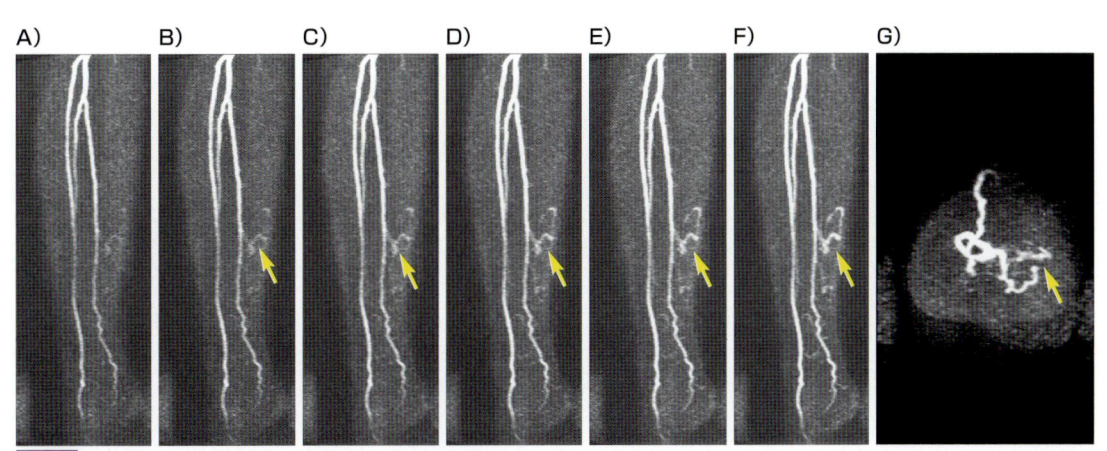

図3 **3D time resolved MRA（TWIST）**
下腿部 AVM，72 歳，男性．A）～F）keyhole テクニックを使うことにより，2 秒以下のスキャン時間でも空間分解能の高い 3D 造影 MRA が得られている．左から nidus の描出される様子が観察されている．G）横断像の再構成でも評価が可能である

4 PAT (parallel acquisition technique)

　表面コイルを利用した高速化の手法である．コイルの位置情報（各コイルの感度分布：リファレンススキャン）を利用することにより位相エンコードを間引き，その結果生じる折り返しアーチファクトを各コイルの感度分布を使った信号処理で補償する．位相方向のデータ収集を最大1/N（N＝位相方向に並んだコイルの数）に減少できる．表面コイルを用いることによりSNR（signal to noise ratio，信号対雑音比）が上昇するので，撮像法によるSNRの低下を相殺できる利点がある．PAT法を応用したシーケンスにSENSE（sensitivity encoding）法，SMASH（simultaneous acquisition of spatial harmonics）法があり，コイル感度領域を表すリファレンススキャンからの補正を，SENSE法はフーリエ変換後に，SMASH法はフーリエ変換前に行う（図4）．

5 コイルシステム

a. フェーズドアレイコイル（phased-array coil）

　いくつかの独立したレシーバーを有する小さな表面コイルからなり，複数組み合わせることにより，高いSNRで広い範囲を撮像することができる．PATが利用できるために，撮影時間の短縮や空間分解能の向上に寄与している．

b. 一体型パノラマアレイコイル〔integrated panorama array (IPA)〕

　頭頸部用コイル，脊髄用コイル，腹部用コイル，下肢用コイルなどの専用コイルが市販されているが，各コイル内のエレメントを自由に組み合わせて1組のコイルとして撮像に利用できるようになっている．撮像前に全身にコイルを配置することにより，各コイルの配置や撮像範囲を意識せずに撮像が可能である（図5）．

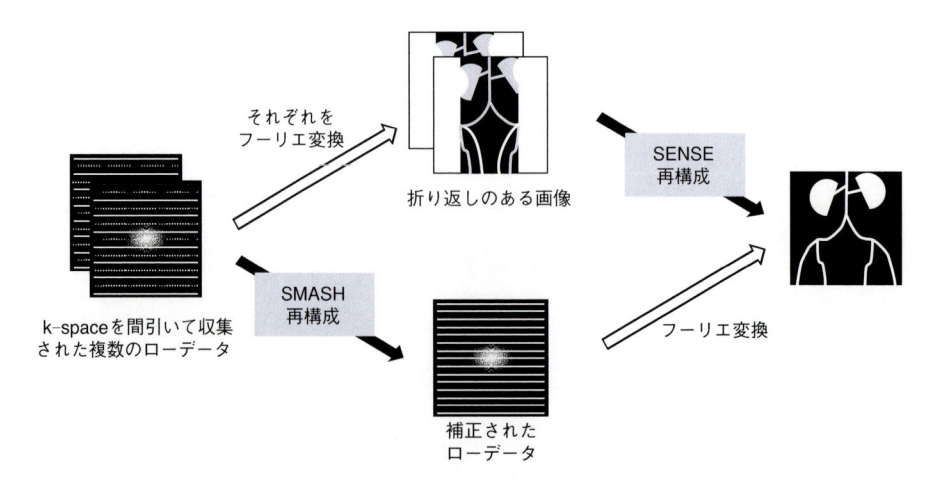

図4　parallel acquisition technique：SENSE法とSMASH法の違い
SENSE法では，コイル感度領域を表すリファレンススキャンからのデータを用いて，フーリエ変換後に補正する．SMASH法では，フーリエ変換前にローデータを補正する

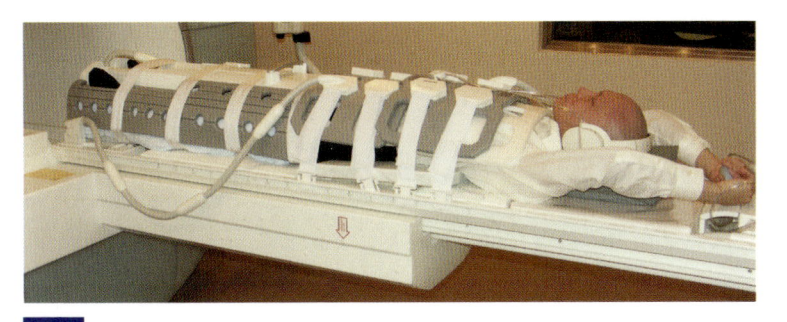

第2章　造影MRA　1●大動脈と主要分枝

図5　**一体型パノラマアレイコイル**
2つの腹部用コイル（6エレメント），下肢用コイル（8エレメント），テーブルに設置した脊髄用コイル（24エレメント）が装着されている．このエレメントのなかから，撮像部位に合わせて，コイルを組合わせて撮像する

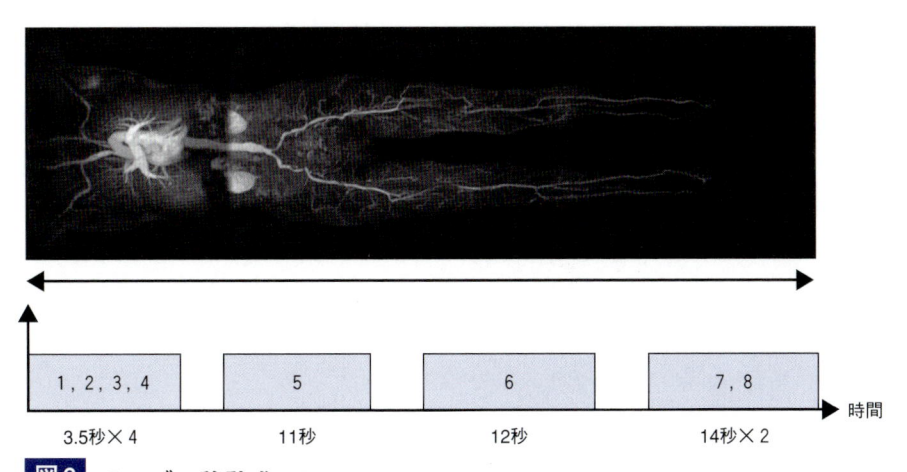

図6　**テーブル移動式MRA**
胸部領域は，time resolved MRAを用いて，肺動脈から大動脈相を撮像し，テスト注入と本撮像時の動脈相のタイミングの変化に対応するとともに肺動脈病変の評価も行っている．腹部，大腿，下腿部は，高分解能の撮像を行っている．下腿部では，血管描出が遅延することがあるので，2回撮像している

6　テーブル移動式MRA

　胸部，腹部，大腿部，下腿部などの各撮像範囲をテーブル移動しながら撮像するテーブル移動式MRAは，一度の造影剤注入で多部位の造影MRAを得ることができる．フェーズドアレイコイルを用いることにより，高SNRの画像が得られ，PATによるスキャン時間の短縮が図られている．一体型パノラマアレイコイルを用いることにより，大動脈弓部から足先まで，つなぎ目なしに高SNRのMRA画像を撮像することができる．

　胸部領域では造影タイミングの変動が生じやすいため，われわれはtime resolved MRAによる多時相撮像を行い，肺動脈，肺静脈，大動脈を撮像し，その後腹部，大腿部，下腿部のスキャンを行っている（図6）．

　肺動脈を含めた大動脈の分枝を広範囲に評価できるため，動脈硬化，大動脈炎症候

群などの血管性病変の評価に優れている．

7 造影方法

　スキャン中に造影剤濃度を一定に保つために，**造影剤量，注入速度，生理食塩水による造影剤の後押し注入**が重要となる．胸部，腹部などの2部位の撮影や，高空間分解能のMRAとMR-DSAの2種類の撮像を行う場合には，テストに1〜2 mL用い，残りを2分割して使用している．注入速度は通常3 mL/秒であるが，AVMなどのように高時間分解能が必要な場合は，3〜5 mL/秒としている．テーブル移動式MRAでは，広範囲の撮像範囲にわたり造影剤濃度を保つことが重要であり，欧米では3〜4倍量の造影剤が使用されてきた．日本でも造影剤の倍量投与が可能となっているため，造影剤の使用量は20 mLを基本としている．造影剤20 mLを，1 mL/秒で注入し，その後生理食塩水を後押し注入することにより，造影剤濃度がピークになる範囲を追いかけるようにテーブル移動し，撮像している．

> **memo**
> **■ 倍量投与**
> 成人には，Gd（ガドリニウム）製剤0.2 mL/kgを投与するが，腹部から下肢までを連続して血管撮影する場合には，0.4 mL/kgを使用できる（一部の造影剤で認められている）．

8 造影タイミングの決定

a. テストボーラス法

　少量の造影剤（1〜2 mL）を注入し，本スキャンと同じ生理食塩水量（20〜30 mL）で後押しを行う．Turbo FLASH法を用いて造影剤注入開始時から対象血管の横断像を1秒ごとに撮像し，大動脈の信号強度が最大となる時間を測定する．スキャン中，造影剤コントラストを維持できるように，スキャン開始時間と造影剤注入持続時間を決定する．スキャン時間が長い場合には，k-spaceの中心部を収集する時間帯を考慮して，スキャン開始時間の遅延と造影剤の注入時間の短縮を行う．大動脈の撮影では頭尾方向で造影時相がずれるので，斜位矢状断像で多部位の信号ピークを測定している．大動脈瘤や心不全などで，近位部と遠位部で濃染のピークがずれている場合には，非常に有用である（図7）．

> **memo**
> **■ Turbo FLASH**
> プリパレーションパルスを印加し，1回の励起パルスで撮像する高速グラディエントエコー法．1枚／秒の連続撮影が行える．

b. ボーラストラッキング法

　大動脈に関心領域（region of interest：ROI）を設定し，ROIの信号が設定した閾値

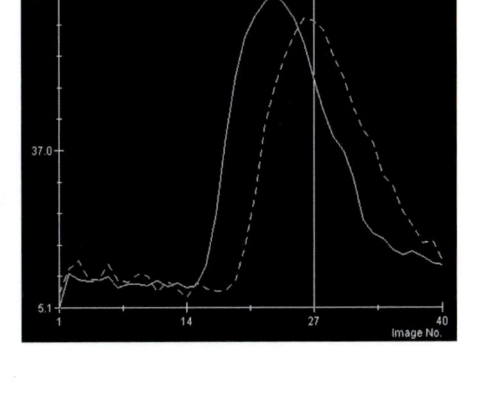

図7 テストボーラス法
A）造影剤を注入後，1秒ごとに撮像し，造影ピークの測定を行う．大動脈の走行に合わせ，斜位矢状断面で撮像することにより，上行および下行大動脈（青点）の造影タイミングの測定が可能で，スキャン時間の調整に役立つ．B）上行大動脈（実線），下行大動脈（点線）のカーブを示す

を超えた後，決められたdelay timeで撮像を開始する．MR透視の機能を用いて造影剤の通過をリアルタイムにモニター上で観察し，手動でスキャンを開始する方法も行われている．

3 大動脈と主要分枝

1 肺動脈のMRA

　肺のMRIは，肺野（空気）との磁化率アーチファクトが大きく，呼吸や心臓のモーションアーチファクトがあるために，MRIでは良好な画像が得られない領域の1つである．しかし，2秒程度の時間分解能の高い3D time resolved MRAを用いて呼吸停止下に連続撮影することにより，肺動脈，静脈を分離して描出することが可能となり，肺末梢の血行動態を評価している（図15も参照）．

a. 肺動静脈瘻（pulmonary arteriovenous fistula：PAVF）

　多くは肺動脈と肺静脈の間に毛細管の形成がなく，nidusを介して短絡する先天性の病変である．Rendu-Osler-Weber（ROW）病に合併することが知られており，日本では5〜15%の症例で合併している．

　有症状症例や流入血管が3 mm以上，nidusの大きさが2 cmを超える動静脈瘻は治療の適応となる．3D time resolved MRAを用いてnidus，流入血管・流出血管の同定および血管径を計測することにより，血管内治療の術前評価に有用である（図8）．CTが高速化している現在でも，放射線被曝がなく，多時相の撮影ができるMRAは，塞栓術後の血流変化やフォローアップに有用である．2秒以下の分解能をもつ3D

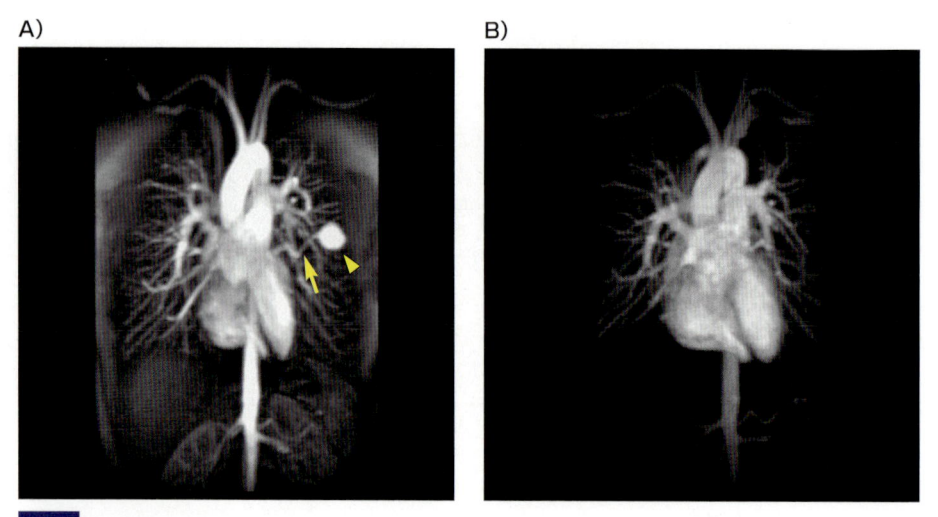

図8 肺動静脈瘻（PAVF）
18歳，女性．A）左S6に径2.5 cmのnidus（矢頭）と流入，流出血管（矢印）を認める．B）塞栓術後にnidusが消失している

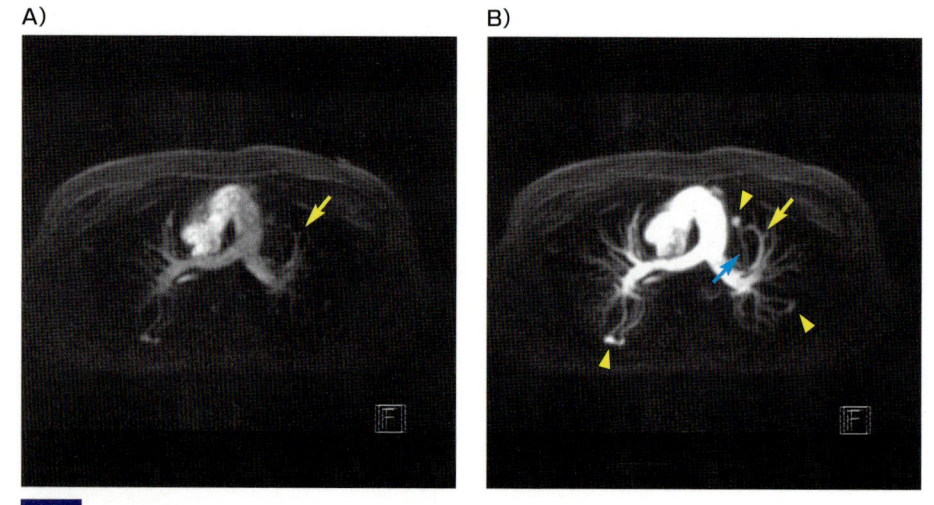

図9 肺動静脈瘻（PAVF）：time resolved MRA（1.8秒）
29歳，女性．A）舌葉にnidus（矢頭）を認め，左舌区のAVFは，流入血管（黄矢印）が描出された後，B）流出血管（青矢印）が遅れて描出される

time resolved MRAや1秒以下の分解能をもつ2D MR-DSAを用いることにより，流入血管，流出血管を分離して描出できるようになる（図9）．

b. 肺血栓・塞栓症（pulmonary thromboembolism：PE）

MDCTの登場により診断精度が向上した領域の1つであり，亜区域枝塞栓の診断と深部静脈血栓症の評価が同時にできるMDCTが第1選択の検査法と考えられている．造影MRAは，区域枝レベルまでの血栓はCTと同等の評価が可能であり，放射線被曝のないことより肺塞栓症の経過観察に適している．time resolved MRAを用いることにより肺末梢の血行動態の評価も可能である．

2 胸部大動脈

　造影剤ピークに合わせ呼吸停止下に撮像を行うことにより，SNRの高い良好な画像が得られる．高速撮像法を用いて数秒の撮像時間で撮像すると，肺動脈，肺静脈，大動脈が分離して撮像でき，肺動脈疾患，大動脈疾患を同時に評価できる．

a. 大動脈解離（aortic dissection）

　大動脈解離は，中膜の変性，壊死と内膜の断裂が原因で，大動脈壁が中膜のレベルで内外二層に解離し，二腔になった状態である．本来の動脈内腔（真腔，true lumen）と新たに生じた壁内腔（偽腔，false lumen）からなり，解離した内膜（intimal flap）により隔てられる．発生原因としては，高血圧，動脈硬化によるものが多く，若年者では，Marfan症候群などによるものが挙げられる．上行大動脈近位部と左鎖骨下動脈遠位の下行大動脈が好発部位である．解離部位と拡がりにより，Stanford分類とDeBakey分類が用いられている（表2）．Stanford分類は予後と関連し，上行大動脈に解離があるA型は外科的治療の適応となり，B型は内科治療の適応となる．治療適応の決定のために，①entryの位置と解離の範囲，②逆行性解離の有無，③主要分枝が真腔，偽腔のいずれより分岐しているか，④偽腔の血栓化の程度の評価を行う．解離腔に血栓化が生じている血栓閉鎖型解離では，血栓がT1強調像で高信号を示す．脂肪抑制T1強調像では，縦隔脂肪の信号が低下し，血栓の評価に有用である．偽腔内の血流の有無や血行動態を把握するために，time resolved MRAによる血流動態の評価を行い，T1強調像，true FISP法も併用し，偽腔の血栓の状態，intimal flapを評価する（図10）．

　血栓閉鎖型解離では，壁在血栓，血腫に小さな潰瘍状突出（ulcer-like projection：ULP）が認められる場合がある．ULPは，再解離の起点になる場合や大動脈瘤に拡大することがあるので注意が必要である（図11）．

表2　解離範囲による分類

Stanford 分類
A型：上行大動脈に解離がある
B型：上行大動脈に解離がない

DeBakey 分類
Ⅰ型　：解離が上行大動脈にはじまり，下行大動脈末梢まで拡がるもの
Ⅱ型　：解離が上行大動脈に限局するもの
Ⅲ型　：解離が下行大動脈のみに存在するもの
Ⅲa型：横隔膜を超えない
Ⅲb型：横隔膜を超える

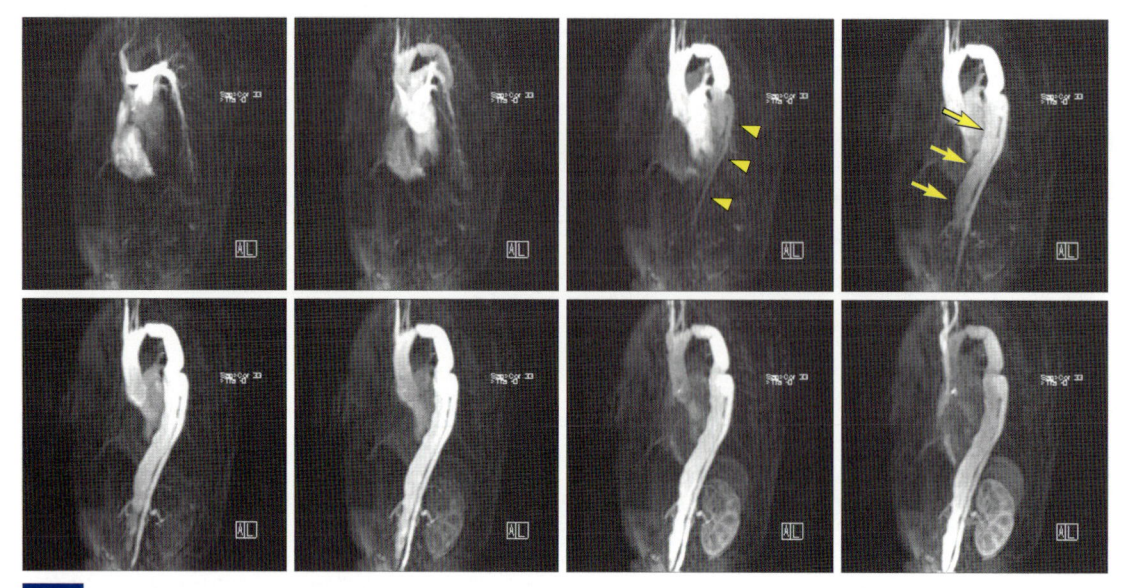

図10 大動脈解離：下行大動脈グラフト置換術後
51歳，女性．3D time resolved MRAでは，真腔（矢頭）が造影された後，遅れて偽腔（矢印）が描出される

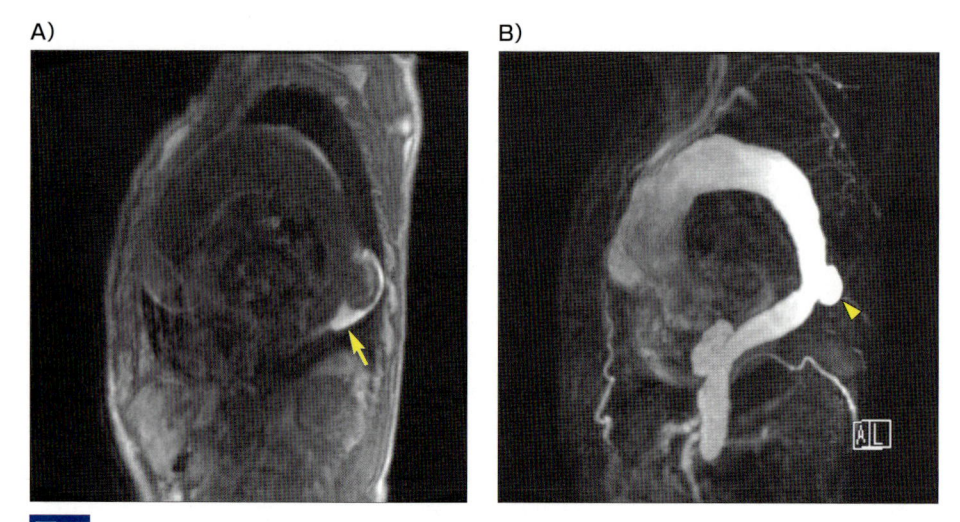

図11 潰瘍状突出（ulcer-like projection：ULP）
86歳，男性．A）単純MRIでT1強調像で高信号を示す血栓（矢印）を認める．B）造影MRAでは血栓内にULP（矢頭）を認める

memo
■ true FISP法
定常状態で画像を収集するグラディエントエコーシーケンス．短いTRとTEでは，T2強調像に近い画像が得られる．

b. **PAU（penetrating atherosclerotic ulcer）**

　動脈硬化性プラークに潰瘍が形成され，中膜内に血腫を伴う状態である．高血圧と動脈硬化を合併する高齢者に好発する．下行大動脈に生じることが多く，大動脈内腔

から囊状に突出し，種々の程度の内膜下血腫を伴う．

c. 大動脈瘤

　瘤径が胸部大動脈で4.5 cm，腹部で3 cmを超えた場合に大動脈瘤と診断する．動脈硬化によるものが多く，ほかには，高安動脈炎，Behçet病，Marfan症候群，梅毒などが挙げられる（図12）．Marfan症候群では上行大動脈の近位部の拡張が認められる．動脈硬化性のものでは紡錘状大動脈瘤（fusiform type aortic aneurysm）が多いが，ときに囊状大動脈瘤（saccular type aortic aneurysm）も認められる．大動脈瘤の診断および治療適応決定に，①大動脈瘤の存在，位置，拡がり，②大動脈壁の性状，血栓や解離の有無，③大動脈主要分枝との関係，④周囲の出血，周辺臓器への影響を評価することが重要である．infrarenal typeの動脈硬化性動脈瘤は，ステントグラフトの

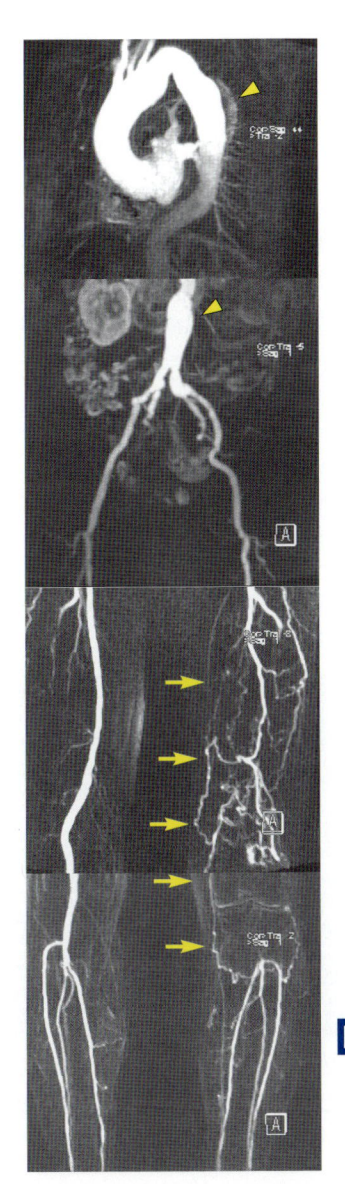

図12 胸腹部大動脈瘤：テーブル移動式MRA
72歳，男性．胸部および腹部に大動脈瘤（矢頭）を認める．左浅大腿動脈閉塞を認め，側副路の発達を認める（矢印）．大動脈瘤の原因として，動脈硬化の頻度が高く，動脈閉塞や狭窄病変を伴うものがある

適応になる．ステントグラフトの適応決定には，腎動脈，腸骨動脈との関係や，アクセスルートである大腿および腸骨動脈の太さ，屈曲の程度を評価する必要があるため，テーブル移動式MRAで広い範囲を撮像している．MR対応のステントグラフトを用いた場合には，術後のendoleakの判定にも用いることが可能である．

d. 高安動脈炎，大動脈炎症候群

大動脈およびその分枝ならびに肺動脈の中膜，外膜に炎症性変化を生じ，二次性に内膜が炎症性変化で肥厚し，血管全体が狭小化し，内腔の狭窄や閉塞または拡張病変をきたす若い女性に好発する疾患である．診断のために，①大動脈の狭窄（下行大動脈に多い），②動脈瘤様の拡大（上行大動脈に多い），③壁の不整と肥厚，④分枝の変化（弓部大動脈の主要分枝，腎動脈中枢部に多い）の評価を行う．病変を生じる範囲が広いため，肺動脈，胸部大動脈，腹部大動脈などを評価できるテーブル移動式MRAのよい適応と考えられる（図13～15）．

3 腹部内臓動脈，門脈，肝静脈

呼吸停止下に消化管を栄養する腹腔動脈，上腸間膜動脈，下腸間膜動脈が描出できるので，三次元的に解剖学的な変異，分岐形態を容易に評価可能である．多時相（動脈相，門脈相，静脈相）の撮影を行うことにより，脾静脈，上腸間膜静脈，門脈などの門脈系や肝静脈，下大静脈などの静脈系の評価も可能となる．このように1回の造影検査で，動脈系，門脈系の全体像が評価できる点がMRAの利点である．

a. 狭窄，閉塞

腹腔動脈，上腸間膜動脈，下腸間膜動脈の血流は豊富で，交通動脈が発達しているため，狭窄や閉塞が起きても無症状であることも少なくない．狭窄，閉塞の原因は動

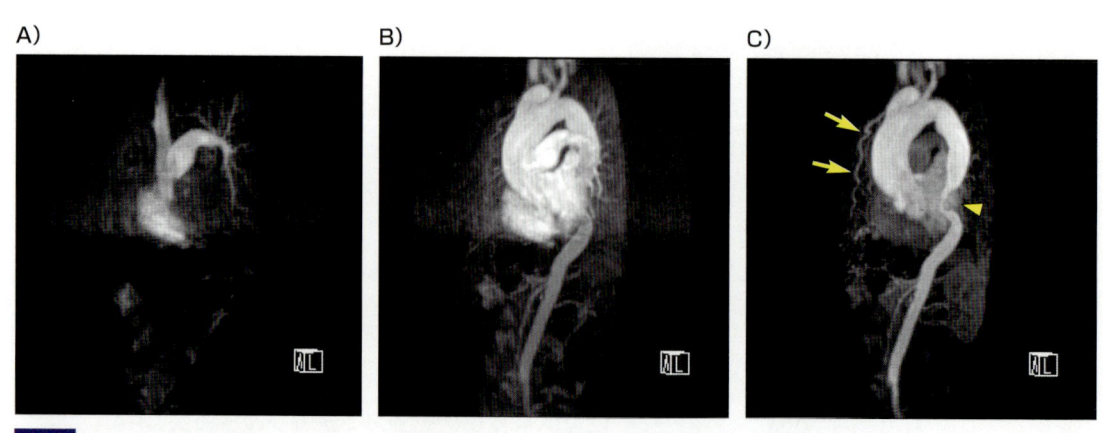

図13 大動脈炎症候群：subtraction法
80歳，男性．A）肺動脈相，B）大動脈相，C）大動脈相から肺動脈相の差分画像．差分画像では，右室系の重なりのない，大動脈の画像が得られる．大動脈の狭窄（矢頭）と側副血行路（内胸動脈）（矢印）の発達が認められる

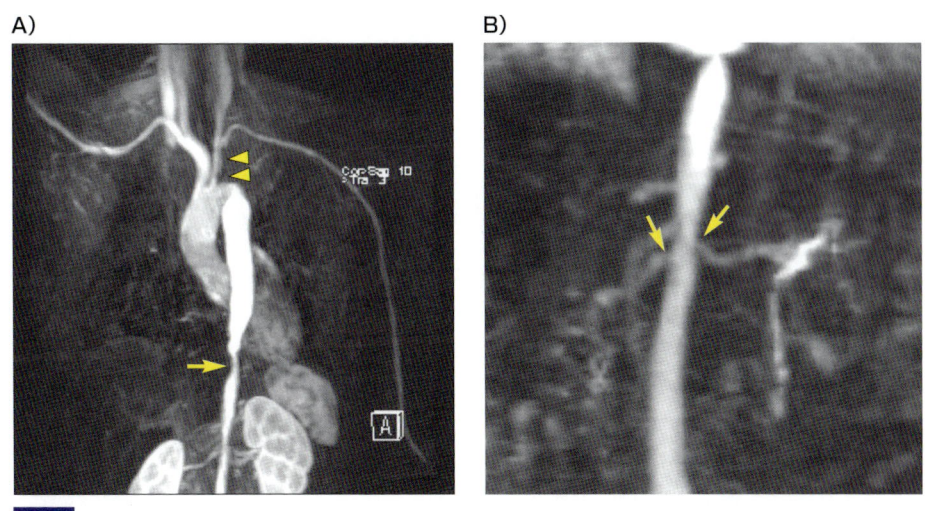

図14 大動脈炎症候群
57歳，女性．A）左鎖骨下動脈の閉塞（矢頭），下行大動脈の狭窄（矢印）を認める．B）元画像では，両側腎動脈の狭窄（矢印）が明瞭となる

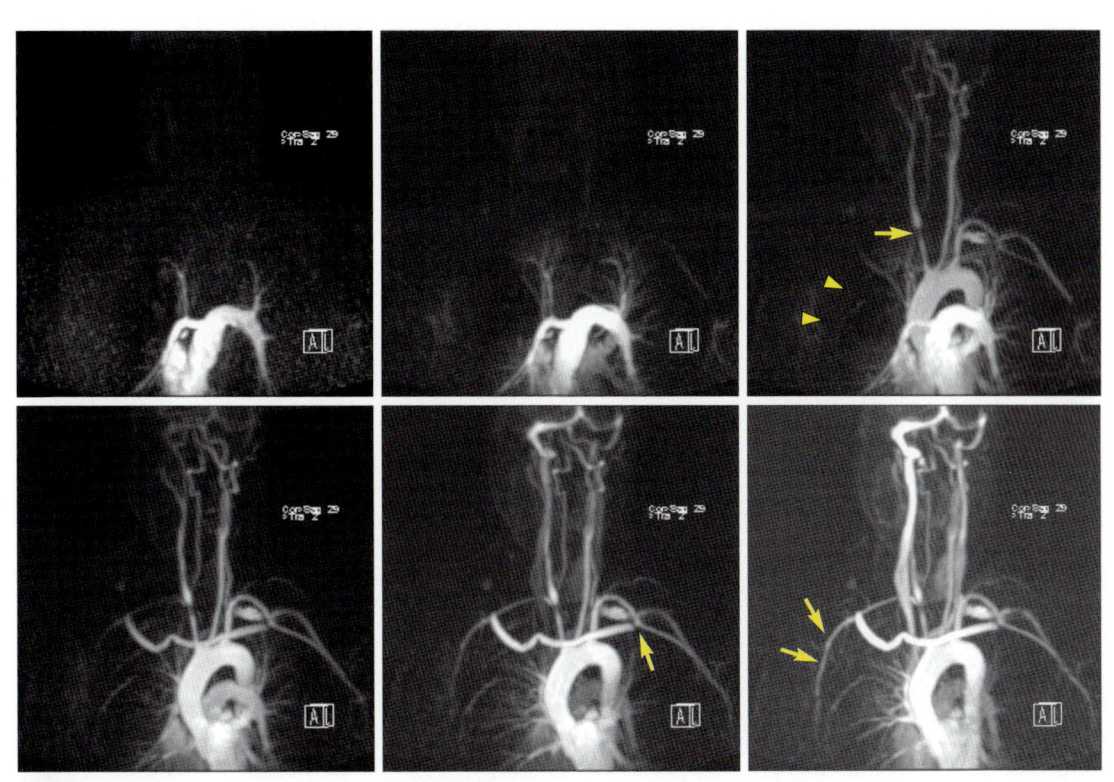

図15 大動脈炎症候群：time resolved MRA（1.8秒）
48歳，男性．右腕頭動脈狭窄（矢印）に対する左腋窩ー右腋窩動脈バイパス後．バイパス吻合部（矢印）で狭窄を認め，右腋窩動脈が遅れて描出される（矢印）．肺動脈中葉枝の狭窄のために，中葉の肺血流の遅延（矢頭）を認める

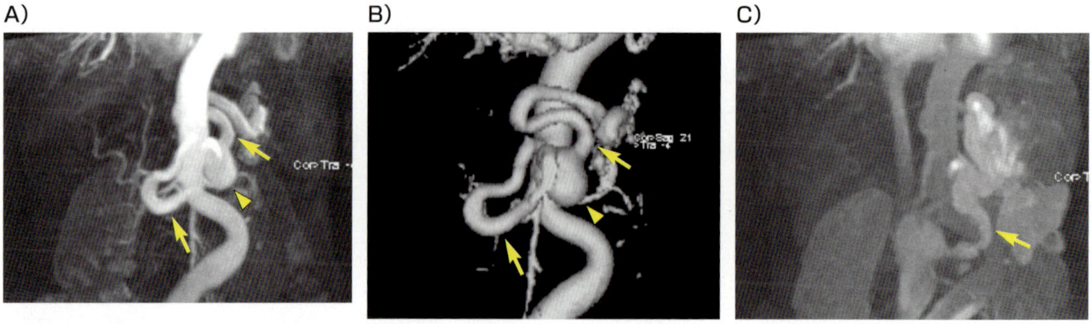

図16 脾動脈瘤と脾静脈閉塞

68歳，女性．A）動脈相MIP像，B）VR像，C）静脈相．MIP法では，脾動脈（矢印）と動脈瘤（矢頭）の関係がわかりにくいが，VR像で明瞭となる．静脈相では，脾静脈の閉塞のために，脾腎シャント（矢印）を介して，下大静脈への血流を認める

表3 門脈圧亢進の原因による分類

分類	原因	特徴
肝後性	Budd-chiari症候群，右心不全などの血流障害	肝内シャントや遠肝性の側副血行路の発達が認められる
肝性	肝硬変，特発性門脈圧亢進症など	肝内シャントや遠肝性の側副血行路の発達が認められる
肝前性	門脈の腫瘍浸潤，門脈血栓，門脈腫瘍栓など	求肝性の側副血行路が認められる

脈硬化が多いが，膵癌などの腫瘍性病変によっても生じる．

b. 動脈瘤

内臓動脈瘤は脾動脈瘤が最も多く，次いで肝動脈，上腸間膜動脈に起きる．脾動脈瘤は，出産後の女性，膵炎後に多く認められる．膵炎に合併する動脈瘤では，炎症に伴う脾静脈の閉塞も同時に描出可能である．上腸間膜動脈瘤では，感染性動脈瘤が多い．

MRAではMIP（maximum intensity projection）像で観察することが多いが，動脈瘤の流入動脈の関係を評価する場合にはVR（volume rendering）法による画像再構成も有用である（図16）．

c. 門脈圧亢進症

門脈は，脾静脈，上腸間膜静脈，下腸間膜静脈などの消化管から静脈血が流入し，門脈系の障害や血流増加などにより門脈圧亢進症を生じる．門脈圧亢進の原因によって，肝後性，肝性，肝前性に分類される（表3）．肝後性には，Budd-chiari症候群，右心不全などの血流障害，肝性には，肝硬変，特発性門脈圧亢進症など，肝前性には，門脈の腫瘍浸潤，門脈血栓，門脈腫瘍栓などがある．肝前性の障害では求肝性の側副血行路が認められ，肝性，肝後性の障害では肝内シャントや遠肝性の側副血行路の発達が認められる．遠肝性の側副路は，食道，胃静脈瘤破裂による消化管出血や，体循環とのシャントの増加による肝性脳症，高アンモニア血症の原因となる．門脈圧亢進症による消化管出血や肝性脳症はさまざまな治療法が存在するが，門脈系の血流動態

をより簡便に正確に評価することが門脈圧亢進症の治療方針の決定に重要である．

門脈系の全体像の評価には，門脈相から動脈相をsubtractionすることにより，動脈の描出のない，選択的な門脈の像が得られる（図17，18）．

造影MRAは，門脈，脾静脈，上腸間膜静脈などを血管造影と同等に描出できるが，細い側副血行路を描出できないことがある．しかし，複数回の選択的動脈造影が必要である血管造影と比べ，1回の検査で門脈血行動態の全体像が把握できる（図19～21）．2D TOF法を追加撮像することにより，静脈瘤，側副路の血流方向の確認が可能である．

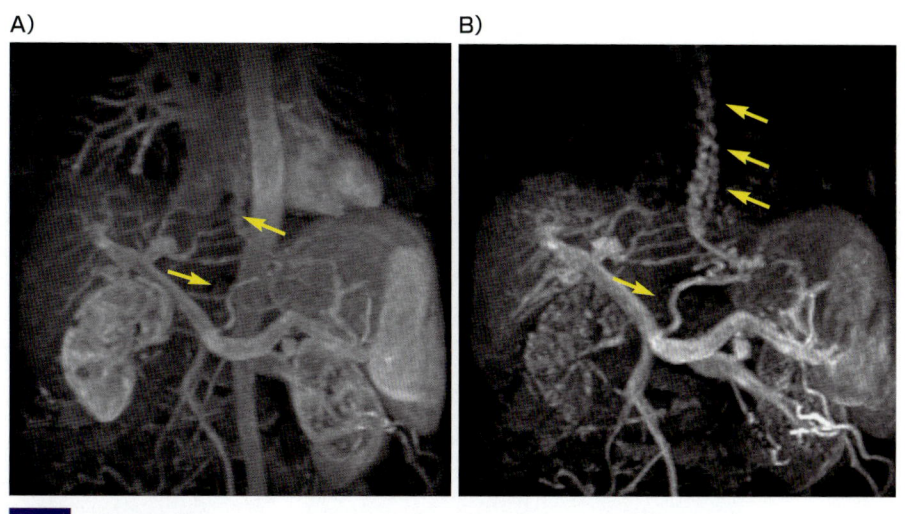

図17 食道静脈瘤
64歳，男性．A）門脈相と造影前の画像の差分では，大動脈との重なりのため，静脈瘤が不明瞭であるが，B）門脈相と動脈相の差分をとると左胃静脈，食道静脈瘤が明瞭となっている

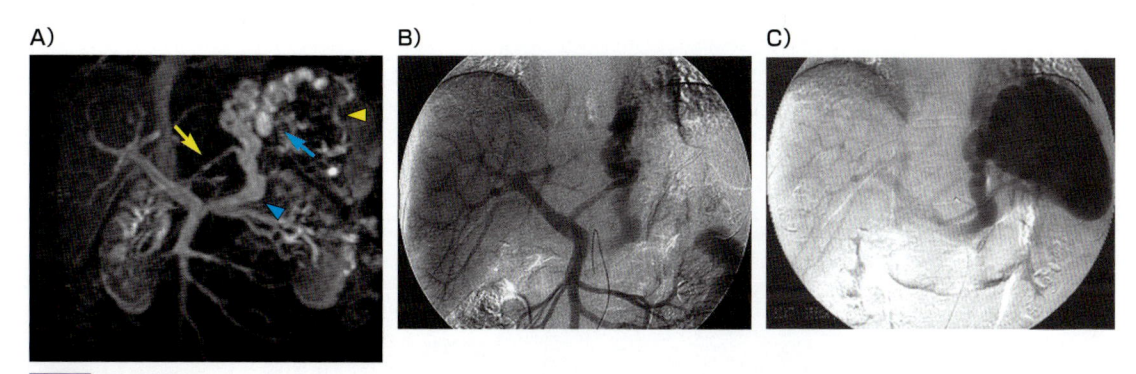

図18 胃静脈瘤
65歳，男性．A）MR portographyでは，左胃静脈（黄矢印），短胃静脈（黄矢頭）を側副路とする胃静脈瘤（青矢印）を認め，胃腎シャント（青矢頭）が認められる．B）経上腸間膜動脈性門脈造影，C）経脾動脈性門脈造影を合わせた画像が得られる

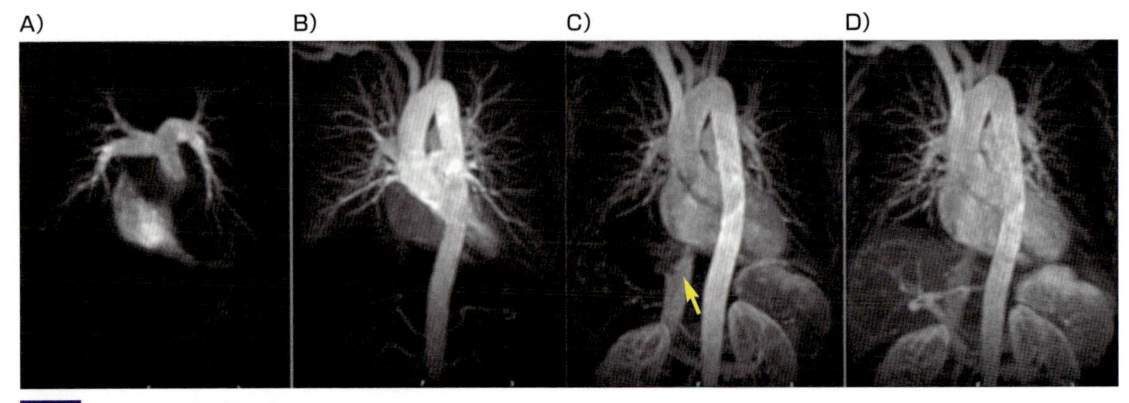

図19　下大静脈腫瘍栓を伴う肝細胞癌
63歳，男性．A）肺動脈相，B）肺静脈相，C）動脈相，D）門脈相．動脈相で下大静脈に突出する腫瘍栓（矢印）が早期濃染を示している．腫瘍栓の血流，拡がり，肺腫瘍塞栓の有無が同時に評価できる

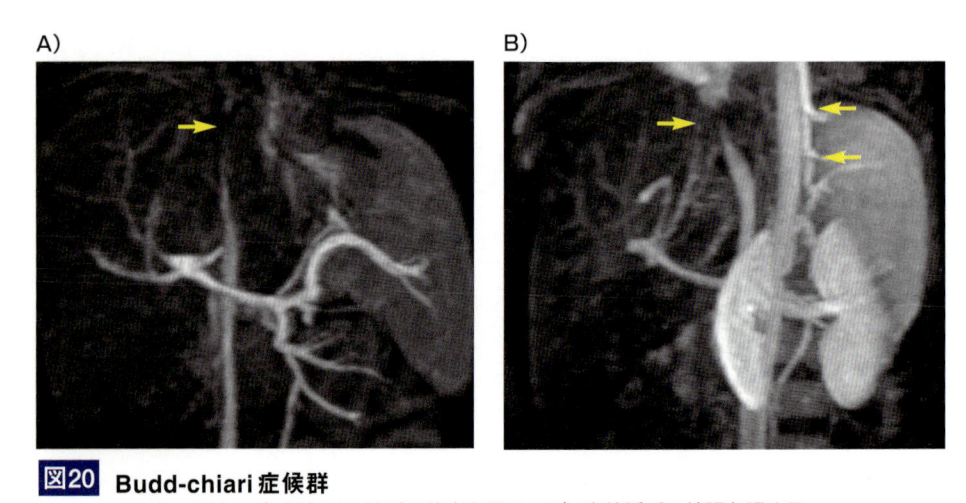

図20　Budd-chiari症候群
10歳，男性．A）肝部下大静脈の狭窄を認め，B）奇静脈系の拡張を認める

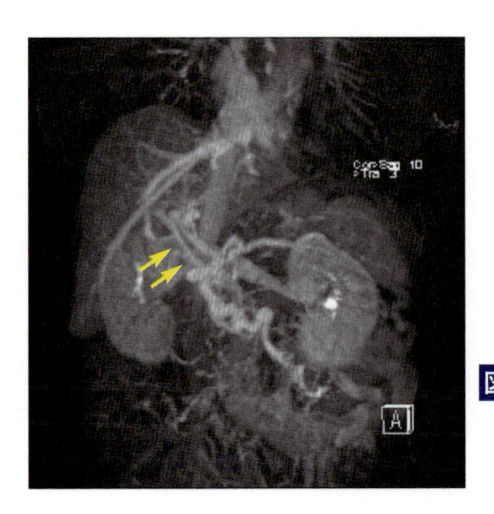

図21　肝外門脈閉塞
74歳，女性．求肝性の側腹血行路によるcavernous transformation（矢印）が認められる

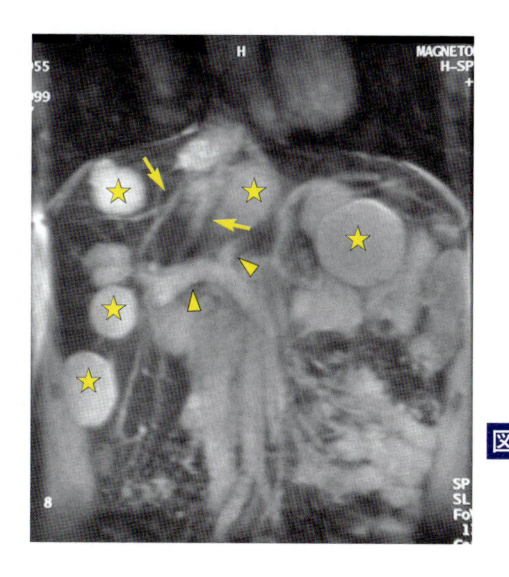

図22 フェルカルボトラン造影MRA
多発肝転移：59歳，男性．肝静脈（矢印），門脈（矢頭）と腫瘍（星印）の関係が明瞭となる

d. 超常磁性体酸化鉄を使用したMRA

　超常磁性体酸化鉄（一般名：フェルカルボトラン，商品名：リゾビスト®）は肝網内系に取り込まれ，$T2^*$短縮効果により，クッパー細胞を有する組織の信号を低下させる造影剤である．T2強調像で肝実質の信号を低下させ，肝腫瘍の検出能を上昇させる．しかし，この造影剤にはGd製剤と同様のT1短縮効果も併せもっているので，T1強調像で脈管が高信号を呈する．造影後にTEの長い3D GRE（3D gradient echo）法を撮像すると，腫瘍と門脈，肝静脈の同時描出を行うことができる（図22）．

4　腎動脈

　腎動脈，静脈の重なりを避けるために，4秒以下のtime resolved MRAを用いている．AVM，動脈瘤では，腎実質の濃染との重なりを避けるため，2秒以下の撮像を用いるほうがよい．

a. 腎動脈，静脈の形態評価

　腎動脈の数や腎静脈の形態を描出できるため，腎腫瘍や腎移植ドナーの術前評価に用いることができる（図23）．腎移植後のMRAで，移植腎の動脈・静脈の狭窄，実質濃染の評価を行い，遅延相の追加撮影で，腎盂，腎杯，尿管の評価も行っている（図24）．

b. 腎動脈瘤

　腎動脈瘤は中高年に多く，頻度は1％未満である．腎実質内のものに比べ，腎外に多く認められる．血管内治療の適応となるため，発生部位（腎内，腎外），大きさ，瘤の形状を評価する（図25）．

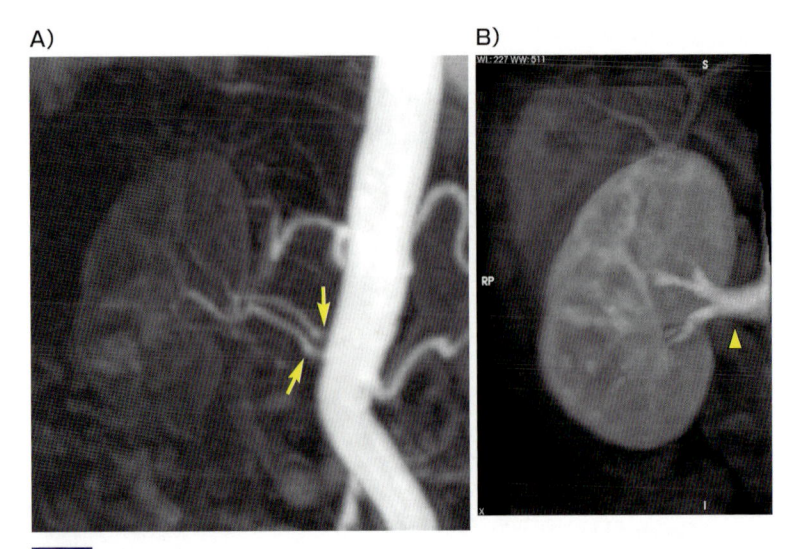

図23 腎移植ドナー
68歳，女性．右腎動脈が，2本認められる（A 矢印）．静脈相（B）では腎静脈（矢頭）の形態も把握できる

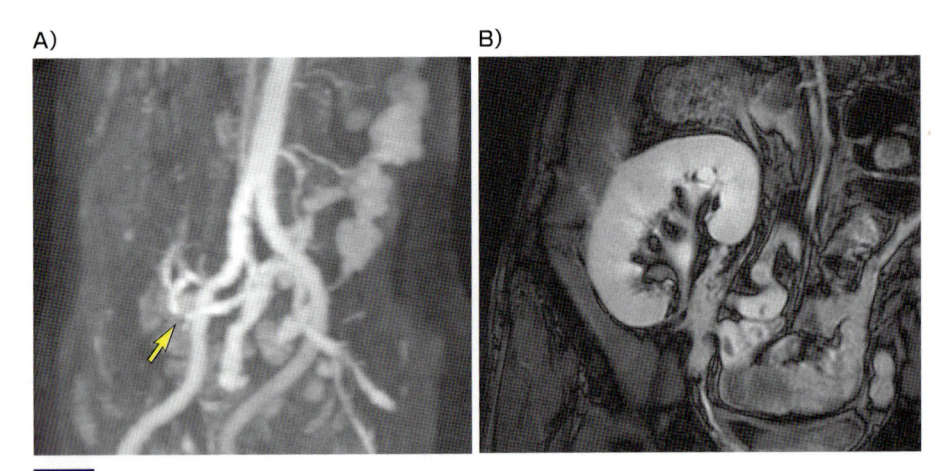

図24 腎移植後
53歳，男性．骨盤内右側に，腎移植が行われている．A）動脈早期相で移植腎の腎動脈吻合部に狭窄を認める（矢印）．B）遅延相では，実質の濃染異常や腎盂，腎杯の拡張は認められない

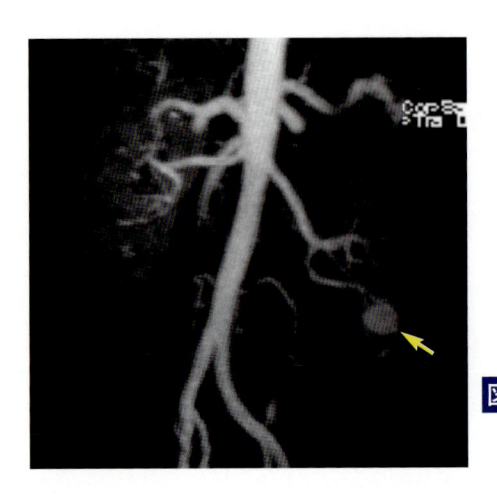

図25 腎動脈瘤
51歳，男性．左腎下極に動脈瘤（矢印）を認める

c. **腎動脈狭窄**

　腎動脈狭窄により，腎血流と灌流圧が低下し，代償性にレニン分泌が亢進し，腎血管性高血圧を生じる．動脈狭窄の原因としては，中・高年に多い動脈硬化，比較的若年者に好発する線維筋性異形成（fibromuscular dysplasia：FMD），若年女性に多い大動脈炎症候群（図14）などがある．一側性狭窄が70～80％，両側性狭窄が20～30％であり，粥状動脈硬化では両側性狭窄が多い．経皮経管腎動脈形成術（percutaneous transluminal renal angioplasty：PTRA）の治療適応となる．時間分解能2秒程度のtime resolved MRAでは，腎動脈狭窄に伴う腎実質濃染の遅延を評価することも可能である．

参考文献

1) "MRI from picture to proton"（McRobbie DW, Moore EA, Graves MJ），Cambridge university Press, 2002
2) "3D Contrast Mr Angiography"（Prince MR, Grist TM, Debatin JF），springer, 2002
3) 「超実践マニュアル MRI」（小倉明夫，土橋俊男，宮地利明，船橋正夫／編），医療科学社, 2006

第2章 造影MRA

2 Adamkiewicz動脈

兵頭 秀樹，白勢 竜二，晴山 雅人

1 はじめに

　Adamkiewicz動脈は脊髄の下1/3を還流し，その62～75％は第9～12胸椎レベルにて胸腹部大動脈より分岐している（**p34参照**）．造影剤を使用したMRA（magnetic resonance angiography）によるAdamkiewicz動脈の描出は現在までに多くの施設で施行され[1~3]，初期の報告のなかにはAdamkiewicz動脈と前根髄静脈を混同して報告されたものがある．時間分解能を犠牲にした形態のみのAdamkiewicz動脈同定には限界が指摘されていたが，subtraction法やtime resolved法により時間分解能を向上させ，動静脈の識別が可能となった．現在では胸腹部大動脈外科治療に際して重篤な脊髄合併症を回避させる術前評価の1つとしてMRA画像が利用されるようになっている．

　本項では，われわれの施設の撮像法を含め，造影MRAによるAdamkiewicz動脈描出の方法と特徴・画像報告の留意点・最近の知見について述べる．臨床諸家の一助になれば幸いである．

> **memo**　■ Adamkiewicz動脈と静脈の走行
> 　経験的には静脈は2椎体ほど脊柱管内を走行することが多く，Adamkiewicz動脈はそれより短い走行である場合が多く経験され，静脈が動脈より尾側脊柱管を走行する．

2 造影MRAの方法と留意点

　Adamkiewicz動脈は直径0.50～1.49 mmであり，boxel sizeを理想的には0.5 mm程度に抑える必要がある．しかし，撮像時間や信号対雑音比（signal to noise ratio：SNR）の制約から現実的には難しく，zero-filling interpolation法（**memo参照**）を用いた撮像方法が一般的である．

　造影剤は0.2 mmol/kgを用いる方法が多く，報告者によっては0.3 mmol/kgを使用している．腎機能低下患者では，ヨード系造影剤を用いたCTA（CT angiography）に比べ造影MRAが腎機能保全の点で有利とされていたが，2007年のFDA警告ではGd（ガドリニウム）造影剤の使用がNSF（nephrogenic systemic fibrosis，腎性全身性線維症）発生リスクを高めるとされた．造影MRAを行う際には患者さんのリスク／ベネフィットに留意し，モダリティにこだわらない柔軟な検査法選択が要求される．医用画像はただ単に"キレイな"画像を得ることが目的ではなく，診断に適う画像を可

能な限り低侵襲で得ることが重要であると筆者は考えている.

　Gd造影剤の投与方法は大きく2つに大別され,slow infusion法と呼ばれる0.2〜0.3 mL/秒の持続造影剤注入下に1〜5分の撮像時間で撮像する方法[2]とtime resolved法と呼ばれる3.0〜4.0 mL/秒の造影剤急速静注下に20〜60秒間/回の撮像を複数回行う方法とがある[1, 3〜5].前者はFOV（field of view）ならびに空間分解能の点で有利だが,時間分解能の点で**動静脈識別**が難しく,Adamkiewicz動脈同定には大動脈からの連続性の確認が欠かせない条件となる.後者は動静脈を分離して同定することが可能であり,subtraction法を用いることで完全に動静脈を分離することができるが,これには厳密なFOV設定が必要となる（図1）.

> **memo**
> ■ zero-filling interpolation法
> オプション再構成法の1つで,MRIのk空間のうち計測しない部分にゼロの値を充填させる方法.これにより,画像の高空間分解能を実現化でき,解像度を上げることができる.

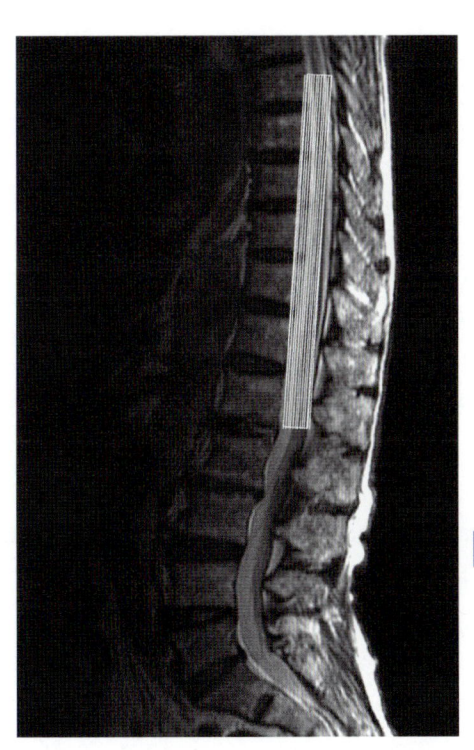

図1　位置決め画像
L2椎体上縁より頭側に脊髄前面に沿うようにFOVを設定する.脊椎弯曲例では観察範囲が十分でない場合がある.その際にはslow infusion法に変更し広いFOV設定を用いたりMDCT（multi-detector CT）での評価も考える

1　個人差の影響を抑える撮像法

　大動脈瘤/解離という病的血管では造影剤到達時間のばらつきが大きく,瘤内で造影剤の滞留が経験される.このため造影剤自動検出機能（Smart Prep法,GE Healthcare）では完全に動脈相を捉えることが容易ではない場合がある.加えて,動

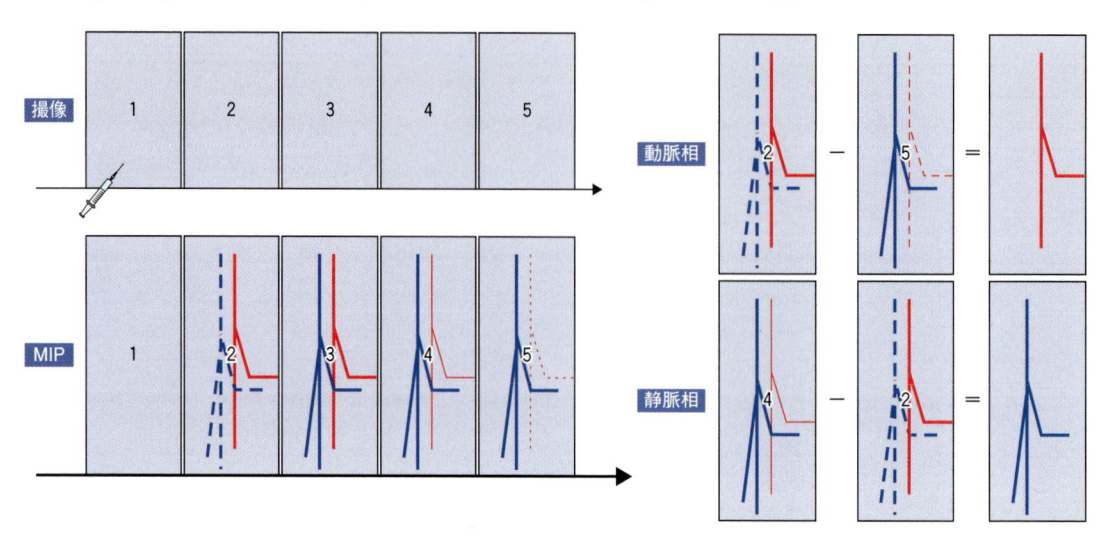

図2 **multi-phase dynamic MRA と double-subtraction MRA**
A）multi-phase dynamic MRA．個人差の多い血流を加味した撮像法であり，造影剤の移行を画像化している．得られた元画像をMIP処理し，時相ごとの観察を行う．B）double-subtraction MRA．subtraction法を用いることでAdamkiewicz動脈と前根髄静脈の識別が可能であり，動静脈が同時に描出される際に有用である

脈から静脈への造影剤の移行は約10秒程度であり，症例ごとに撮像タイミングを正確に捉えることは難しい．テストインジェクション法と称される少量の造影剤を用い，至適撮像タイミングを計測しMRAを撮像する方法もあるが，少量の造影剤投与により前根髄静脈の増強効果が顕在化してしまい，動脈優位相にてAdamkiewicz動脈の信号より前根髄静脈が高信号として描出される可能性がある．結果，time resolved法の決め手である造影剤濃淡による動静脈識別が難しくなることが予想される．

われわれは，造影剤投与と同時に毎回25秒の撮像を5回連続し，動脈相・静脈相をすべて含めたmulti-phase dynamic 3D MRAを行っている（**図2A**）．さらに，動静脈識別のためには得られた画像にdouble-subtraction法を行うことが有用と考えられる[5]．まずおのおのの時相画像から造影剤投与前画像をsubtractionし，MIP（maximum intensity projection）画像を作成する．さらに（動脈優位相）−（静脈優位相）〔場合によっては（静脈優位相）−（動脈優位相）〕を行ったMIP画像を作成している（**図2B**）．これにより"流れの個人差"に影響されない簡便なtime resolve MRAを得ることができると考えている．

2 大動脈分岐レベル評価

Adamkiewicz動脈が脊椎孔を通過するレベルと大動脈からradiculomedullary動脈が分岐するレベルが異なる場合がある．術中にAdamkiewicz動脈分岐レベルの肋間

動脈が閉塞していることも経験されており，この"大動脈分岐レベル評価"が外科/血管内治療を目的とした術前画像情報として特に重要である．幸い，radiculomedullary動脈径はφ1.4 mm以上とAdamkiewicz動脈径に比べ太く動静脈の識別も容易である．われわれは5相のmulti-phase dynamic MRAを撮像した後に前後にスラブを厚くした撮像を追加し，大動脈からの連続性を評価している．得られた画像は動脈優位相と合成し，curved MPR (multiplanar reconstruction)にて1画面に表示させ，術前吻合レベル決定に役立てるよう配慮している．

3 造影MRA以外の選択肢

脊椎弯曲が強い症例では，MRAではFOV決定が難しい場合が多い．time resolved法を断念しslow infusion法の広いFOVで撮像することも考慮されるが，64列MDCT（あるいはそれ以上）がある施設では，あえてMRAでの描出にはこだわらず，CTAを選択することも必要である．CTA画像で血管が描出できるが動静脈識別が難しい場合には，FOVを限定して同部位のMRAを追加し動静脈の識別に役立てる方法がある．この際，一部のMR装置では可能となった非造影MRAによるAdamkiewicz動脈同定法も有用と考えられる．術前にAdamkiewicz動脈が同定できた場合の手術脊髄合併症を有意に低減できる点が最も重要であり，モダリティに執着せず柔軟に検査を選択組み合わせ，術前検査を計画することが重要である．

われわれの施設で行っているtime resolved撮像シーケンスを表に提示する．

> **memo**
> ■ **Adamkiewicz動脈の撮像法の今後**
> Adamkiewicz動脈の同定ならびに大動脈からの分岐レベルを評価するうえで，頭尾方向画像（冠状断面・矢状断）が軸位断画像に比べ評価が容易であるとともに撮像範囲を広くとれ有利と考えている．sensitivity encoding法（SENSE法，ASSET法など）・TRICKS (time resolved imaging of contrast kinetics)法（GE Health care）などを併用することで，時間分解能のさらなる向上が期待される．

表 当施設で行っているtime resolved撮像シーケンス

使用装置	Signa Excite 1.5T® (GE Healthcare) Coil：Spine phased array coil
撮像法	3df SPGR法 TE 2.7 ms，TR 6.7 ms，FA 25，BW 41.25 kHz，matrix 256×128，FOV 24 cm，slice thickness 1.6 mm，Zero fill interpolation：zip 512＋zip 4
撮像断面	Oblique-coronal
造影剤注入	Gd造影剤 0.2 mmol/kg 4 mL/秒＋生理食塩水後押し 20mL 4 mL/秒
自動注入機	SONIC SHOT 50® (㈱根本杏林堂)

3 画像評価

　画像評価は，実際には，Adamkiewicz動脈のMRA画像の5回連続撮像により得られる元画像は5相で計200枚以上あり，フィルム上で観察するのは現実的ではなく，われわれはモニター診断を行っている．これによりAdamkiewicz動脈とradiculomedullary動脈の連続性を容易に評価することができる．元画像にて動脈優位相で描出され，平衡相で信号が減衰するものが動脈と考えられ，平衡相まで高信号が持続/漸増するものが静脈と考えられる[5]．Adamkiewicz動脈と前根髄静脈の前脊髄レベルでの屈曲は前者を"ヘアピンカーブ"，後者を"コートフック"と呼び区別しているが，画像上，両者の識別は難しい場合が多い（p38, memo参照）．まれに，同一レベルで動静脈ともに描出され，形態のみでは判断に難渋する．特にこのような場合に，double-subtraction法で得られたMIP画像をモニター上で回転させる/時相ごとに観察することで**動静脈の識別**が可能となる症例が経験される．

4 画像報告

　条件よく撮像された場合，読影に難渋することは少ない．radiculomedullary動脈から連続して描出されるAdamkiewicz動脈が前脊髄動脈に合流するヘアピンカーブを確認すればよく，造影血管を大動脈側に追っていけば分岐レベルを同定可能である（図3）．観察される画像で動静脈が同時に描出されている場合が多く経験されるが，multi-phaseで撮像していた場合，時間経過でAdamkiewicz動脈信号が低下し静脈は時間とともに信号が漸増（持続）する現象が確認可能である（図4）．CTAでは骨棘が顕著な症例ではradiculomedullary動脈と近接する場合，連続性評価が難しいことが多い．この点，MRAは脈管のみ描出され，形態に加え血流動態を含めて動静脈を識別可能な点はmulti-phase MRAの利点と考えられる．

　レベル決定には腰椎および肋骨を基準として判定を行っている．仙骨の腰椎化や肋骨が11対であるなど，バリエーションには注意が必要である．われわれは便宜的に第5腰椎ならびに第12肋骨を基準としてAdamkiewicz動脈分岐レベルを評価している．外科手術に際しては，Adamkiewicz動脈は細く吻合できず，これを還流している肋間動脈を吻合（血流温存）する術式となるため，先にも述べたがAdamkiewicz動脈が神経孔を通過するレベルと大動脈から肋間動脈が分岐するレベルが異なっている症例に注意が必要である．「Adamkiewicz動脈分岐レベルは左T9レベルで，還流分枝は大動脈T10レベルから分岐している」というような報告が術式決定には重要である．

5 最近の知見

　Adamkiewicz動脈が同定可能とされた時期はすでに終わり，現在は術前画像としての有用性について広く検討が行われる時期に移行している．Adamkiewicz動脈同定が

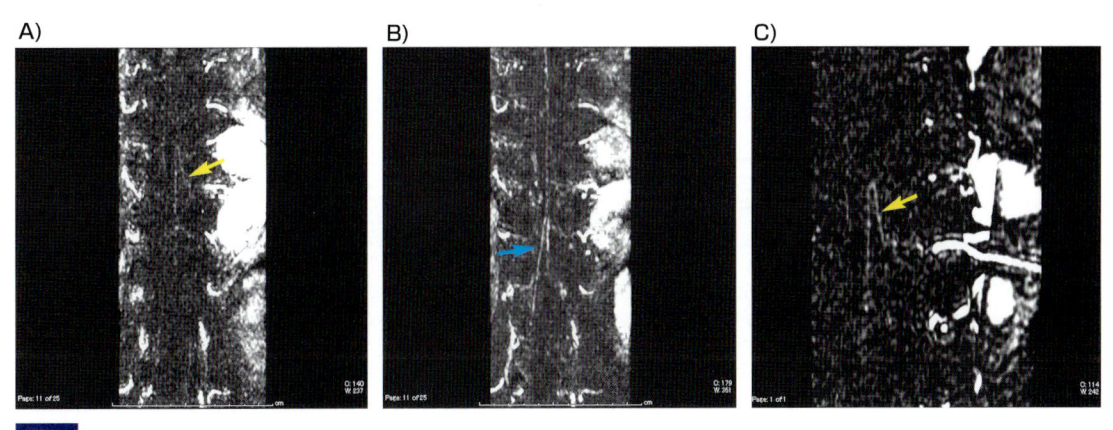

図3 胸腹部大動脈瘤(Crawford type Ⅱ)
54歳,男性.A)動脈相MIP画像:左T10レベルからAdamkiewicz動脈(黄矢印)が描出されている.B)静脈相MIP画像:Adamkiewicz動脈の信号低下が認められる.前根髄静脈は右L1に還流する様子が観察される(青矢印).ヘアピンカーブとコートフックの識別は難しい.C) subtraction MIP画像:静脈信号がなく動脈のみ描出されている.追加撮像による大動脈からの連続が明瞭で,Adamkieiwcz動脈はT10レベルから分岐するradiculomedullary動脈から還流されている(黄矢印)

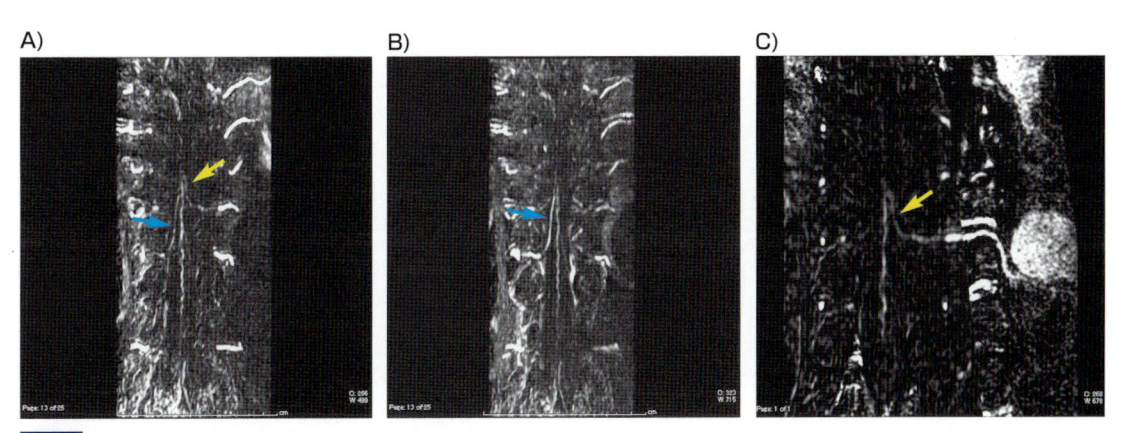

図4 胸腹部大動脈瘤(Crawford type Ⅰ)
76歳,男性.A)動脈相MIP画像:左T10レベルからAdamkiewicz動脈(黄矢印)が描出されているが,右T11レベルに還流する静脈(青矢印)が同時に描出されている.B)静脈相MIP画像:Adamkiewicz動脈の信号低下・前根髄静脈の信号増強が認められる(青矢印).ヘアピンカーブとコートフックの識別は難しい.C) subtraction MIP画像:静脈信号がなく動脈のみ描出されている.追加撮像による大動脈からの連続が明瞭で,Adamkieiwcz動脈はT11レベルから分岐するradiculomedullary動脈から還流されている(黄矢印)

広く受け入れられるように,その情報がもたらす有用性が徐々にではあるが明らかになりつつある.具体的には術前にAdamkiewicz動脈を同定できた場合に術式決定に重要な判断材料となり,その術式が従来法より脊髄合併症を低減できることである.また,ステントグラフト治療でもAdamkiewicz動脈分岐肋間動脈を閉塞することでMEP(motion evoked potential,運動誘発電位)が低下することや脊髄虚血を生じる場合があることが明らかとなっている[4].一方,Adamkiewicz動脈を描出するのみではなく,関与する側副血行路を明瞭に描出することが脊髄合併症を低減するうえで重

要との考えもある．画像診断が直接患者さんの予後を左右するといっても過言ではなく，術前の重要な判断材料を提供していることに留意し，より詳細／明確な医用画像を提供してゆく必要がある．

参考文献

1) Kawaharada N, et al. : Thoracoabdominal or descending aortic aneurysm repair after preoperative demonstration of the Adamkiewicz artery by magnetic resonance angiography. Eur J Cardiothorac Surg 21 : 970-974, 2002
2) Yoshioka K, et al. : MR angiography and CT angiography of the artery of Adamkiewicz : noninvasive preoperative assessment of thoracoabdominal aortic aneurysm. Radiographics 23 : 1215-1225, 2003
3) Hyodoh H, et al. : Usefulness of preoperative detection of artery of Adamkiewicz with dynamic contrast-enhanced MR angiography. Radiology 236 : 1004-1009, 2005
4) Kawaharada N, et al. : Spinal cord ischemia after elective endovascular stent-graft repair of the thoracic aorta. Eur J Cardiothorac Surg 31 : 998-1003, 2007
5) Hyodoh H, et al. : Double-subtraction maximum intensity projection MR angiography for detecting the artery of Adamkiewicz and differentiating it from the drainage vein. J Magn Reson Imaging 26 : 359-365, 2007

第2章 造影MRA

3 骨盤・下肢領域

林 宏光

　Gd（ガドリニウム）造影剤による血液のT1短縮効果を利用し，そのファーストパスのタイミングに合わせて三次元画像データを収集する造影MRA（MR angiography）の登場により，MRAの可能性は飛躍的に向上した．さらに1回の造影剤投与下でMR検査寝台を連続的に移動させて広範囲の動脈像を得るテーブル移動式MRAが可能になったことで，造影MRAは骨盤・下肢閉塞性動脈硬化症のスクリーニングから確定診断までに利用できる非侵襲的診断法として，その臨床的有用性が確立されつつある．

　本項では，閉塞性動脈硬化症の基礎と臨床，画像診断のエビデンス，テーブル移動式MRAを中心とした骨盤・下肢閉塞性動脈硬化症に対する造影MRAの実際とその診断能，血管内・外科治療における造影MRAの役割，CTA（CT angiography）と比較した際の造影MRAの臨床的特徴に分け，臨床例を提示して概説する．

1 はじめに

　近年のMRI装置ならびに技術の進歩にはめざましいものがあり，短時間で鮮明なMRAが得られるようになった．MRAを得るための手法は，大きく造影剤を用いない非造影MRAと，造影剤を使用する造影MRAに大別される．

　Gd製剤を用いた造影MRAは，Gd造影剤による血液のT1短縮効果を利用し，そのファーストパスのタイミングに合わせて三次元画像データを収集することで，血管内腔を高信号に描出するものである[1]．TOF（Time-of-flight）法やPC（phase contrast）法ならびにFBI（fresh blood imaging）法などによる非造影MRAと異なり，動脈の屈曲蛇行などの解剖学的制約や血流速度，飽和効果などに影響されることなく，広範囲の血管を高コントラストで描出することができる．

2 骨盤・下肢領域の造影MRAの適応

　骨盤・下肢領域の造影MRAの適応となる疾患としては，急性動脈血栓塞栓症，閉塞性動脈硬化症，閉塞性血栓血管炎，高安動脈炎，静脈血栓症などの閉塞・狭窄病変，ならびに動脈瘤をはじめとする拡張病変，さらに医原性を含む動静脈瘻，動静脈奇形，血管腫などが挙げられる．これらのなかで，最も臨床的に重要で検査頻度の高い疾患が閉塞性動脈硬化症である．

　閉塞性動脈硬化症とは，主に四肢の主幹動脈に粥状硬化性変化をきたし，狭窄ある

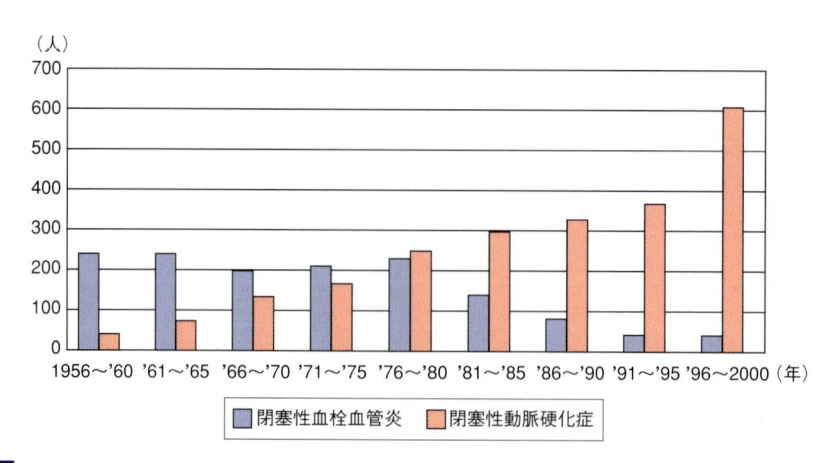

図1 慢性動脈閉塞症患者数の推移
以前は閉塞性血栓血管炎の患者数が多かったが，近年では圧倒的に閉塞性動脈硬化症の患者数が多いことがわかる（文献2をもとに著者改変）

いは閉塞を生じて末梢側にさまざまな程度の虚血性病変を呈する疾患であり，近年の食生活の欧米化と平均寿命の延長に伴い，日本でも増加傾向の著しい疾患である（図1）．かつてわが国では，慢性動脈閉塞性疾患としては閉塞性血栓血管炎（thromboangitis obliterans：TAO）の頻度が高く，これと区別するうえから閉塞性動脈硬化症をarteriosclerosis obliterans（ASO）と訳してきたが，現在では末梢動脈閉塞症の95％以上が閉塞性動脈硬化症によるものとなり，また欧米との統一を図るうえからもperipheral arterial disease（PAD）と訳されるようになった．日本における閉塞性動脈硬化症の発生頻度を人口比から検討した報告は認められないが，有症候例で30～40万人，無症候例も加えると50～70万人に及ぶと考えられている[2]．

3 閉塞性動脈硬化症の診断

閉塞性動脈硬化症の診断は，自覚症状や他覚症状に加え，機能的診断と解剖学的診断によりなされる．本症の自覚症状として代表的なものに間歇性跛行がある．間歇性跛行とは下肢の疼痛により生ずる歩行障害であり，動脈閉塞（狭窄）による血流障害により生ずる虚血性疼痛である．本疼痛は一定の運動量で引き起こされて再現可能であり，安静により数分以内で緩和する特徴をもつ．虚血肢の臨床症状分類としてはFontaine分類が多用される．FontaineⅠ度は症状なし，Ⅱ度は間歇性跛行，Ⅲ度は安静時疼痛，Ⅳ度は壊疽，阻血性潰瘍を指し，間歇性跛行例は全体の70～80％を占める．

機能的診断は血行力学的診断と同義であり，上肢収縮期血圧に対する足部動脈の比である足関節・上腕動脈比（ankle brachial pressure index：ABI）が多用される．ABIが0.9未満の場合，95％の感度で狭窄病変を診断できるとされるが，糖尿病などで動脈壁に石灰化が存在する場合などには，この数字があてにならないことも多い．ABI以外には指尖容積脈波，流速波形，近赤外線分光法，経皮的組織酸素分圧，サー

モグラフィなどが用いられる．

　解剖学的診断とは画像診断のことであり，超音波検査，MRI（MRA），CT（CTA），核医学検査，血管造影（血管内超音波，血管内視鏡）などが用いられる．これまで血管造影は閉塞性動脈硬化症の診断のgold standardとされてきたが，近年の非・低侵襲的診断法の進歩はめざましく，血管造影を凌駕する部分も明らかにされつつある．

4 閉塞性動脈硬化症の画像診断におけるエビデンス

　近年，閉塞性動脈硬化症の診断・治療指針に関する多くのエビデンスが報告されている．このなかで重要なものとしてはTASC（Transatlantic Inter-Society consensus）/TASC IIのmanagement of PAD[3]と，ACC/AHA guidelines for the management of patients with PAD[4]と思われる．これらのなかに記載されているMRAに関する画像診断のエビデンスを列記する．なおClass Iとはエビデンス，施行された処置・治療法が，有益，有用および効果的という全体の合意がある，Class IIa：エビデンス/見解の重要性は，有用性/有効性を支持，Class IIb：有用性/有効性は，エビデンス/見解により十分証明されていない，Class III：エビデンス，施行された処置・治療法が，有用/効果的でなく，一部では有害となる可能性の全体的な合意がある，を指し，またLevel of EvidenceのAは複数の無作為化試験あるいはメタ解析，B：単一の無作為化試験あるいは複数の非無作為化試験，C：専門家の見解の一致，症例研究，医療標準，を意味する．

　MRAに関するエビデンスとしてはClass I，Level of Evidence：Aに，PADの位置や狭窄程度の診断に有用，PADのMRAは造影すべきである，IVR（interventional radiology）の適応の判断に有用，が挙げられている．またClass IIb，Level of Evidence：Bに，手術適応や術式の判断に用いてもよい，血行再建後の評価に検討してもよい，が挙げられている．このエビデンスはこれらの論文がまとめられるまでに報告された論文に基づいて検討されているため，MRAの現状の能力を反映していないと思われる節もあるが，おおむねPADに対するMRAを施行する根拠となりうるものと考えられる．

5 骨盤・下肢領域の造影MRAの実際：テーブル移動式MRAを中心に

　造影MRAを行うにあたり重要なこととしては，**撮像条件，造影剤の注入速度，造影剤量，撮像タイミングの決定**などが挙げられる．

1 撮像条件

　撮像条件としては撮像時間が短くてすむ三次元高速gradient echo法が用いられ，原則としてTR（repetition time），TE（echo time）は可能な範囲で最短となる値を選択す

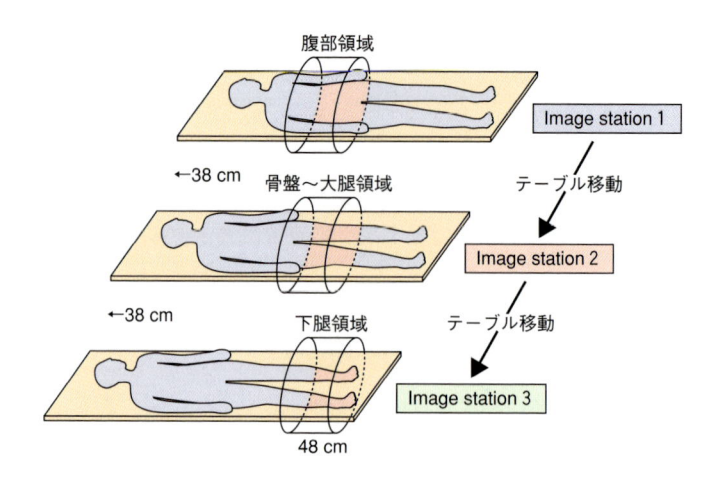

図2 テーブル移動式MRAの実際 ①
腹部から下腿部にかけてMR検査寝台を順次移動させてデータ収集を行う

る．小動脈の描出を向上したりsubtractionの際のmisregistration artifactを軽減する目的で，脂肪抑制を行う場合もある．しかし脂肪抑制することで撮像時間が延長する場合があり，得られる画質と撮像時間との兼ね合いで決定することが多い．また最近ではparallel imagingを用いて高速撮像を行うこともある．これは位相エンコードステップを間引くことで撮像時間を短縮する手法であり，折り返しアーチファクトを生じた画像を複数のコイルエレメントの信号差を利用して展開することで，折り返しアーチファクトのない画像を得ることができる．また骨盤・下肢動脈MRA専用のphased array coilなどを用いることで，高い血管信号を得ることも可能になっている．

　一般に躯幹部の造影MRAでは1回に撮像できる範囲が体軸方向に約40 cmと限られているため，閉塞性動脈硬化症のように骨盤から下肢までを撮像するためには，複数回の撮像とテーブル移動とをくり返す必要があった．しかし一度投与された造影剤は血管系のみならず臓器の信号上昇をもたらすため，以前に投与した造影剤の影響を排除して純粋な動脈像を得ることは，しばしば困難である．このような問題を解決したのが，一度の造影剤投与下で検査寝台を連続的に移動させて広範囲の動脈像を得ることが可能なテーブル移動式MRAである[5, 6]（図2，3）．現在，ハードならびにソフトウェアも改良され，骨盤から下肢までの一期的撮影を必要とする閉塞性動脈硬化症の診断に大変貢献している．以下，テーブル移動式MRAにおける造影剤の注入速度，造影剤量，ならびに撮像タイミングの決定を中心に記載する．

2　造影剤の注入速度

　造影剤の注入速度に関してはさまざまな検討がなされているが，造影剤を0.3～0.5 mL/秒程度の低速で持続的に注入する方法と，1～2 mL/秒程度の比較的高速で注入

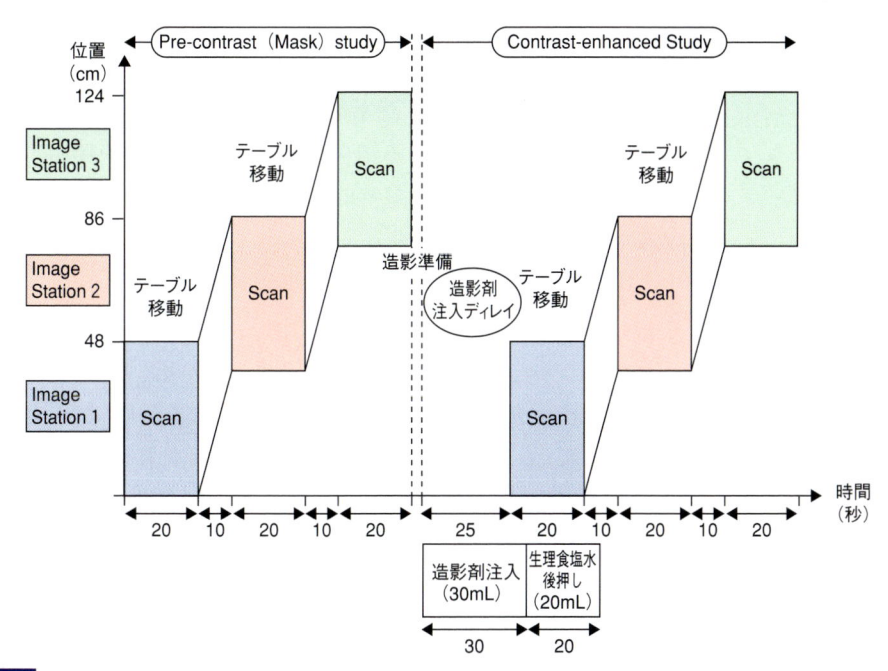

図3 テーブル移動式MRAの実際②
造影剤投与前に3部位のデータ収集を行い（pre-contrast study），その後，Gd造影剤を投与しつつ同様に3部位のデータ収集を行う（contrast-enhanced study）．その後，造影剤投与後の画像から造影剤投与前の画像をsubtractionし，高コントラストの動脈像を得る

する手法に大別できる．おのおのの手法には長・短所があるため，使用装置や撮像条件などを勘案して決定する必要がある．

3 造影剤の投与量

造影剤投与量については，これまで日本では最大20 mLまでのMR造影剤しか使用できなかった．またMR造影剤の添付文書に沿うと，腎臓を除く躯幹部・四肢の造影検査においては0.2 mL/kgしか投与できなかった．このため20 mLの投与量は50 kgの症例においては0.2 mmol/kg（0.4 mL/kg）に相当するものの，これ以上の体重例では0.1 mmol/kg～0.2 mmol/kgと相対的に投与造影剤量が減少し，撮像時間内の動脈の造影効果を十分に保つことがしばしば困難であった．ところが2007年にGd造影剤であるGd-DTPAを用いて腹部から下肢までの連続した血管撮影を行う場合に，0.4 mL/kgまでの造影剤を投与することが承認された．健常人ならびに閉塞性動脈硬化症例に対し0.1 mmol/kgと0.2 mmol/kgのGd-DTPAを交叉投与し動脈の描出能について検討した結果，特に下腿部において0.2 mmol/kg投与群で有意に優れていると報告されている[7]．下腿部の末梢動脈がどれだけ良好に描出できるかは，閉塞性動脈硬化症の診断においては大変重要であり，この点で0.2 mmol/kg造影剤を使用したテーブル移動式MRAは有用と考えられる．

一方，腎機能不全症例に対するGd造影剤投与後に発症する腎性全身性線維症

(nephrogenic systemic fibrosis：NSF）が報告され，大変話題となっている（**p202参照**）．詳細は別項に譲るが，**閉塞性動脈硬化症例のなかには並存する腎動脈狭窄により腎機能が障害されている場合もあり，Gd造影剤を使用する前には必ず腎機能を評価し，重度の腎機能障害例に対するGd造影剤の投与は，きわめて慎重を期すべきである．**

4 撮像タイミングの決定

撮像タイミングの決定法にはさまざまな方式が提案されているが，test injection法，bolus triggering法，fluoro-triggering法に大別することができる．test injection法は，はじめに少量（1〜2 mL）の造影剤を投与して撮像領域への造影剤の到達時間を確認し，この結果に基づき本スキャンのタイミングを決定する方法である．bolus triggering法では撮像領域の血管に関心領域（region of interest：ROI）を設定して造影剤の到達を持続的にモニターしておき，ある閾値を超えた際に自動的あるいは目視確認により撮像を開始する方法である．fluoro-triggering法は，目的とする血管の信号変化をリアルタイムに観察し，十分な信号上昇が得られたことを確認して撮像を開始する手法である．いずれにしても，心拍出量，循環血液量，病変の程度や血管壁性状には個人差があり，撮像開始時間を固定法としたり経験則に基づいて行うよりは，何らかの決定法を用いる方が，安全で確実と思われる．

またテーブル移動式MRAを用いて複数回に分けて長区域の撮像を行う場合には，末梢側の動脈コントラストができるだけ向上するようにデータ収集することが望まれる．データ収集の際のk-space sampling法にはsequential (liner) 法，centric ordering法，elliptical centric ordering法などがある（**p68参照**）．centric ordering法やelliptical centric ordering法では，画像コントラストを決定するk-spaceの中心部分の低周波成分を撮像時間の初期に取得するため，高い動脈コントラストのMRAを得ることが可能である．したがって末梢側の撮像においてはcentric ordering法やelliptical centric ordering法を用いてデータ収集することが望ましい．

> **memo**
>
> ■ **centric，elliptical centric ordering法**
> MRIではk-spaceの中心部分が主に画像コントラストを決定し，外側部分は輪郭形成に寄与する．centric ordering法ではk-spaceの中心部分から，またelliptical centric ordering法ではk-spaceの中心から渦巻状にデータを収集するため，高い動脈コントラストのMRAを得ることができる．

6 閉塞性動脈硬化症に対する診断能

1 テーブル移動式MRAの診断能

血管造影と比較した骨盤・下肢領域の閉塞性動脈硬化症に対するテーブル移動式

第2章 造影MRA　3●骨盤・下肢領域

A) IADSA

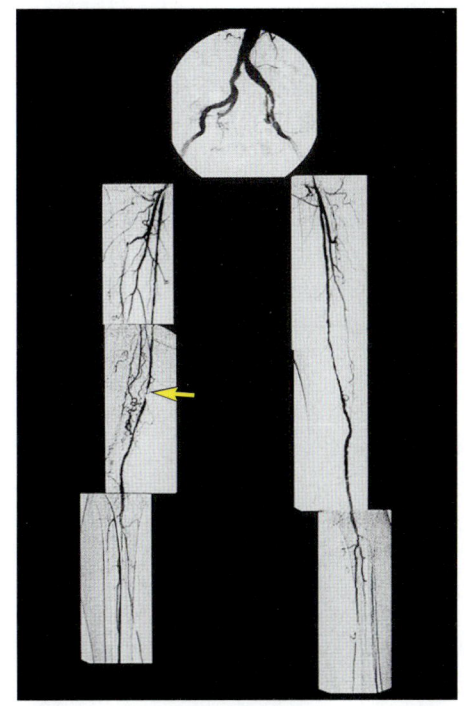

B) テーブル移動式MRA

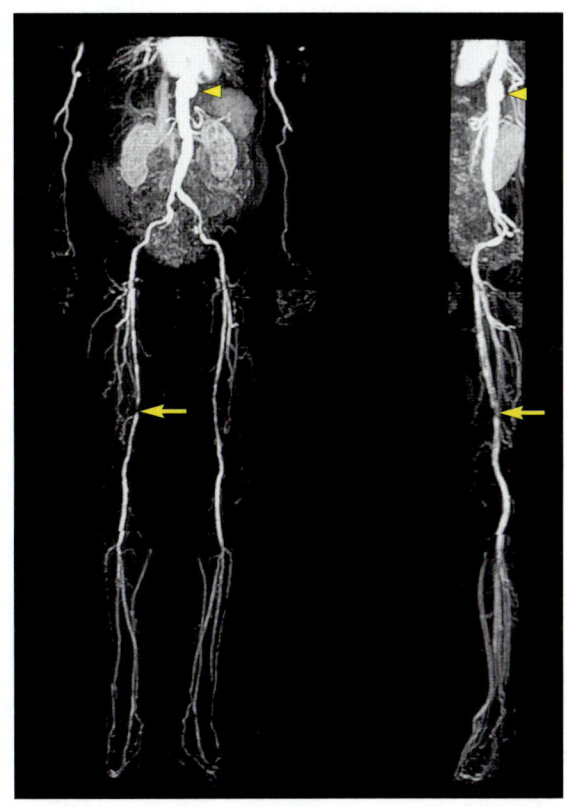

図4 70歳代，男性．右足の間歇性跛行を主訴に来院．テーブル移動式MRAならびに確認のために施行したIADSAにて，右浅大腿動脈に高度狭窄を認める（矢印）．テーブル移動式MRAでは撮像範囲が広いため，横隔膜レベルの大動脈瘤も指摘できる（矢頭）

MRAの診断能については，撮影方法，使用機種，コイルの違い，parallel imaging technique併用の有無などにより異なるものの，感度81〜95％，特異度90〜97％，と報告され，臨床的に満足できる範囲にあると考えられる（**図4，5**）．

2　3T MRAの診断能

日本においても3T MRの全身への適応が認可され，骨盤・下肢領域のMRAにおいてもその有用性が期待されている．しかしこれまでの報告によると，下腿部動脈硬化病変の評価において，DSAと比較した1.5T MRAと3T MRAの感度はそれぞれ79％，82％，特異度87％，87％，陽性的中率74％，71％，陰性的中率90％，93％であり，信号対雑音比は3T装置で有意に優れていたものの，画質，診断の満足度，動脈解剖の描出度，motion artifact，静脈のoverlapに関しては，両者間で有意差は認められなかったとしている[8]．1.5T装置においても臨床的に満足しうるMRAが得られるものとは思われるが，この先，複数の表面コイルによるデータ収集やparallel imaging

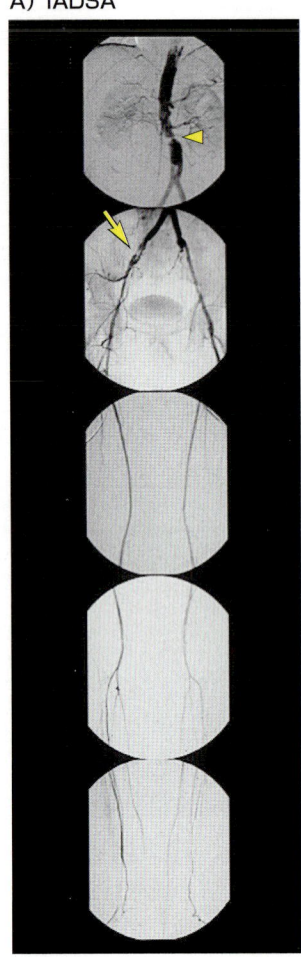

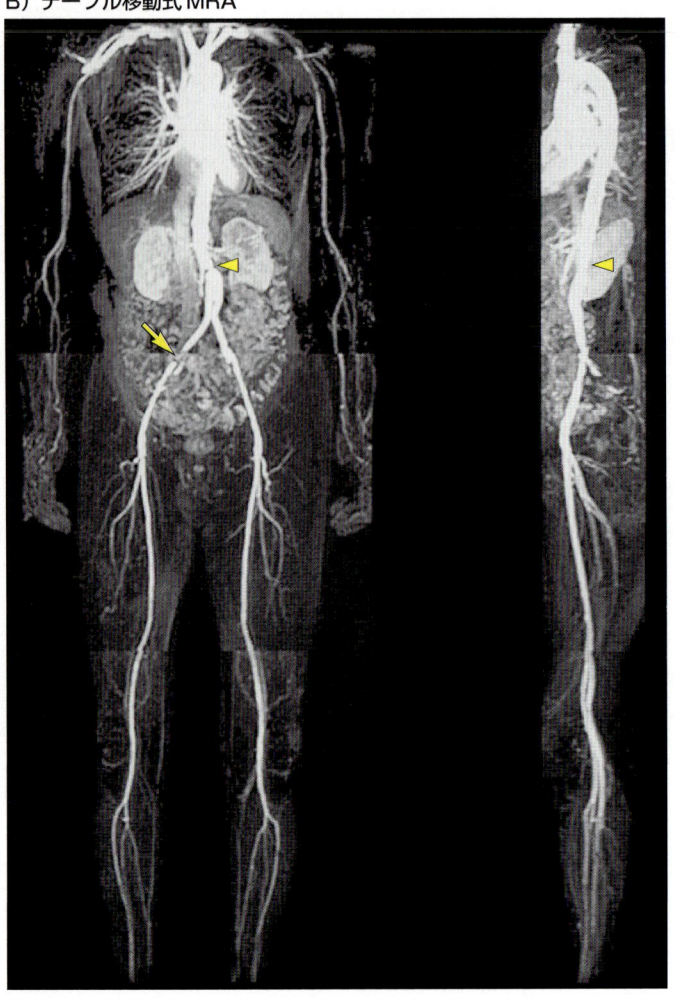

図5 70歳代，男性．右足の間歇性跛行を主訴に来院．腹部大動脈瘤置換術の既往を有する．テーブル移動式MRAならびに確認のために施行したIADSAにて，右外腸骨動脈に高度狭窄を認める（矢印）．以前に手術した腹部大動脈近位側吻合部にも狭窄を認める（矢頭）

techniqueの併用が可能になることで，3T装置では，短時間でより高分解能なMRAが取得できるようになるものと期待される．

7 血管内・外科治療に対する治療支援画像としての造影MRAの役割

骨盤・下肢閉塞性動脈硬化症の血管内・外科治療に対する治療支援画像として造影MRAは大変期待されているが，どのような情報提供が可能か要約すると，治療前では，①狭窄・閉塞病変の位置と範囲の同定，②狭窄形態と狭窄率の判断，③狭窄部前後の血管走行と血管壁性状の評価，④多発合併病変の診断，⑤側副路の有無と病変部

末梢側のrun-offの評価，などに関する情報提供が可能であり，血管内あるいは外科治療のストラテジー決定に有用と思われる．また治療後では，①治療効果の判定〔PTA（percutaneous transluminal angioplasty，経皮的血管形成術）施行例：拡張程度の評価，atherectomy施行例：残存狭窄の程度，ステント留置例：ステント開存性の評価，bypass-graft施行例：グラフト開存性の評価〕，②多発合併病変の診断，③新たな病変の検索，などを低侵襲的に知ることができ，治療後の外来での経過観察に有用と考えられる．

8 CTAと比較した際の造影MRAの臨床的特徴

MRAを撮像するのに現在臨床で問題となっている医療X線被曝を伴うことが全くないことはいうまでもないが，三次元画像再構成の際に骨除去の必要がないため短時間で血管像を得ることが可能であり，また狭窄病変に伴うことの多い石灰化の影響を受けないため，明瞭に血流腔を評価することができる．またGd造影剤はヨード造影剤に比較して安全性が高いと考えられるが，NSFの問題もあり重症の腎機能障害例に対するGd造影剤の投与は，きわめて慎重に行う必要がある．一方，CTAに比較してMRAでは検査時間が長く，患者モニターにも制約があることから，緊急検査への対応が限定される場合がある．石灰化病変が指摘できないことはときに欠点ともなり，血管内・外科治療前に石灰化病変の評価を目的にCTAを行う場合もある．またステント留置後ではその材質により内腔情報が得られない場合があり，注意を要する（図6）．閉塞性動脈硬化症の診断におけるCTAとMRAの診断能は，ほぼ同等と考えられている．

9 おわりに

骨盤・下肢閉塞性動脈硬化症の診断において，テーブル移動式MRAをはじめとするMRAは，スクリーニングから確定診断までに利用できる非侵襲的診断法である．使用装置の特徴を理解し，撮像条件，造影剤の注入速度や造影剤量，撮像タイミングの決定などに注意を払うことで，本症の診断の第1選択となりえるものと考えられる．

参考文献

1) Prince MR, et al. : Breath-hold gadolinium-enhanced MR angiography of the abdominal aorta and its branches. Radiology 197 : 785-792, 1995
2) 重松 宏：日本人における閉塞性動脈硬化症. Vascular Lab 2 : 390-394, 2005
3) Norgen L, et al. : Inter-society consensus for the management of Peripheral arterial Disease (TASC II). Eur J Vasc Endovasc Surg 33 : S1-S75, 2007
4) Hirsch AT, et al. : ACC/AHA 2005 guidelines for the management of patients with peripheral arterial disease (lower extremity, renal, mesenteric, and abdominal aortic). J Am Coll Cardiol

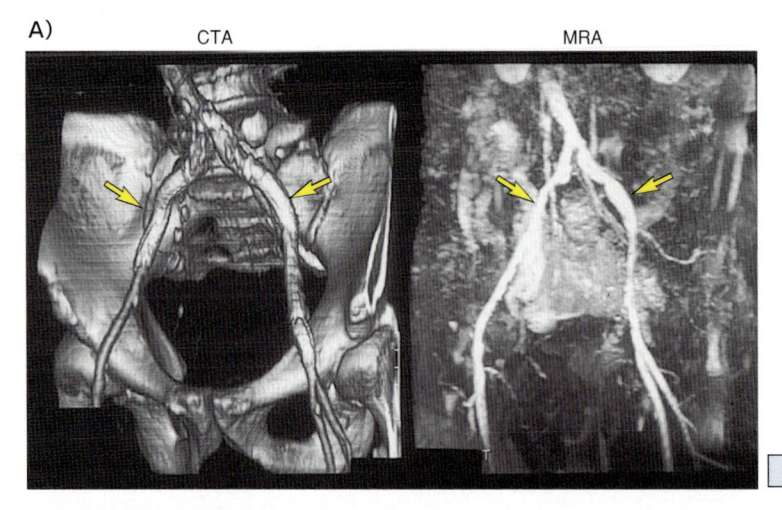

図6　造影MRAとCTAによるステント留置後の評価
A）は60歳代，男性のStrecker stent留置後例であるが，volume rendering法によるCTAではステント留置部（矢印）の内腔評価が困難であるのに対し，MRAでは明瞭に内腔を表示することができる（矢印）．一方，B）は60歳代，男性のPalmaz stent留置後例であるが，IADSAでは両側総腸骨動脈のステント留置部に明らかな異常は認めないが（矢印），MRAではステント留置部は無信号となり全く評価しえない（矢印）

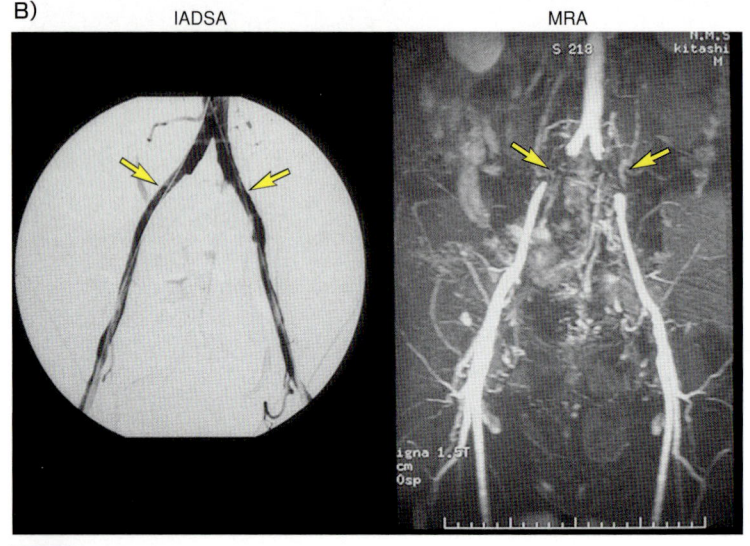

47：1239-1312, 2006
5）Ho K, et al.：Peripheral vascular tree stenosis：evaluation with moving-bed infusion-tracking MR angiography. Radiology 206：683-692, 1998
6）Meaney JF, et al.：Stepping-table gadolinium-enhanced digital subtraction MR angiography of the aorta and lower extremity arteries：preliminary experience. Radiology 211：59-67, 1999
7）Hayashi H, et al.：Arterial visualization by contrast-enhanced moving-table MR angiography：crossover comparison of 0.1 and 0.2mmol/kg doses of meglumine gadopentetate in normal volunteers. JMRI (in press)
8）Diehm N, et al.：Magnetic resonance angiography in infrapopliteal arterial disease：prospective comparison of 1.5 and 3 tesla magnetic resonance imaging. Invest Radiol 42：467-476, 2007

第2章 造影MRA

4 下肢静脈

星 俊子

1 はじめに

　下肢動脈疾患に対するMRA（MR angiography）は現在広く行われている検査法であるが，下肢静脈疾患に対する下肢MR venographyはあまり普及していない．下肢静脈の画像診断が必要とされる場面が少ないこともあるが，その撮像法や評価について十分に理解されていないのも一因であろう．下肢静脈は下肢動脈とは血流方向が異なるだけでなく，血流速度も疾患も異なることから，撮像法や診断法が異なっている．本項では，下肢MR venographyの検査目的およびほかの検査法との比較，造影MR venographyの撮像法と診断法について述べていく．

2 MR venographyの検査目的

　下肢静脈疾患には種々あるが，頻度が最も高いのは下肢静脈瘤である．下肢静脈瘤症例のなかで非常にうっ滞の強い症例や難治性潰瘍を認める症例では，二次性静脈瘤を疑い深部静脈の開存の有無を調べる必要が生じる．しかし，このような症例は下肢静脈瘤患者のごく一部であり，下肢静脈瘤で血管エコー以外の画像診断が診療に必要になる場合は少ない．

　下肢静脈の画像診断が必要になる症例の大部分は深部静脈血栓症であり，MR venographyでの診断が要求されるのも，静脈血栓の有無についてである．そのほか，少数例で，下肢の血管奇形について検査の必要が生じる．

　したがって本項では，主に静脈血栓の診断を目的としたMR venographyについて述べる．

> **memo**
>
> **■ 一次性静脈瘤と二次性静脈瘤**
> 多くの下肢静脈瘤は一次性静脈瘤であるが，まれに深部静脈血栓症に続発して静脈瘤を形成する場合（二次性静脈瘤）や先天性の静脈形成異常による静脈瘤がみられる．治療法が異なるため，一次性静脈瘤か否かは鑑別する必要がある．

3 他の診断法の特徴とMR venographyとの比較

　下肢静脈の画像診断には，MR venographyのほかには，静脈造影，CT venography，血管エコーがある．

1 静脈造影

　静脈造影は，古くから行われてきた検査で下肢静脈画像診断のゴールド・スタンダードとされてきたが，高侵襲のために現在では行われることが少なくなっている．ヨード造影剤を使用するため造影剤過敏症や腎毒性などの副作用の可能性があり，被曝は不可避である．下肢腫脹のある患者さんでは，足背の静脈から穿刺することが手技的に困難なこともあり，場合によっては静脈炎の誘因になりかねない．また，血栓は造影欠損として認識されるため，静脈に造影剤が流入しない場合は血栓の存在を判断しにくい．特に下腿部の筋静脈の血栓の診断率は高くない[1]．

2 CT venography

　CT venographyは，近年のMDCT (multi-detector row CT) 普及とともに行われるようになった検査法である．肺血栓塞栓症患者では，肺動脈の血栓検索に引き続き1回の検査で下肢静脈の血栓の有無を確認できるので検査時間・費用の節約となる．静脈が十分に造影されていれば，血栓は非造影構造として描出されるので診断は容易である．また，静脈内だけでなく，静脈を圧排・閉塞する腫瘤など周囲病変の診断も可能である．一方，ヨード造影剤の投与と被曝が不可避であるのは静脈造影同様の短所である．上肢の静脈から全身性に造影剤を投与し平衡相で撮影をするので，動脈もともに造影され，静脈のみを画像化するということはできない．周囲臓器と静脈のコントラストはMRIより低いし，被曝の観点から単純CTを撮影するのは実用的でないのでsubtraction画像の作成は困難で，静脈をMIP像として描出することは困難である．そのため，特に下腿部では静脈の断層解剖を理解していないと静脈自体の同定ができず，診断が難しい．また，下腿部の筋静脈については，造影が確認できない場合，血栓があるのか造影不十分なのか診断に迷うことがある．これまでの報告では下腿部の静脈血栓の診断能については十分な評価が行われていない．さらに，新鮮な血栓はやや高吸収値を示すため造影平衡相の静脈内腔とコントラストがつかないためにわかりにくいこともある．

3 血管エコー

　血管エコーは無侵襲で手軽にできるのが最大の利点である．静脈疾患に重要な逆流などの血流評価ができる点はほかの検査法より優れている．器質化血栓については血管エコーでしか診断ができない場合が多い．ただし，診断は検査者の熟練度に左右されること，骨盤部の静脈は評価困難な場合があるなどの欠点がある．

4 MR venography

　これらの検査法に比べてMR venographyの利点は，術者間の差がなく再現性に優れ，骨盤部から下腿部までの全長で血栓評価ができることである（表）．画像の後処理でさまざまな方向からのMIP像を作成できるので，血管の位置関係や連続性もわ

かりやすい．また，ヨード造影剤使用や被曝に伴うリスクがない．腎性全身性線維症（nephrogenic systemic fibrosis：NSF）のリスクが高いとされる腎機能低下例ではGd（ガドリニウム）造影剤を使用することはできないが，別項で述べる非造影MR venographyを用いる方法もある（p150参照）．一方欠点としては，血管エコーに比べると検査の手軽さには欠け，逆流など血流の評価もできない．また，撮像法は使用装置によって異なり，検査の最適化に手間がかかるのみならず，使用する撮像法によって血栓の所見は異なるので評価にも撮像法の理解が必要で，診断はCTより煩雑である．MRI検査の禁忌患者は検査できないという制限もある．

表　MR venographyの利点

- 術者間の差がなく再現性に優れる
- 骨盤部から下腿部までの全長で血栓評価ができる
- 画像の後処理でさまざまな方向からのMIP像を作成できるので，血管の位置関係や連続性がわかりやすい
- ヨード造影剤使用や被曝に伴うリスクがない
- 腎機能低下例では非造影MR venographyを用いることができる

4　造影MR venographyの撮像法

　静脈像は造影MRAの遅延相（平衡相）を撮像することで得られる．造影MRAは動脈の評価には確立された検査方法として普及しているので，同様の撮像法で遅延相を追加撮像すればよい．動静脈を分離して評価するためには，動脈のみが造影される早期相と動静脈が造影される遅延相をダイナミック撮像することが望ましい．検査時の体位は，**下腿部（ふくらはぎ）を圧迫するとヒラメ静脈の造影が不良になるので注意が必要**である．

　Fraserら[2]は，造影MR venographyで骨盤・大腿部の静脈血栓診断を行っている．上肢静脈から造影剤注入後，3D gradient echoシーケンスで30秒ごとに8回撮像をくり返す．double-subtraction法を用いて，平衡相の画像からバックグラウンドと動脈相をsubtractionして静脈のMIP像を作成している．また，筆者ら[3]は，造影MR venographyの下腿部静脈検査の有用性を報告した．平衡相から造影前のバックグラウンドをsubtractionしてMIP像を作成し，動脈相MIP像と比べて静脈を評価している（図1）．この方法で，筋静脈も含めて良好な描出が得られる．

　造影剤を用いた方法には，下腿部駆血下で足背部の静脈から希釈したGd造影剤を直接注入するという上行性静脈造影と同じ手法の造影MR venographyも報告されている[4]．この方法は，静脈のみの造影像が得られるし，深部静脈の描出は良好だが，

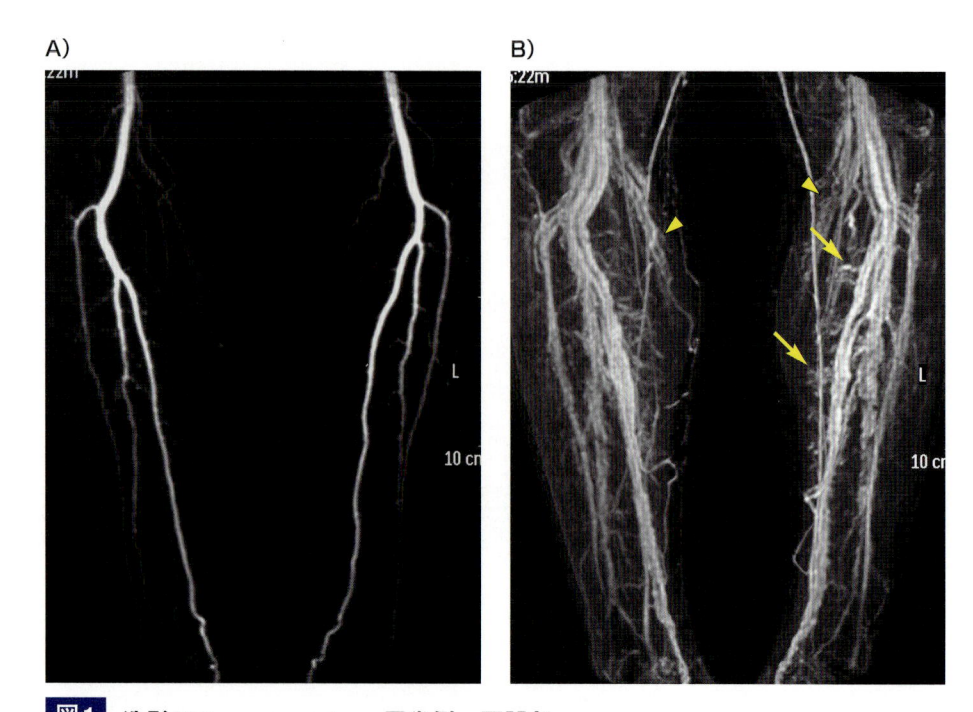

図1 造影 MR venography　正常例，下腿部
A）早期相 MIP像．動脈のみ描出されている．B）遅延相（平衡相）MIP像．動静脈の両方が描出されている．筋静脈〔ヒラメ静脈（矢印），腓腹静脈（矢頭）〕の描出も良好．A・B両方の画像を見比べれば，静脈の評価は可能

筋静脈の描出は不十分である点は静脈造影と同様である．また，急性期深部静脈血栓症では腫脹した足背の静脈に穿刺し，薬剤注入しなくてはならない点も上行性静脈造影と同様の難点である．

5　動脈 subtraction の必要性

通常MRAは，造影像からバックグラウンドをsubtractionしてMIP像を作成して評価する．平衡相画像は動静脈の両方が造影されているため，通常の画像処理では動静脈の両方が造影された像が得られる（図2A，C）．動脈疾患の診断のために動脈のMRAを見慣れていると静脈疾患の診断には静脈のみの画像で診断したいと思うであろう．平衡相から動脈相をsubtractionすると静脈のみのMIP像を作成することができる（図2B，D）．Fraserら[2]はこの方法で骨盤部と大腿部の静脈を評価している．ただし，検査中の体動や血管の信号値の不均一がある場合，動脈が均一に消去された画像が得られるとは限らない．また，下肢動静脈は伴走するのでsubtractionのために動脈が抜け像を呈し，細い血管ではかえって静脈血栓がわかりにくくなることがある．動脈subtractionを使用する場合はこの点に注意して読影しなくてはならない．平衡相MIP像と動脈相MIP像を見比べると静脈の評価は十分に可能であり，特に細い血管の評価が必要な下腿部では動脈subtractionは必須ではないと考える．

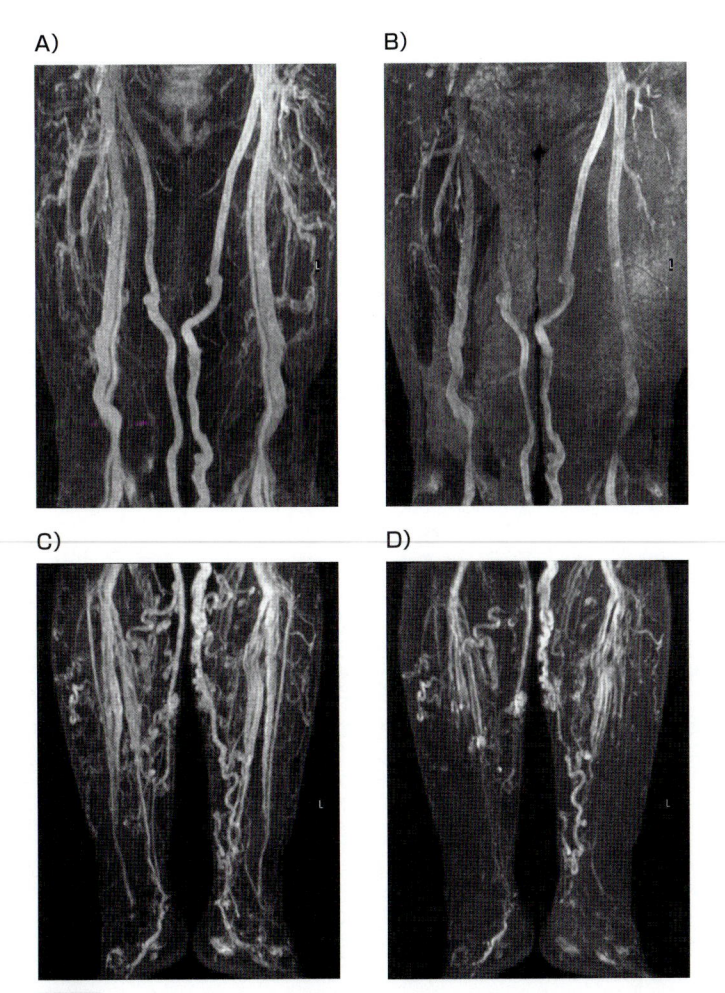

図2 71歳，女性，両側下肢静脈瘤．造影MR venography　MIP像
A) 大腿部，C) 下腿部．動静脈がともに良好に造影されている．B) 大腿部，D) 下腿部．動脈相をsubtractionした像．動脈の多くは消去されているが，静脈の一部も描出不良となっている

6　造影MR venographyの撮像タイミング

　下肢静脈が造影されるタイミングは個人差が大きく，左右でも異なることがある（図3）．骨盤部の静脈から大腿膝窩静脈は，造影剤静注後2～3分後にほぼ造影される．しかし，下腿部の静脈の造影タイミングはばらつきが大きく，特に筋静脈については造影が非常に遅い場合がある．血栓の有無を診断するためには，静脈が十分に造影されるタイミングで撮像する必要がある．

　筆者らは，造影MR venographyを行った66肢の下腿部で，造影剤静注開始30秒後から2分ごとに撮影を行って各静脈の造影タイミングを検討した（図4，5）．造影剤静注後2分30秒で膝窩静脈の94％，下腿深部静脈の77％，ヒラメ静脈の61％が造影されたが，残りの症例では静脈の造影を確認するにはさらに長い遅延時間が必要であ

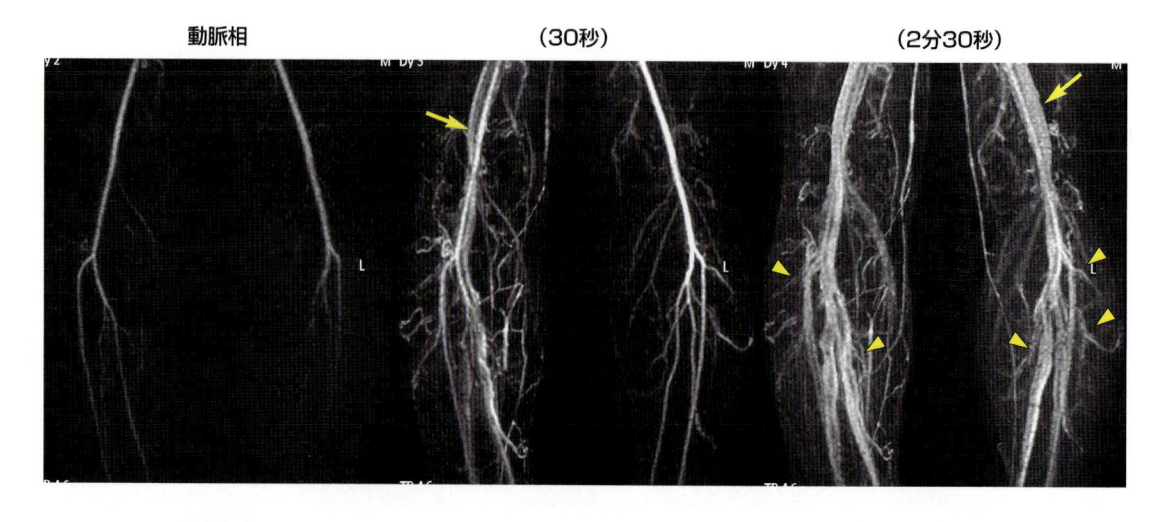

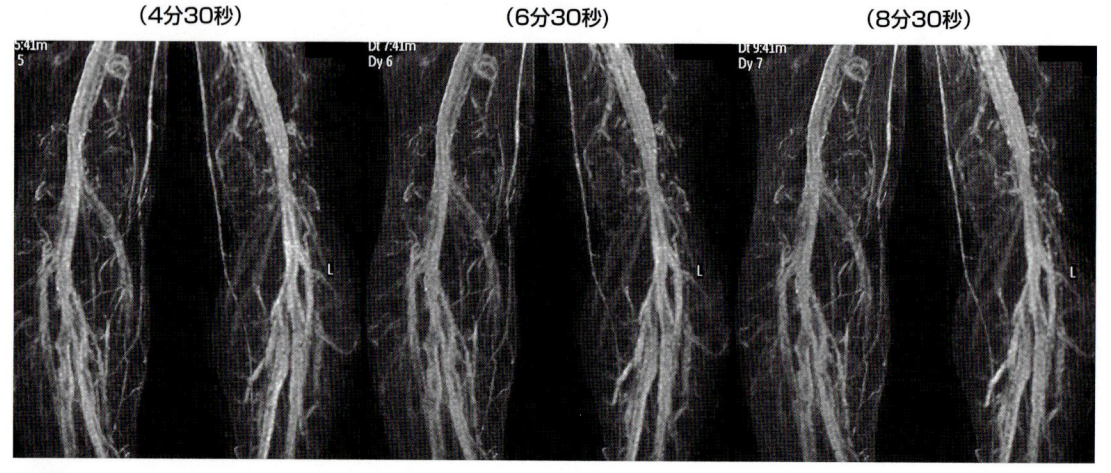

図3 36歳，男性，深部静脈血栓症の既往あり．下腿部MIP像
膝窩静脈（矢印）の描出は右30秒，左2分30秒と左右差がある．ヒラメ静脈（矢頭）の描出は両側2分30秒．動静脈が同程度に造影される平衡相は4分30秒

った．静脈の評価に適すると思われる動静脈が同等に造影される平衡相に至る時間を調べると，2分30秒までに平衡相を呈したのは26％，4分30秒までに平衡相を呈したのは77％であり，残りの約2割の肢ではさらに長い時間を必要とした．

下腿部のヒラメ静脈は血栓の初発部位として重要であるので，静脈血栓検索を目的とする場合，筋静脈まで造影されたタイミングで撮像するのが望ましい．このため，下腿部の静脈評価には遅延時間を4～5分程度とする必要がある．

7 血栓の所見と診断時の注意点

血栓があれば静脈は造影されないので比較的大きな血栓は診断が容易である（図6）．亜急性のmethemoglobinを含む時期の血栓ではT1強調像で高信号を呈するため，造

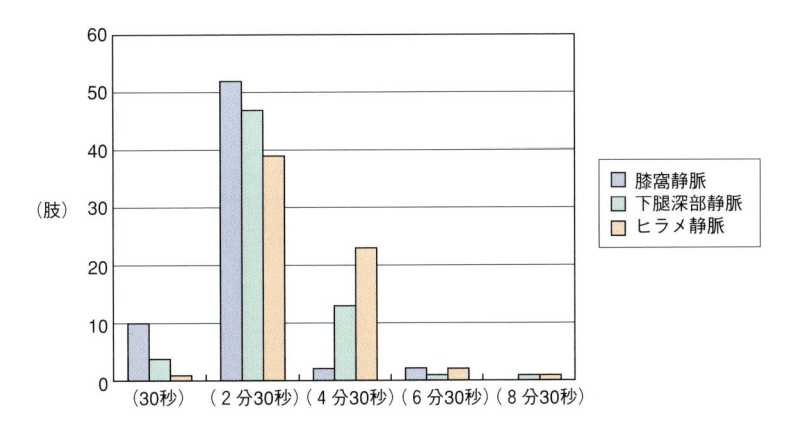

- 2分30秒までに膝窩静脈が造影される割合　　（62/66）94%
- 2分30秒までに下腿深部静脈が造影される割合　（51/66）77%
- 2分30秒までにヒラメ筋静脈が造影される割合　（40/66）61%

図4 下腿部静脈が最初に造影される時相

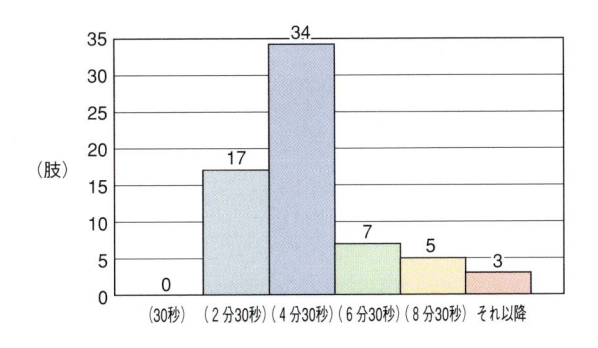

- 2分30秒までに動静脈が同等に造影される割合　（17/66）26%
- 4分30秒までに動静脈が同等に造影される割合　（51/66）77%

図5 下腿部動静脈が同等に造影される時相

影前，元画像の高信号が血栓に気づくきっかけになる（図7）．小さい血栓では造影後のMIP像のみでは造影欠損として視認することは困難である（図8）．**血管の重なりを避けるために多方向からのMIP像の観察は必須だが，加えて，造影前・後の元画像を確認すると小さな血栓を見落とすことが少なくなる．**

8　深部静脈血栓症における造影MR venographyの診断能

　　Fraserら[2]の検討では，骨盤大腿部の深部静脈血栓症における造影MR venographyの診断能を静脈造影と比較して感度，特異度ともにほぼ100%と報告している．筆者ら[3]が下腿部の深部静脈血栓症の診断能を静脈造影と比較して検討したところ，感度100%特異度92%であった．

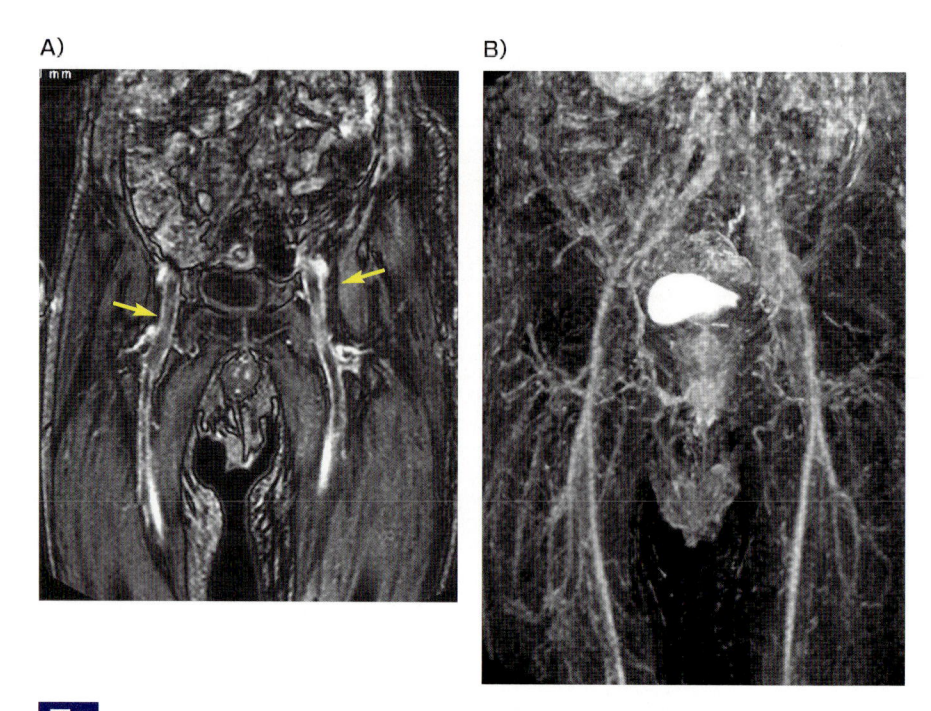

図6 67歳,男性,両側腸骨静脈から大腿静脈の静脈血栓症
A)造影平衡相元画像.両側大腿静脈内に造影されない血栓(矢印)を認める.B)造影平衡相MIP像.動脈は造影されるが,伴走する静脈が描出されない

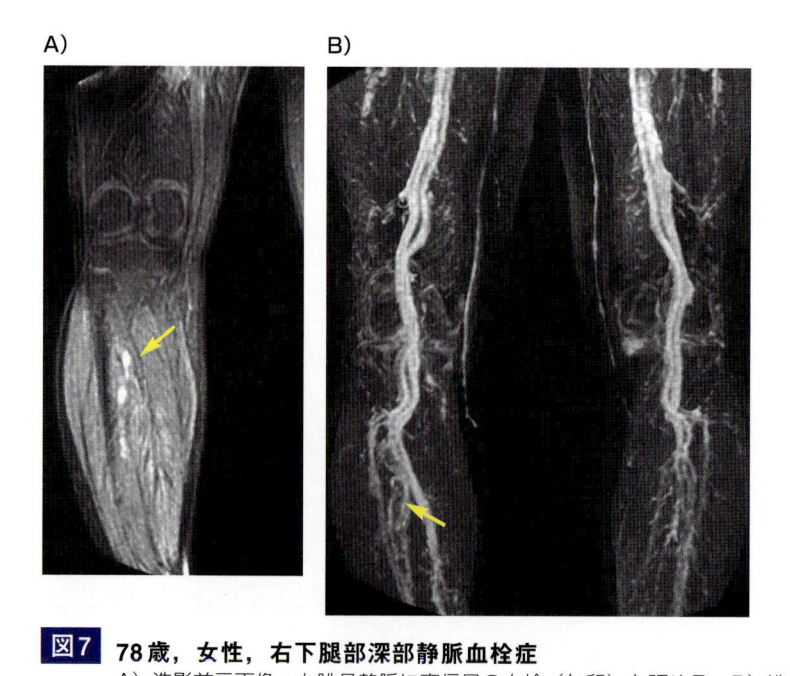

図7 78歳,女性,右下腿部深部静脈血栓症
A)造影前元画像.右腓骨静脈に高信号の血栓(矢印)を認める.B)造影平衡相MIP像.右腓骨静脈の血栓は造影欠損像(矢印)として指摘しうる

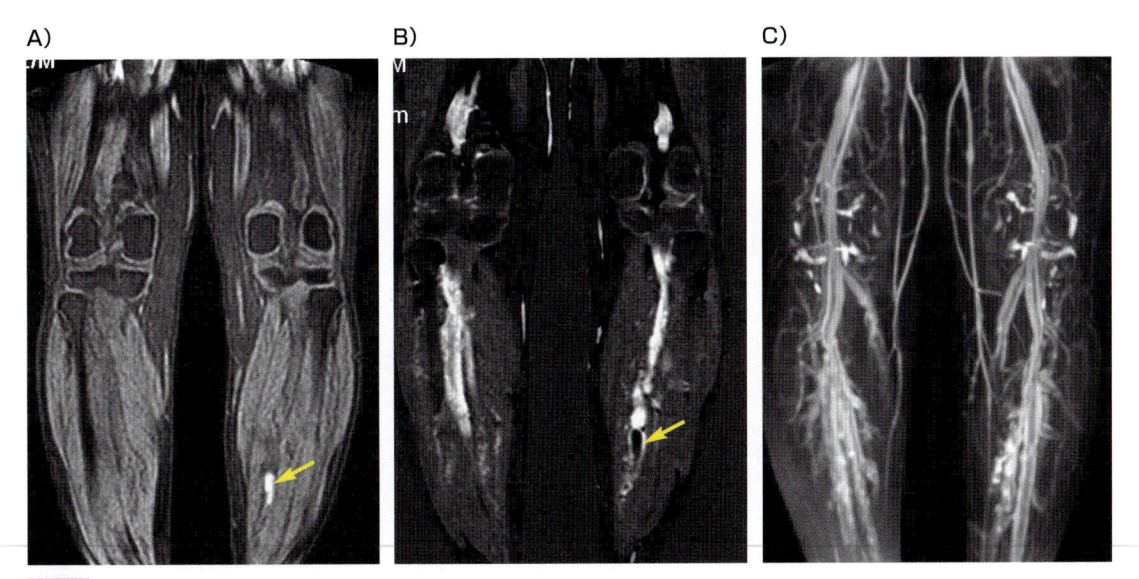

図8 52歳，女性，左ヒラメ静脈血栓症
A）造影前元画像．左ヒラメ静脈内に高信号の血栓（矢印）を認める．B）造影平衡相元画像（subtraction後）．血栓は造影欠損（矢印）として指摘できる．C）造影平衡相MIP像．血栓の指摘は困難

9 まとめ

　造影MR venographyの撮像法には動脈MRAを応用して，遅延相（平衡相）を追加撮像すればよい．血栓は造影されない構造として評価できるので，わかりやすい検査法である．動脈相と平衡相を比較しながら読影するのがコツである．読影の際には，T1強調像で高信号を呈する亜急性の血栓の存在に注意する必要がある．

参考文献

1) DeWeese JA, et al. : Phlebographic patterns of acute deep venous thrombosis of the leg. Surgery 53 : 99-107, 1963
2) Fraser DGW, et al. : Deep venous thrombosis : Diagnosis by using venous enhanced subtracted peak arterial MR venography versus conventional venography. Radiology 226 : 812-820, 2003
3) 星　俊子, 他：下腿静脈のGd-enhnaced subtraction MR venography―静脈の描出能と静脈血栓症への応用―. 日医放会誌 59 : 674-678, 1999
4) Ruehn SG, et al. : Direct contrast-enhanced 3D MR venography. Eur Radiol 11 : 102-112, 2001

第3章
非造影MRA

1　撮像方法の原理と特徴　　114
2　腹部血管分枝　　129
3　下肢動脈　　141
4　下肢静脈　　150
5　Vessel wall imaging　　159

Contrast Enhanced
Magnetic Resonance Angiography

Noncontrast
Magnetic Resonance Angiography

Computed Tomography Angiography

第3章　非造影MRA

1　撮像方法の原理と特徴

宮崎　美津恵

1　はじめに

　非造影MRA (MR angiography) 技術は，MRI装置の開発とともに早い段階（1980年代後半）より，inflow効果を用いたTOF (Time-of-flight) 法や位相情報を使ったPC (phase contrast，または，PS：phase shift) 法が開発され，頭部・頭頸部や四肢血管を中心に広く検査に用いられている．しかしながら，長い撮像時間やアーチファクトの問題，また，'90年代後半に登場した造影MRA技術とともに，必然的に腹胸部・下肢MRAは造影MRAに置き換わり，3D TOFは頭頸部に，PS法は位相情報を反映した機能技術として限定されるようになった．造影MRA技術の発展は，装置性能，特にハードウエアの進歩に伴い，高速グラディエントエコーシーケンスの開発やパラレルイメージングの確立によって，高画質で短時間撮像が可能になりその有用性が確立されるようになった．その一方では，特に国内の包括医療制度の導入や，2007年末にFDA（米国食品医薬品局）の報告があったガドリニウム含有造影剤による腎性全身性線維症 (nephrogenic systemic fibrosis：NSF) /腎性線維化性皮膚症 (nephrogenic fibrosing dermatopathy：NFD) との関連性に注意勧告が出されたことなどの背景もあり，非造影MRAに寄せられる関心が高まっている．

　本項では従来の非造影MRA撮像法の技術と特徴を解説するとともに，最近の非造影MRA技術，特に心電図同期を使ったFBI (fresh-blood imaging) 法やTime-SLIP (time-spatial labeling inversion pulse) 法について概説する．さらに，さまざまな手法を目的にあった推奨方法として簡単に紹介する．

2　非造影MR angiography

　現在使用されている非造影MRA撮像法をその手法・特徴によって大別すると，血液流入 (inflow) 効果を利用するTOF法，血流のスピン位相差を画像に反映させるPS法，および心電図同期を併用した3D half-Fourier FSE法を工夫することで血液を高信号に描出するFBI (fresh-blood imaging) 法，T2/T1コントラストを反映したbSSFP (balanced steady-state free procession) 法などがその分類として挙げられる．さらに，perfusionなどの機能画像や動静脈分離を目的としたASL (arterial-spin labeling) 法として，half-Fourier fast spin echoを使ったFBIやbSSFPと組み合わせが可能なTime-SLIP (time-spatial labeling inversion pulse) などがある．

1　TOF（Time-of-flight）法

　TOF法は，撮像スライス面内に流入する血液が高信号を示すinflow効果を応用した手法である．短いくり返し時間（TR：repetition time）に励起用RF（radio frequency）パルスが，撮像断面内の背景にある組織信号を飽和させるのに対して，スライス断面の外から流入してくる新鮮な血液信号は高信号を示す．一般的に頭部MRAでは3D GRE（gradient echo）法が用いられており，収集された元画像の各スライス断面の高信号は最大値投影法（maximum intensity projection：MIP）処理によって三次元の血管画像として再構成される．図1に3T実験装置における3D TOF法を用いて収集した一例を示す．3Tでは，1.5Tと比較してSNR（signal-to-noise ratio，信号対雑音比）が高いだけでなく，背景の実質部のT1時間も長いため，TRが短い3D TOF法では，血液の信号強度が高く背景信号が若干抑制され，良好な血管画像が描出可能となる．

　1.5T装置では，背景信号となる脳実質の信号を下げる磁化移動（magnetization transfer：MT）パルスを併用することが多い．また撮像範囲の血液の流入部でフリップアングル（flip angle：FA）を小さく，流出部側ではFAを大きくするといったRFパルスの制御によって末梢血管描出を高める技術や，広い撮像範囲自体をいくつかのスラブに分割することで，撮像におけるinflow効果低下を抑え，各スラブの撮像後に全スラブのデータを1つの画像に再構成するマルチスラブ撮像法などがある．図2にスライス選択励起MTCパルス（SORS：slice-selective off-resonance sincパルス）と3D TOFシーケンスダイアグラムと1.5T装置にてinflow効果を考慮して撮像した頭部3D TOF画像を示す[1]．SORSパルスが及ぼす血液と脳実質部に対するMTC（magnetization transfer contrast）効果を図3に説明する．SORSパルスは，頭頂部の位置に励起することで脳実質部の信号はSORSパルスの周波数が水（F0）に近いため高いMTC効果が得られるが，心臓から拍出される血液はSORSパルスから位置的に遠いため，周波数方向においてはF0から遠い位置ではMTC効果が少ないことから，

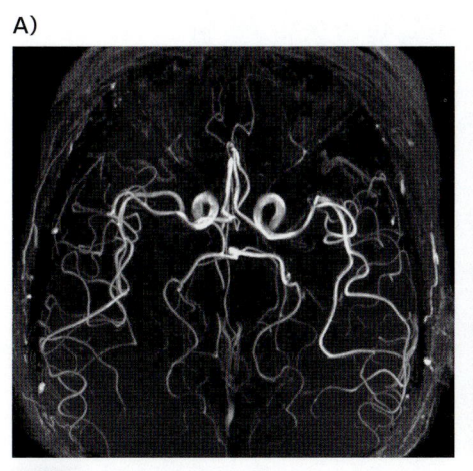

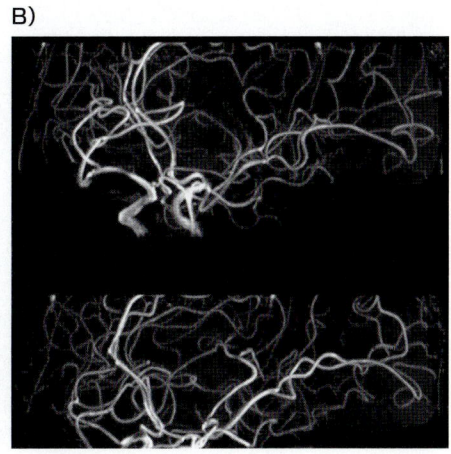

図1　**3T実験装置で撮像したボランティアの頭部3D TOF MIP画像**
A）横断面MIP像．B）矢状断ステレオ画像

血液のMTC効果は少ない．したがって，血液は高信号に，脳実質部は低信号に描出されるため血液/実質部のコントラストは向上する．

　躯幹部においては，撮像範囲がさらに広くなるため3D TOFでは撮像時間が長くなることもあり，一般的に2D TOFが用いられる．この際，撮像目的の血管に合わせて，例えば動脈撮像時には撮像断面の反対側から流入する静脈側に空間的にプリサーチュレーション印加を併用して静脈信号を消失させる手法や，心電図同期を併用することで拍動の影響による血管の動きによる画像劣化を低減する手法などがある．

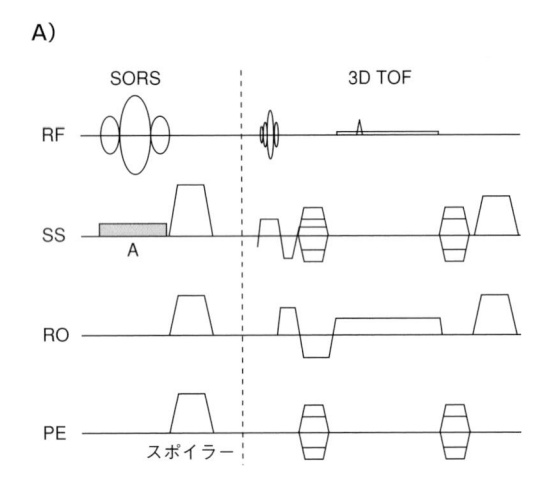

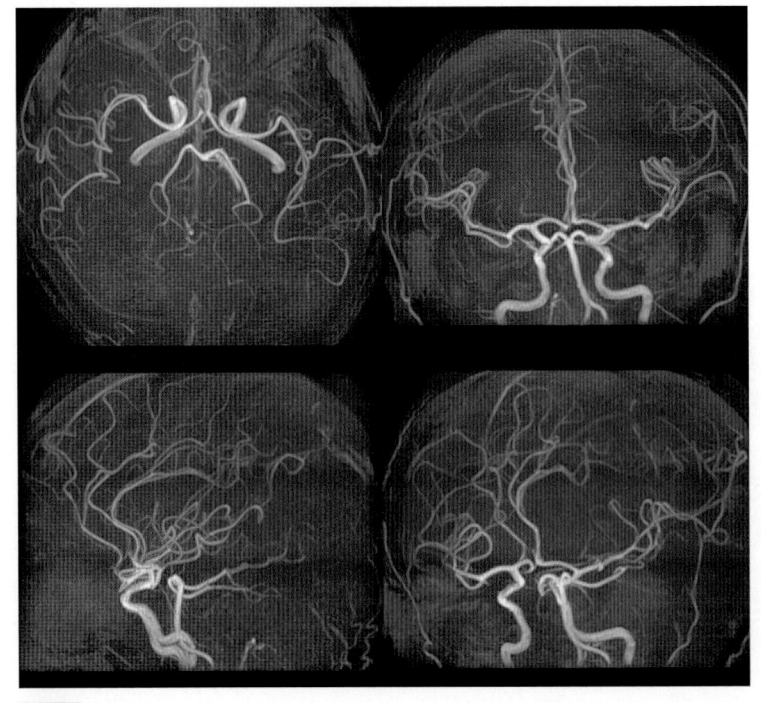

図2 SORSパルスと3D TOFシーケンスダイアグラム（A）と1.5T装置における頭部3D TOF画像（B）

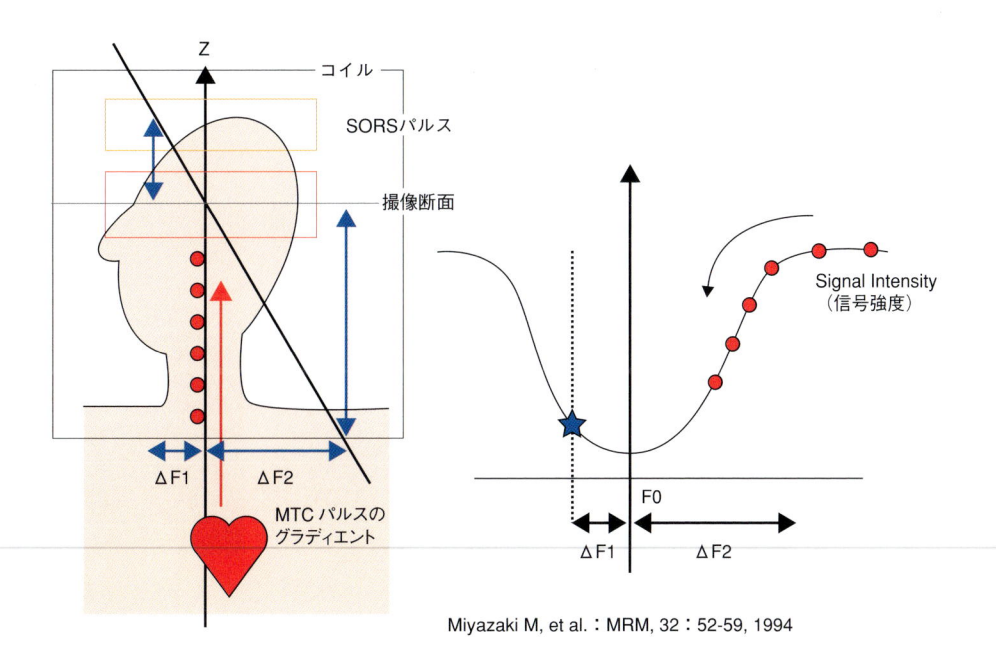

図3 **SORSパルスの原理図とMTC効果**
MTCパルスの傾斜磁場によって，心臓から拍出された血液は中心周波数（F0）より遠いためMTC効果が少ない．それに対し，脳実質部はMTCパルスに近いためF0に近くMTC効果も高い

2 PS (phase shift) 法

　PS法は，血流速に応じた血液中のスピンの位相差を画像に反映する撮像法である．血流速に合わせてVENC (velocity encoding) と呼ぶ値を位相傾斜磁場の制御に反映する．バイポーラフローエンコーディンググラディエントと呼ぶ極性を反転させて複数回収集したデータを用いて，それらの差分データから画像を再構成する．血流速の定量化では，フローエンコードとフローコンペンセーションされた2つの位相シフト（＋180度から－180度までの位相シフト量）の差分画像より流速値が設定された画像を撮ることができ，＋方向の位相シフトは高信号に，－方向のシフトは低信号に描出される．

　TOF法との違いは，VENCの設定に応じた血流速の血管のみが観察でき，血流の方向や流速値が定量的に得られることにある．ただし，複数回のデータ収集が必要なために撮像時間は長くなったり，目的血管の血流速が設定されたVENC値より速い場合，アーチファクトの発生となったりするという欠点がある．そのため，PS法では中流速の血管への応用が望ましい．**図4**にPS法で撮像した頭部3D血管のサジタル画像とPSシネで撮像した大動脈の位相画像とカラー表示画像を示す．頭部3D画像は設定したVENCに合った血管信号が描出されている．PSシネで撮像された大動脈の位相画像により流速分布，最大流速，流量などが計算できる．

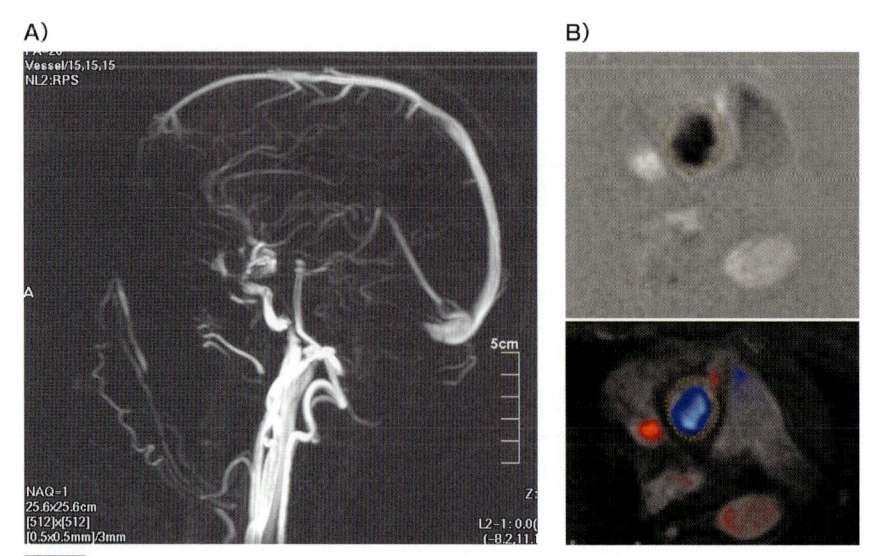

図4 3D PS法で撮像した頭部矢状断3D画像（A）とPSシネで撮像した大動脈（B）
VENCにて流速に合った血液を描出

3　FBI（fresh blood imaging）法とFlow-Spoiled FBI（FS-FBI）法の技術

　非造影MRA撮像法であるFBI法は，ECG-gating（心電図同期）併用の3D half-Fourier FSE法により，血液を"bright blood"（高信号）に描出する技術である[2]．FSEシーケンスのエコー間隔（echo train spacing：ETS）を短縮することにより，motion-freezing効果と血液のT2 Blur低減効果が得られ[3]，また，流れの速い血液も，流れの緩やかになる心時相でトリガーすることで高信号に描出することができる．3D half-Fourier FSEデータは，同じ遅延時間の2Dのシングルショットスキャンを，スライスエンコード量を低周波から順に変えながらくり返すことで得ている．これにより，全スライスを同時相の画像として得ることができる．胸腹部などの流れの速い動脈血管は，収縮期のトリガーでは，"black blood"またはフローボイドに描出され，比較的血流速度が安定した拡張期のトリガーでは，高信号"bright blood"に描出される．

　下肢血管は動脈も静脈も流れが遅いため，FBI法では拡張期と収縮期ともに，"bright blood"に描出され，動静脈を分離することが困難であった．そこで，読出し（read-out：RO）傾斜磁場の前後にflow-spoilパルスを追加することでflow-dephasing効果を増強し，収縮期にわずかに増加するフローをボイドとして描出する．これにより動静脈を区別するのがFlow-Spoiled FBI（FS-FBI）法である[4]．図5にFlow-Spoiled FBI法のシーケンスダイアグラム概要を示す．図中のAは通常の読出し傾斜磁場で，Bはflow-spoilパルスを加えたものである．スライスエンコードと位相エンコードは，それぞれ通常の3Dデータ収集と低周波成分からのサンプリングのため省略している．

図5 Flow-Spoiled FBI シーケンス
A）通常の周波数方向，B）スポイラーパルスを追加した周波数方向

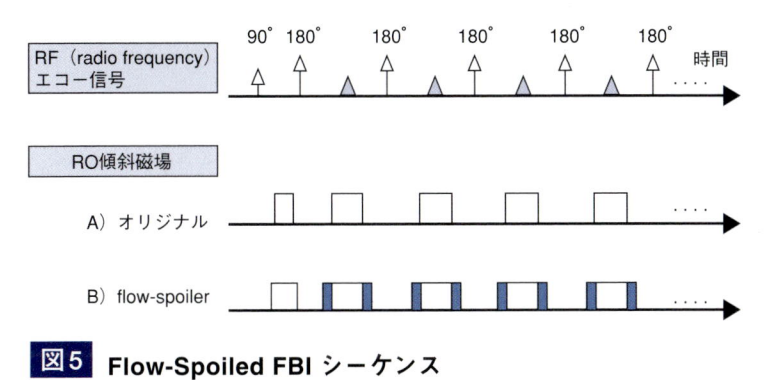

　flow-spoilパルスの印加で，RO方向に走行する血管は若干のフローでもよりdephaseされフローボイドになりやすく，結果として収縮期の動脈の信号強度は低下する．一方，flow-spoilパルスは，比較的動きの少ない，または静止した血管には影響しないため，収縮期の静脈，拡張期の動脈・静脈には影響が少ない．したがって，拡張期画像から収縮期画像を差分することで動脈画像を得ることができる．

a. FBI撮像

　FBI法による血管撮像では，心周期のなかで血流速が比較的緩やかで遅い時相でのデータ収集が望ましいため，心電図波形に同期したデータ収集を行い，撮像対象に応じて同期波形からの遅延時間を最適に設定する必要がある．大動脈など，流速の速い血液の緩やかな時相を把握するためには，適切なECG遅延時間を測定する必要がある．そこで，同一スライスでマルチ時相のデータ収集が可能なECG preparation（ECG-Prep）スキャンを用いることで，時相の異なるシングルショット画像を得ることができる．図6AにECG-Prepスキャンのダイアグラム，図6Bに胸部のECG-Prep画像を示す．肺動脈に注目すると，流れの速い収縮期でフローボイド，拡張期では"bright blood"に描出される．このように流れの速い血流についてはECG-Prepスキャンであらかじめ描出可能な時相を測定しておき，そのECG遅延時間を3D FBI撮像時に使用して撮像する．

　図7は，ECG遅延時間を拡張期に合わせて撮像した胸部FBI画像の元画像とMIP画像である．位相方向を上下にすることで，上下方向に走行する血管の描出能が向上し，また肺動脈などの流れの速い血管も，流速が安定した拡張期に撮像することで描出できる．データ収集の際，ショット数を増やして撮像することで，1ショットデータ収集時間を短くして描出能を向上できる．しかしながら，ショット数を2倍にすると，全体の撮像時間も2倍に延長する．最近では，パラレルイメージング（SPEEDER）を用いることで，撮像時間の延長なしにT2 Blurを低減させ，画質の向上が認められる．

　FBI法の臨床評価では，ECG同期の併用により，剥離内膜の描出が良好であることや，血栓閉鎖型の大動脈解離および大動脈瘤においては，偽腔内血栓や壁在血栓の性状について示唆に富む所見が得られたとの報告もある[5]．

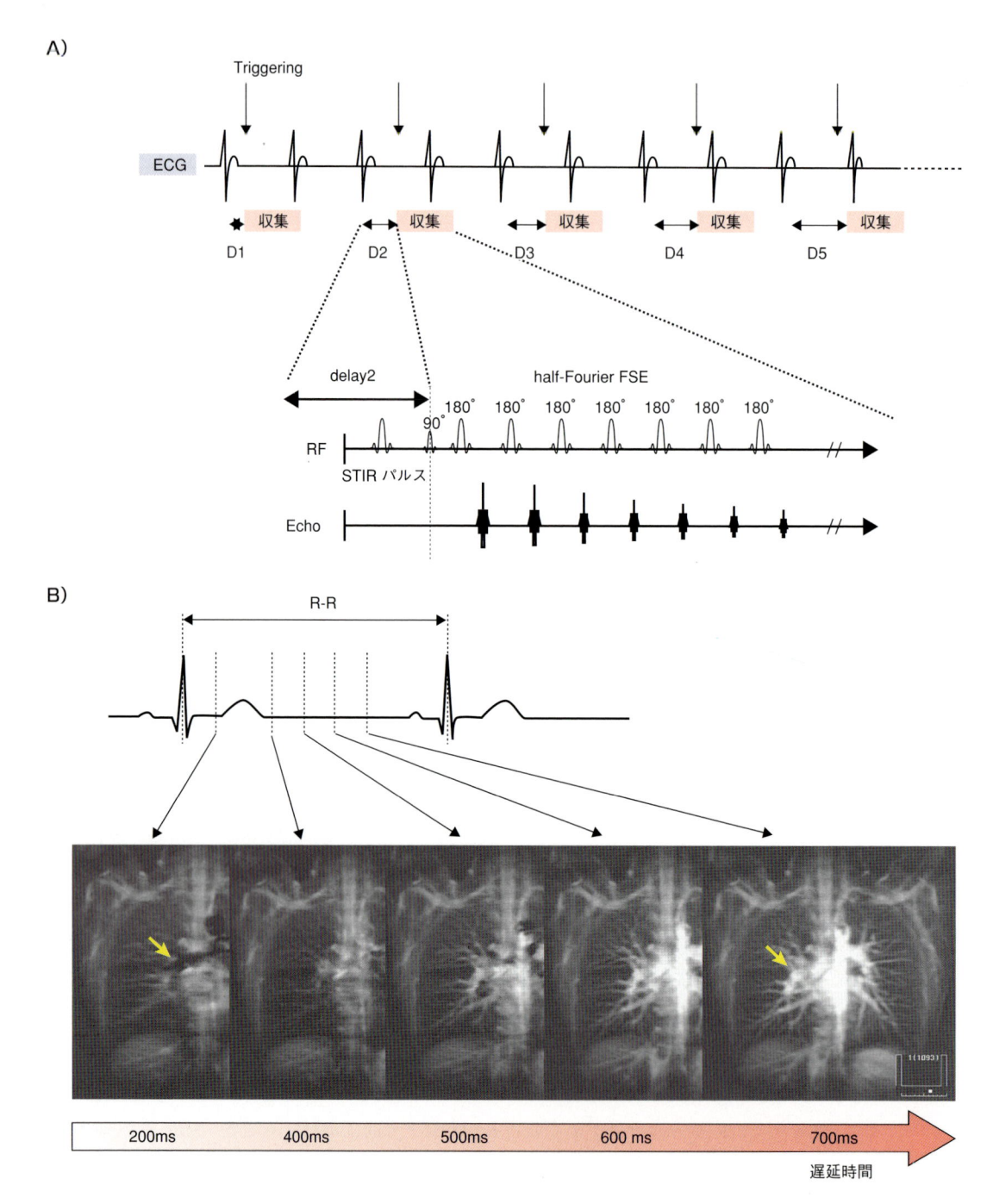

図6 ECG-Prepシーケンスダイアグラム（A）とECG-Prepシーケンスで得られた肺野画像（B）

b. FS-FBI（Flow-Spoiled FBI）撮像

　　FS-FBI撮像においても，目的血管（動脈）が最も"bright blood"に描出される拡張期と，"black blood"に描出される収縮期のECG遅延時間を，ECG-Prepスキャン撮像で測定する．次に収縮期のECG時相で，RO方向のspoiler傾斜磁場強度を変化させ

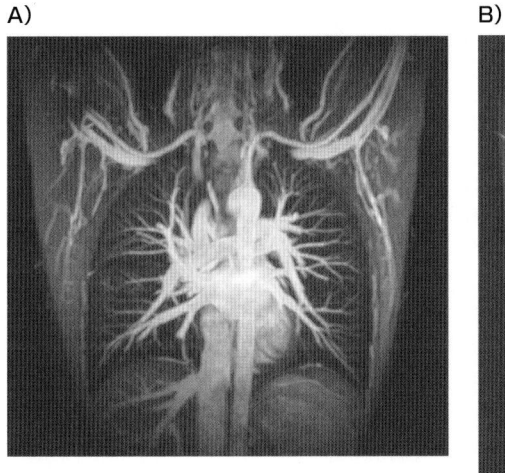

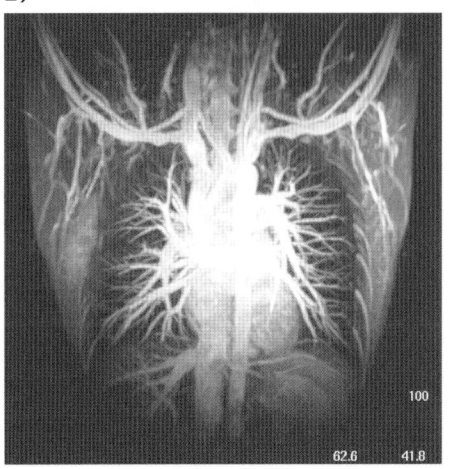

図7 1.0T装置で撮像したFBI（拡張期トリガー）の肺野画像
A）FBI画像（元画像），B）MIP画像

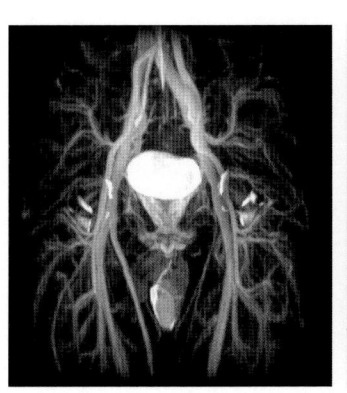

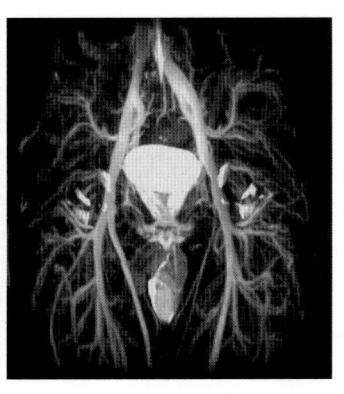

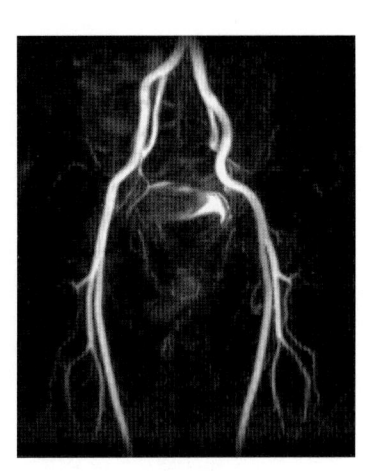

拡張期　　　　　　　収縮期
（動脈・静脈）　　　　（静脈）　　　　　　（MIP動脈）

図8 Flow-Spoiled FBI（FS-FBI）で撮像した拡張期（動脈・静脈）と収縮期（静脈），拡張期から収縮期画像を差分後のMIP画像

ながらシングルショット画像収集を行うFlow-Prepスキャンにより，目的血管（動脈）が最もフローボイドに描出される適切なdephasing傾斜磁場強度を測定する．本収集の3D撮像では，Flow-Prepで得た目的血管の流速に適切なflow-spoiler傾斜磁場強度を，ECG-Prepで得られた収縮期と拡張期の遅延時間の異なる2つのECGトリガーを連続撮像することにより，自動差分（拡張期－収縮期），MIP処理までを自動で行うことができる．図8に，下肢動静脈分離の一例を示す．拡張期トリガー収集は，動脈をフローボイドに，静脈を高信号に描出する．したがって，拡張期から収縮期を差分することで，動脈のみを描出することができる．また，得られた差分（元画像）画像を収縮期画像から再差分することで，静脈のみを抽出することができる．

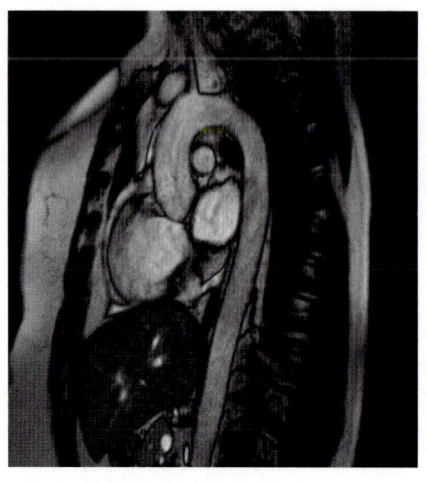

図9 bSSFP法で撮像した胸部大動脈

4　balanced steady-state free precession (bSSFP) 法

　bSSFP法は，近年のハードウエアの進歩によって最近使用頻度が増してきたシーケンスである．シーケンス的には，3軸方向〔スライス方向，位相方向，周波数（読み出し）方向〕にバランスされているため，短時間で高いSNRが得られ，T2/T1コントラストを得られる手法である．したがって血液などのT2の長い成分は高信号に描出されるため非造影MRA技術として使用される．特に心臓のシネ画像は，血液信号を高信号に，心筋を低信号に描出でき，コントラストのよい画像を短時間で撮像できるというメリットがある．しかしながら，gradient echo系のシーケンスであるため，磁化率の影響を受けやすく，バンディングアーチファクトなどが発生しやすいというデメリットもある．これは撮像部位にもよるが適切なシミングによって緩和される．図9にbSSFP法で撮像した大動脈画像を示す．血液はT2/T1コントラストで高信号に描出されている．腹部や骨盤部など水分を多く含む部位では，水信号の方が血液信号より高信号に描出されるため，Arterial Spin Labeling (ASL) などで工夫して使用される場合が多い．

5　Time-SLIP (time-spatial labeling inversion pulse) 法の原理

　Arterial Spin Labeling (ASL) 法を用いた研究は，1980年代後半より2Dフィールドエコー (FE) またはsegmented FEシーケンスを使った頭頸部血管からはじまり，2D half-Fourier FSEを用いたFAIR (flow-sensitive alternating inversion recovery) 法やFAIRER (flow-sensitive alternating inversion recovery with an extra radio frequency pulse) 法など，肺野への応用が進められた．しかしながらこれらの開発は研究段階レベルのもので，その後実用度が高く，ある領域をある時間をおいてラベリングでき，背景信号の回復時間などを考慮することなく制御できる呼吸同期・心電図同期併用の (Time-SLIP) パルス付き2D/3Dhalf-Fourier FSE (FBI)，さらにはTime-SLIP付き

2D/3DtrueSSFPと進展し，臨床応用として門脈の描出などの報告もある[6]．Time-SLIP法の特徴は，空間的に非選択なIRパルスと空間的に選択されたTagパルスを組み合わせることで，Tagパルスで励起した領域の血液を"bright blood"，"black blood"いずれにも適合することができ，それらの組み合わせで動静脈分離も可能となることである．また，ある程度の流速をもつ血管をマークし，その平均流速を求めることもできる．さらに，Tagパルスから90度励起パルスまでのinversion時間（inversion time：TI）を変化させることで，非造影perfusion画像を得ることもできる．

図10にTime-SLIP法のシーケンスチャートの概略を示す．Aの空間的非選択IRパルスで，すべてのスピンを－Mz方向に励起し，続いて空間的選択TagパルスBで，その領域のスピンのみが＋Mz方向に戻される．したがって，空間的選択TagパルスBを印加した領域の血液は，"bright blood"に描出され，それ以外のスピンは，TI待つことで信号がnullポイントに達し，"black blood"に描出される．その後のデータ収集は，それぞれ3D half-Fourier FSE（FBI）（図10A）または，3D bSSFP（図10B）である．使用方法はさまざまで，Aの非選択IRパルスなしにBの空間的選択Tagパルスのみを目的部位に励起し，その部位の背景信号がnullポイントに達するまでTI時間を待つことで，その部位に流れる血管を描出することも可能になる．また，背景信号のnullポイントと血液のインフロー効果が一致すると良好なコントラストが得られる．

3D Time-SLIPでは呼吸同期と心電図同期を併用し，空間的選択TagパルスBを交互にon/offさせながらデータ収集することができる（図10C）．Tag-onデータとTag-offデータは，それぞれ別々に収集，再構成した後，同一スライスの画像間で差分処理を行う．差分画像をMIP処理することで，目的血管が移動した部分が"bright blood"として描出される．この方法の利点は，Tag領域以外の信号をTag-on/off差分することで抹消できるので，TI時間を自由に設定できることにある．しかしながら，Tag-on/offの2回のデータ収集が必要であるため，撮像時間は延長する．

a. Time-SLIP法の撮像

Tagパルスと空間的非選択IRパルスを用いたTime-SLIP FBI法を使った肺野領域での応用を図11に示す．FBI法だけの場合には肺野の動脈・静脈が描出される（図7参照）のに対し，Time-SLIP FBI法では肺野の撮像領域にTagを印加後，TI時間を変化させて複数回収集することができる．図10に示した空間的非選択IRパルスAと空間的選択TagパルスBの両方を使ったTag-on・Tag-off撮像のメリットは，いずれの場合でも同じ回復をするため，差分することで背景信号は抹消され，Tagパルスでマークされた血液のみがTI時間まで移動することである．この場合，3Dの撮像断面は冠状断で，心臓から拍出された血液信号は，TI＝800 msでは肺動脈の分岐まで移動し，TI＝1,700 msでは肺野の末梢血管まで移動したperfusion画像が得られている．

図12にTime-SLIP法にhalf-Fourier FSE（FBI）あるいはbSSFPを組み合わせた肺

野の画像を示す．FBIを使ったTime-SLIP画像（図12A）では，FBIはスピンエコー系のシーケンスであるため，肺野の末梢血管まで描出可能であるが，bSSFPを使ったTime-SLIP画像（図12B）では，サセプタビィリティの影響で起始部のみが描出されている．しかしながら，FBI系では，データ収集を拡張期に合わせる必要があるが，bSSFPは速い流れの血管でも，比較的どの心電図同期の時相においても描出可能であるというメリットもある．

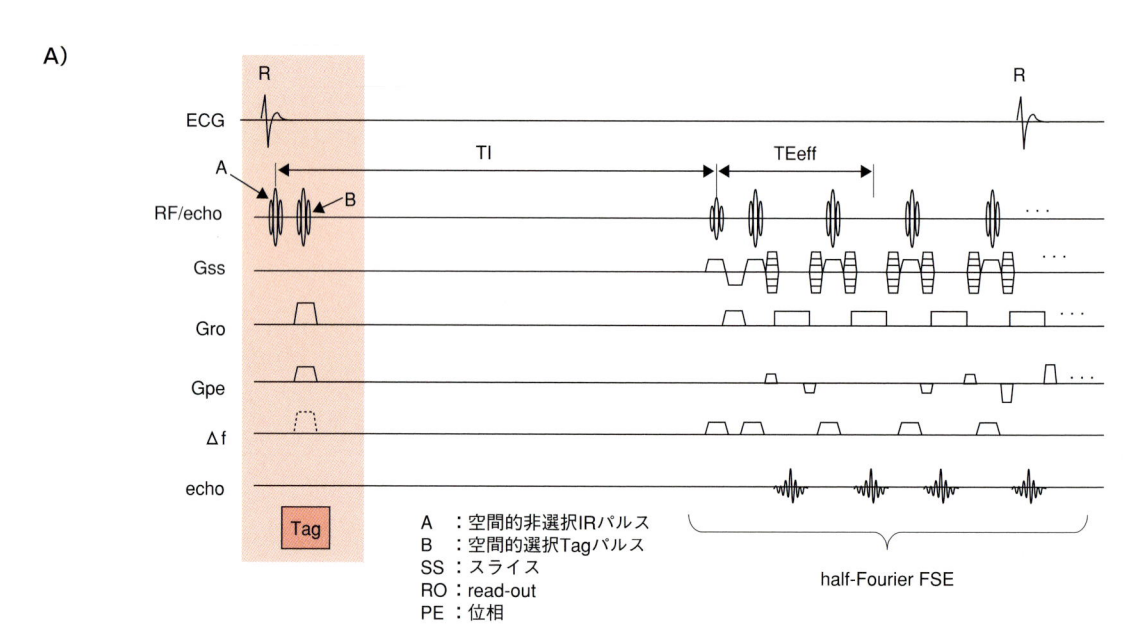

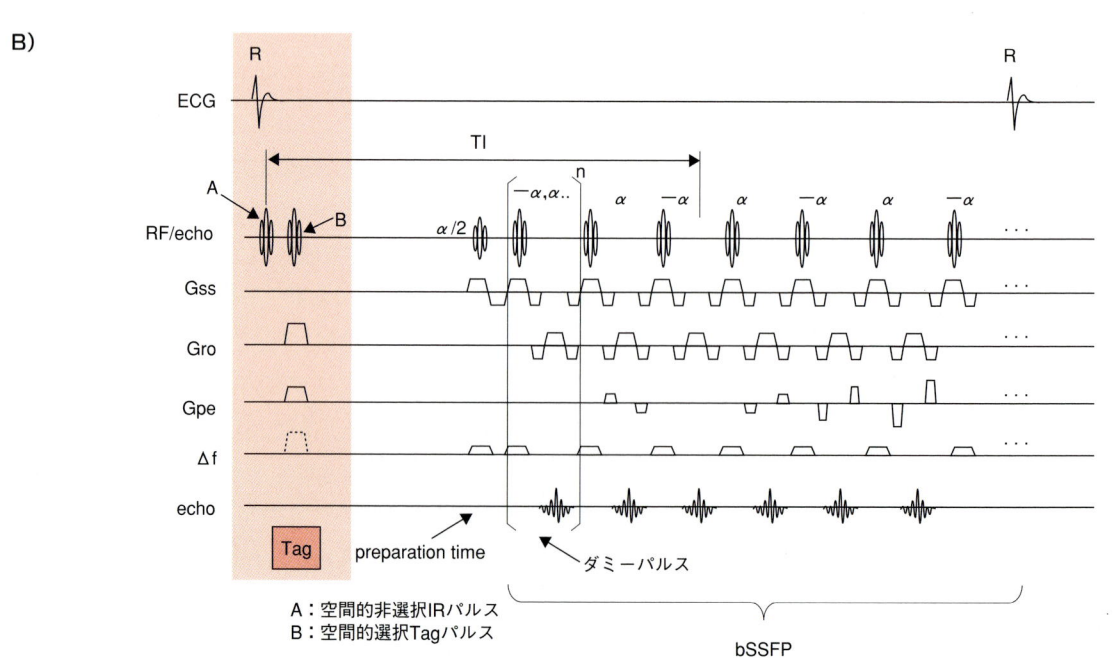

A)

A：空間的非選択IRパルス
B：空間的選択Tagパルス
SS：スライス
RO：read-out
PE：位相

half-Fourier FSE

B)

preparation time
ダミーパルス

A：空間的非選択IRパルス
B：空間的選択Tagパルス

bSSFP

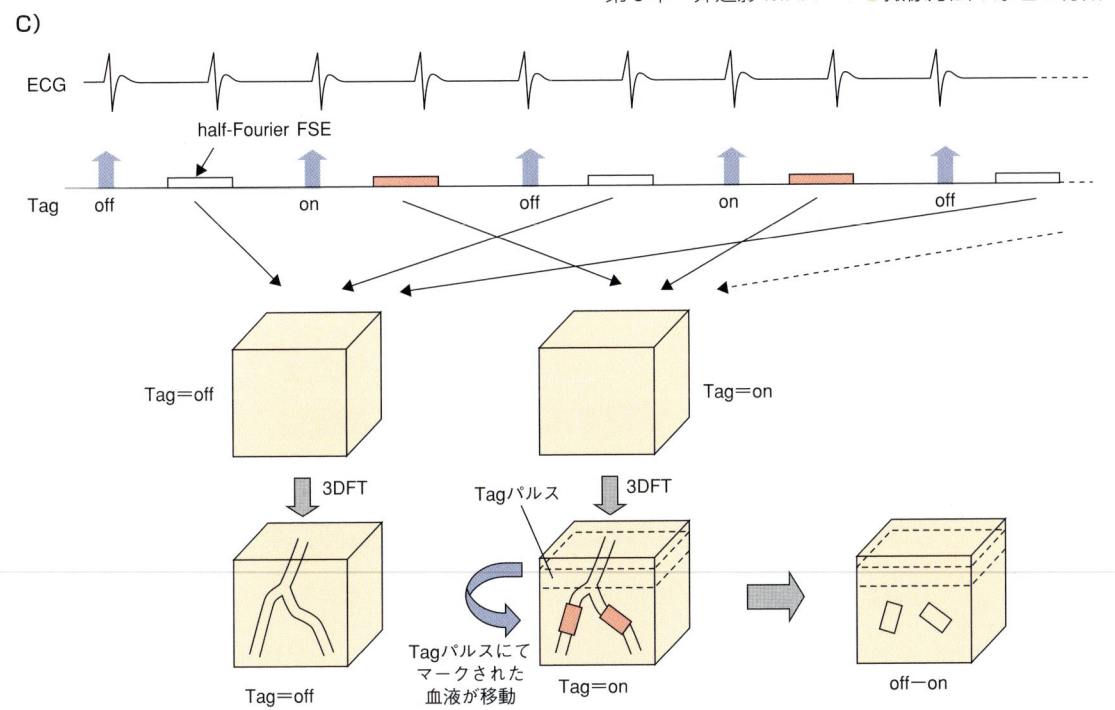

第3章　非造影MRA　1 ● 撮像方法の原理と特徴

図10 **Time-SLIPのシーケンスダイアグラム**
A) Time-SLIPと3D half-Fourier FSE（FBI）のシーケンスダイアグラム，B) Time-SLIPと3D bSSFPのシーケンスダイアグラム．TagパルスでマークされたTI時間に移動しbSSFPにて収集される．C) Tag-onとTag-off画像の交互収集，自動差分，および再構成の説明

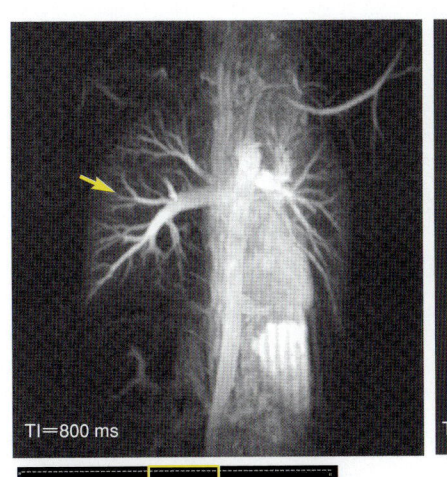

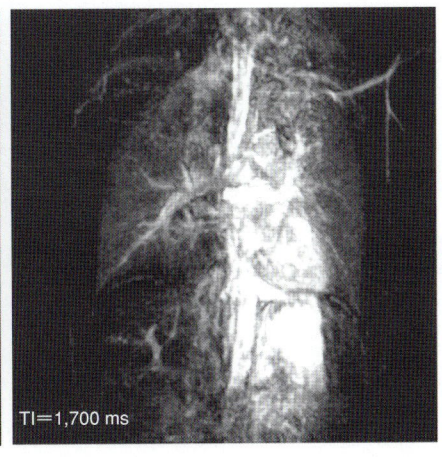

図11 **Time-SLIP FBIのTag-onとTag-offでの差分画像**
背景信号は差分で抹消されている．TI時間の違いによる肺血管の描出の違い．TI＝800 msでは肺動脈が描出されている（矢印）．TI＝1,700 msでは肺全体に信号が高くなっている

血管イメージング　大動脈・末梢血管　125

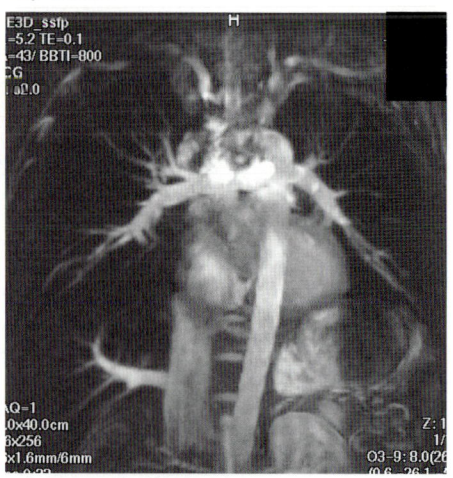

図12 Time-SLIP FBI と Time-SLIP bSSFP の肺血管の描出の違い

A) half-Fourier FSE
B) bSSFP

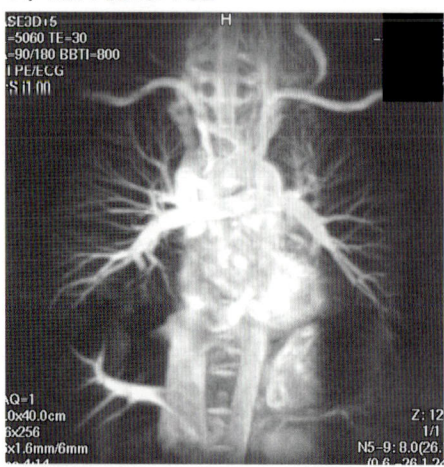

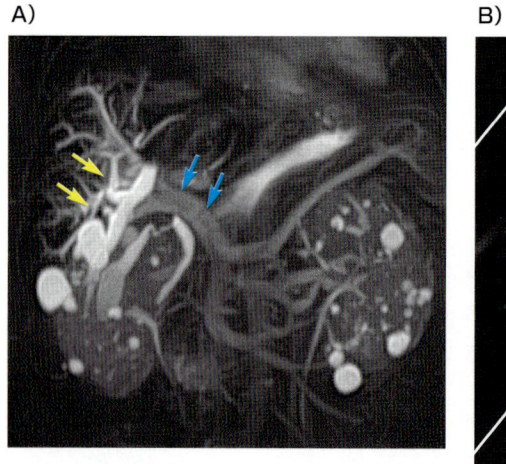

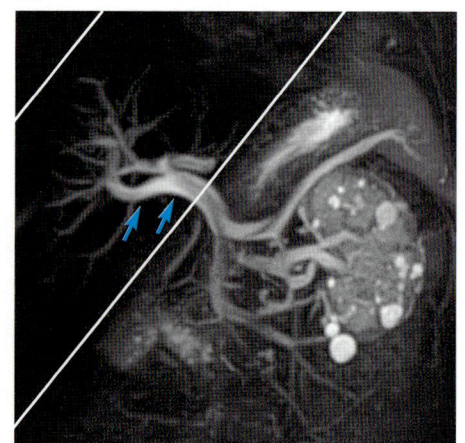

図13 FBI（A）と Time-SLIP FBI（B）の門脈描出の違い
FBI画像（A）では胆汁信号が高信号（黄矢印）に描出され門脈（青矢印）の分枝の把握が困難である．Time-SLIP画像（B）では胆汁や背景信号が抑制され，門脈（青矢印）全体まで描出されている

　次に，FBI画像とTime-SLIP FBI法を門脈描出に応用したものを図13に示す．FBI画像（図13A）では胆汁などの長いT2の成分が描出されているが，Time-SLIP FBI法（図13B）では，Tagパルスを受けた背景信号がTI時間でnullポイントに抑制され，上腸間膜静脈と脾静脈から流れる血液がTI時間移動し門脈信号のみが画像化されている．この場合，門脈へのinflow効果で描出されている．
　最後に，もう一例bSSFPを使いinflow効果で描出される腎動脈への応用を図14に示す．腎動脈撮像の場合，大動脈，腎動脈など他方向に血管の走行があるため，FBI法よりbSSFP法の方が，血管の走行方向に依存しないため適した撮像であるといえ

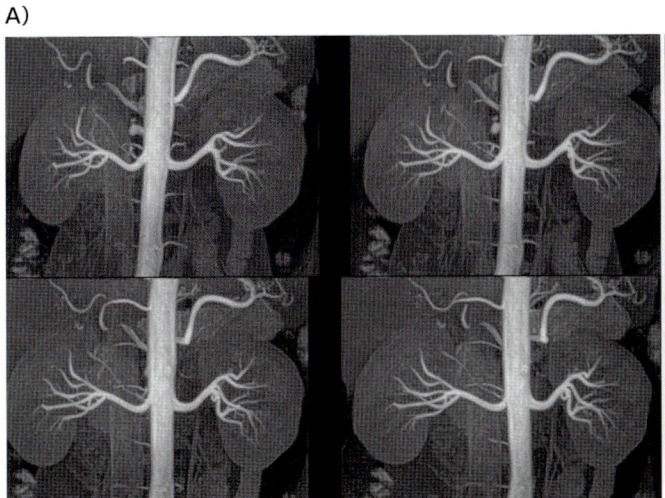

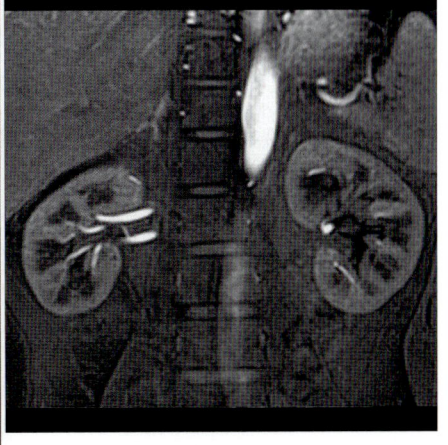

図14 Time-SLIP 3D bSSFPによる冠状断方向に撮像した腎動脈の描出

表 各種非造影MRA技術の特徴

方法	コントラスト	フロースピード	用途	特徴
TOF	inflow	速い流速	頭部・頸部MRA	スライス方向へのインフロー
PS	phase shift	中流速	流速測定	定性分析
FBI	T2	中流速	下肢MRA 下肢MRV	下肢の動静脈分離
bSSFP	T2/T1	速い流速	コロナリーMRA 胸腹部MRA	血液と背景のコントラスト
ASL（FBI） Time-SLIP FBI	inflow	中流速	肺MRA 門脈	血管走行の描出
ASL（bSSFP） Time-SLIP bSSFP	inflow	速い流速	腎MRA 頸部MRA	血管走行の描出

る．Tagパルスで大動脈・腎動脈部分を励起しnullポイントになったところで，大動脈からのinflow効果にて腎動脈の分枝血管までが明瞭に描出されている．プレサットパルスは大静脈信号の抑制に励起されている．

3 各種非造影MRA技術の適用方法

表にそれぞれの手法のコントラスト要因，手法にあった流速，用途，特徴をまとめた．1980年代後半より確立されたTOF法とPS法は頭部・頸部3D TOFと流速測定に

それぞれ現在でも使用されている手法である．TOFは，水励起RFパルスとの併用で，脂肪抑制された画像が得られる．またPS法では，長い撮像時間という問題をundersamplingにすることで時間短縮を図った手法や，コントラストを付けるプリパルスとの併用などで動静脈分離法へと進化している．FBI法においても，全身用コイルの導入で下肢3ステーションの撮像が再度のコイル設定なしに撮像でき，撮像時間の短縮化につながっている．また，拡張期・収縮期の設定も簡素化したFBI-Naviなども開発されてきている．最近では，高グラディエント強度・高slew rate装置の安定化で，bSSFP法においても流速の影響を受けにくく高信号・高コントラストというメリットを活かした胸腹部への応用に拍車がかかってきている．さらにTime-SLIP法の登場で，血液をTagまたはマークしその移動した血液を描出する手法やTagパルスを目的部位に適用しインバージョンパルスとして背景信号の抑制として使い，流入する血液を描出するなどさまざまな応用が期待される．Time-SLIP法には，FBI法やbSSFP法の併用が可能なため，血液の流速や走行方向などを考慮して適切な使用方法を把握することが望ましい．

4 まとめ

　非造影MRA技術についてFBI法とTime-SLIP法を中心に各撮像法を概説した．早くから確立されたTOF法，PC法に加え，今後FBI法，Time-SLIP法など新しい撮像法の有用性がさらに確立されていくことによって，造影MRA撮像と併せて診断に必要な情報を得るために最適な検査の選択肢が増すことが期待される．

参考文献

1) Miyazaki M, et al. : A novel saturation transfer contrast method for 3D time-of-flight magnetic resonance angiography : a slice-selective off-resonance sinc pulse (SORS) technique. Magn Reson Med. 32 : 52-59, 1994
2) Miyazaki M, et al. : Non-contrast-enhanced MR angiography using 3D ECG synchronized half-Fourier fast spin echo. JMRI 12 : 776-783, 2000
3) Miyazaki M, et al. : A novel MR angiography technique : SPEED acquisition using half-Fourier RARE. JMRI 8 : 505-507, 1998
4) Miyazaki M, et al. : Peripheral MR angiography : separation of arteries from veins with flow-spoiled gradient pulse in electrocardiography-triggered three-dimensional half-Fourier fast spin-echo imaging. Radiology 227 : 890-896, 2003
5) Urata J, et al. : Clinical evaluation of aortic diseases using non-enhanced MRA with ECG-triggered 3D half-Fourier FSE. JMRI 14 : 113-119, 2001
6) Ito K, et al. : Intraportal venous flow distribution : evaluation with single breath-hold ECG-triggered three-dimensional half-Fourier fast spin-echo MR imaging and a selective inversion-recovery tagging pulse. AJR 178 : 343-348, 2002

第3章 非造影MRA

2 腹部血管分枝

赤羽 正章

1 はじめに

　腹部のMRA（MR angiography）は造影MRAを中心に進歩してきたが，腎機能不良患者におけるNSF（nephrogenic systemic fibrosis，腎性全身性線維症）の危険性が判明したことや，新世代の非造影MRAが高画質を提供するようになったことを契機として，非造影MRAが脚光を浴びている．

　腎動脈病変のスクリーニングにおいて，Time-SLIP（time-spatial labeling inversion pulse）法を用いた非造影MRAは，本幹〜腎外分枝病変のみならず腎内分枝の解析の可能性を切り開いた．門脈とその遠肝性側副路の評価に関して，Time-SLIP法を用いた非造影MRAは，形態のみならず血流方向や層流の情報も与える．骨盤部では，閉塞性動脈硬化症のスクリーニングにおいてFBI（fresh blood imaging）法やNATIVE法を用いた非造影MRAが成果を上げており，血管奇形の精査においてはTime-SLIP法を用いた非造影MRAが流入動脈の詳細な解剖と血行動態情報を提供する．非造影MRAはすでに造影MRAを置き換える検査として臨床で利用可能な段階まで進歩しており，さらに造影MRAを上回る情報をも提供しうるのである．普及しつつある3.0T装置においても非造影MRAの研究が進み，1.5T装置より有利な部分も認識されつつある．非造影MRAは今後も進歩し，さらなる画質向上と情報量増加が得られるであろう．

2 非造影MRAの進歩

　腹部領域のMRAは長らく細胞外液性ガドリニウム（Gd）造影剤を用いた造影MRAの独壇場であり，腎機能低下患者にも積極的に施行されていた．しかし，腎機能低下患者へ細胞外液性Gd造影剤を投与するとNSFを発症する恐れがある旨が2006年に勧告されてからは状況が一変し，GFR（glomerular filtration rate，糸球体ろ過量）が30 mL/min/1.73 m²未満の患者においては投与がはばかられるようになった．閉塞性動脈硬化症患者のおよそ1割がGFR＜30と見込まれ，逆にGFR＜30の患者のおよそ2割が閉塞性動脈硬化症に罹患していると推測されている．つまり動脈病変を評価すべき患者のうち少なからぬ割合が，造影MRAの対象から外れてしまったのである．

　この劇的なパラダイムシフトの少し前から，東芝メディカルシステムズ株式会社のFBI法とTime-SLIP法に代表される革新的な非造影MRAの手法が臨床応用されはじめていた[1, 2]．これらの手法が成熟し検査成功率が向上した時期と，NSF問題が表面

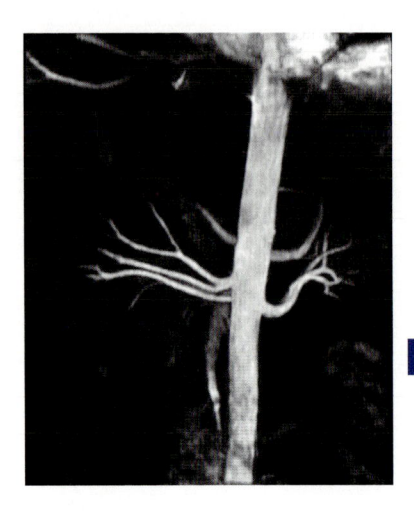

図1 ボランティア,3.0T装置の非造影MRA
IFIR (InFlow Inversion Recovery) にてTI：1,300 msで撮像．高磁場ではT1延長による背景抑制と信号対雑音比向上との相乗効果による画質向上が期待される

化した時期が奇しくも一致し，造影MRAを非造影MRAに置き換える試みが世界中で進行しつつある．FBI法と同種の手法はSiemensでもNATIVEとして利用可能であるし，Time-SLIP法と同種の手法についても各社が研究を重ね，すでに3.0T装置での画像も得られている（図1）．ほかの手法も研究から臨床応用される段階へ進んでおり，例えばGE HealthcareのFlow-Prep法は広い範囲で動脈血を励起する手法として注目される．本項では新世代非造影MRAのよい適応である腎動脈と骨盤動脈について，特にTime-SLIP法の応用に重きを置いて解説する．

> **memo**
> ■ Time-SLIP法
> MRAに限らず，反転パルスを任意の位置に任意のタイミングで印加する手法の総称（**p122参照**）．

3　Time-SLIP法を用いた腎動脈MRA

　腎動脈のMRAは，二次性高血圧や動脈硬化や腎不全の患者において，腎動脈狭窄のスクリーニング目的に施行されることが多い．腎動脈は平均流速が速く，狭い範囲に分布しており，走行を予測しやすく，磁化率アーチファクトの影響を受けにくいので，Time-SLIP法とbalanced SSFP (balanced steady-state free precession) 法を併用したinflow MRAが適している．

> **memo**
> ■ balanced SSFP法
> TrueFISP，TrueSSFP，FIESTA，balanced TFEなどと呼称されている完全コヒーレント型グラジエントエコー法の一般名（**p122参照**）．

1　撮像手順

　Time-SLIP法を用いて腎動脈を描出する標準的な方法は，腎臓から骨盤にかけて反転パルスを印加し，データ収集まで待つ間に背景抑制と動脈のinflowを得るものである．まず位置決め用画像として，横断と冠状断の2D balanced SSFPを呼吸停止下に撮像する．これらの画像に基づき，腎臓を含んだ横断ないし冠状断の撮像スラブ（S1）と，腎臓から骨盤にかけて広く横断する反転パルスのスラブ（S2）を設定する．静脈信号低減を目的として，骨盤側に飽和パルスのスラブ（S3）を設定することもある．良好な画質を得るためには，厚いスライスや少ないセグメント数で撮像時間を短縮した試し撮りを利用して，患者ごとに撮像条件を最適化するとよい．

2　撮像条件の最適化

　Time-SLIP法の画質を左右する要素は，**動脈のinflow，静脈のinflow，背景信号抑制，呼吸同期，部分容積現象，撮像方向**，である（表1）．

a. 動脈のinflow

　動脈のinflowについては，高信号の動脈血をできるだけ末梢まで届けることが大切である．十分なinflowを得るためには，**inflowの入り口から対象血管までの距離短縮，反転パルスからデータ収集までの待ち時間（TI：inversion time）延長，TIの間に含まれる収縮期の回数増加**，が有効である．inflowの入り口をできる限り腎動脈に近づけるためには，反転パルスのスライス選択が甘い傾向にあることを鑑み，S2上縁を腎上極よりやや尾側に設定するとよい（図2）．それでも描出範囲が不足する場合は腎上極の描出を犠牲にして，S2上縁を腎動脈根部まで下げてもよいであろう．主に腎内分枝を評価したい場合，矢状断のS2（図3）を片腎に印加すればinflowの入り口を極端に近接することができるので，短めのTIで十分に背景を抑制したMRAが得られる．この方法では，S2内側縁を大動脈から十分離し，S2上部が胸部下行大動脈や心臓に重ならぬよう留意する必要がある．TIを延長すれば動脈の高信号がより末梢まで到達するが，ほかの要素に関連して画質が低下するので，無制限には延長できない（図4）．TIが一定ならば含まれる収縮期の回数が多いほどinflowが末梢まで到達するので，拡張末期に反転パルスを印加する心電図ないし脈波同期の有用性が期待され，われわれは撮像と呼吸を脈波に同期させる手法で有望な結果を得ている．

表1　Time-SLIP法の画質を左右する要素

- 動脈のinflow
- 静脈のinflow
- 背景信号抑制
- 呼吸同期
- 部分容積現象
- 撮像方向

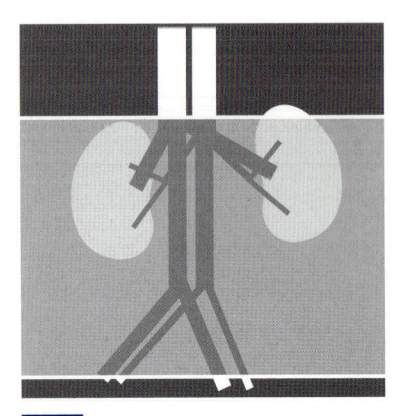

図2 動脈の十分なinflowを得るために，inflowの入り口をできるだけ腎動脈に近づける

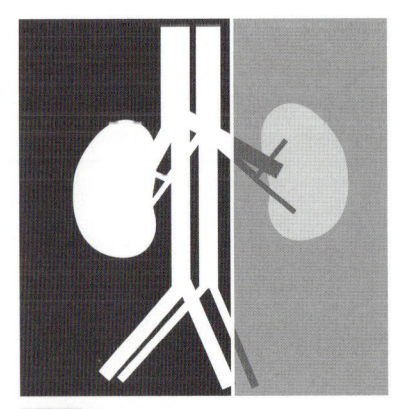

図3 通常の設定では腎内分枝へのinflowが不足する場合，矢状断のS2が有効である

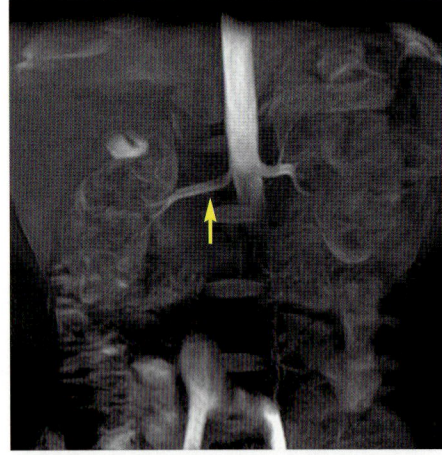

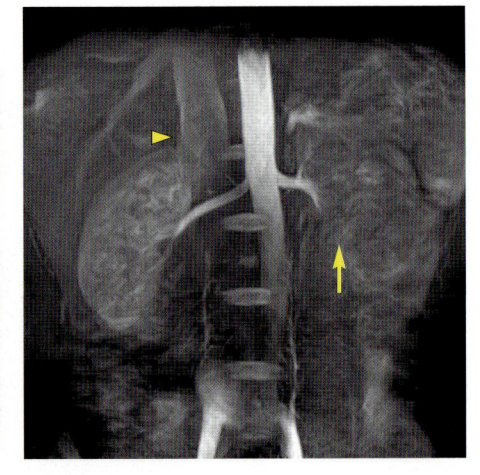

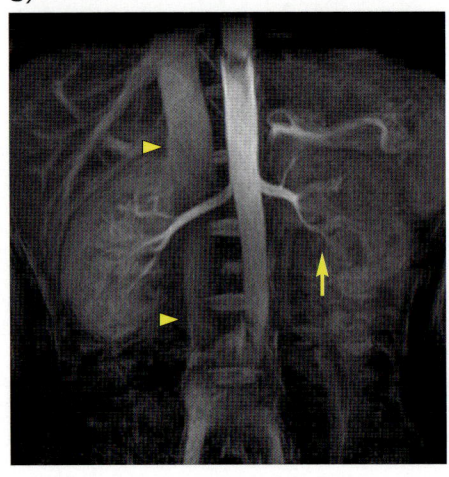

図4 40代男性，正常．TI延長の影響

意図的にS2上縁を高過ぎる位置に設定し，呼吸も速くして，難しい条件でTime-SLIP MRAを撮像した．A）TI：1,300 msでは呼気が保たれているためモーションアーチファクトの少ない画像が得られたものの，腎動脈へのinflow到達が不足しており（矢印），信号が低く描出範囲も狭い．B）TIを1,700 msまで延長すると，大動脈の描出範囲は拡大し，腎動脈本幹の信号も上昇している．しかしTI延長に伴う腎実質信号増加と，すでに吸気がはじまってしまったためのモーションアーチファクトとが影響し，腎動脈末梢の描出は逆に不良となった（矢印）．TI延長に伴い下大静脈の信号も上昇している（矢頭）が，この症例では右腎動脈観察を妨げるほどではない．C）TI：1,700 msでSTIRにより背景を抑制したところ，腎内分枝の描出が改善している．しかしモーションアーチファクト（矢印）や下大静脈信号上昇（矢頭）は残っている

b. 静脈のinflow

　静脈のinflowによる下大静脈の信号上昇は，右腎動脈観察の妨げとなる．S2の下縁を尾側に下げて十分に腎臓から遠ざければ，動脈の高信号は腎臓に到達しているが静脈の高信号は未だ届かない時間帯を設けることができる．この時間帯にデータ収集するようTIを合わせられれば良好な腎動脈像が得られるが，より長いTIでは静脈に邪魔されてしまうことになる．より長いTIでも静脈が邪魔にならぬよう，S2への反転パルス印加後に骨盤部へ反転パルスや飽和パルスを印加して，静脈の信号を低下せしめる工夫が試みられている．

c. 背景信号抑制

　背景信号抑制の対象は脂肪・実質臓器・腸管内容物・血腫・水などで，周波数選択型脂肪抑制と反転パルスとによって抑制される．データ収集に用いるbalanced SSFP法では脂肪が高信号となるうえに，エコー時間がopposed phaseに相当するため脂肪に囲まれた動脈の信号を損ねかねないので，良好な脂肪抑制が欠かせない．S2の反転パルスが背景信号に与える影響は，各組織のT1値に依存する．1.5T装置における腎皮質と腎髄質のnull pointはおのおのおよそ700 msと1,000 ms程度であるので，TIが900～1,300 ms程度で腎実質の信号が良好に抑制される．より長いTIでは腎実質の信号が上昇し，TIが1,700 ms程度より長くなると腎内分枝の観察は困難となる（図4B）．腸管内容物や血腫のnull pointは腎実質より短いので，より短いTIにおいても妨げとなる．腸管内容物・血腫の抑制や長いTIにおける腎実質の抑制が必要な場合，われわれは周波数選択型脂肪抑制の代わりに第2反転パルスによるSTIR（short tau inversion recovery）法を利用している．STIR法を用いると，短いTIでは水の高信号が邪魔になることもあるが，1,500 ms以上のTIでは周波数選択型脂肪抑制よりも良好な結果を得られることが多い（図4C，5）．3.0T装置ではT1が延長するので，1,300 ms程度のTIで比較すると1.5T装置より良好な背景信号抑制が期待できる．

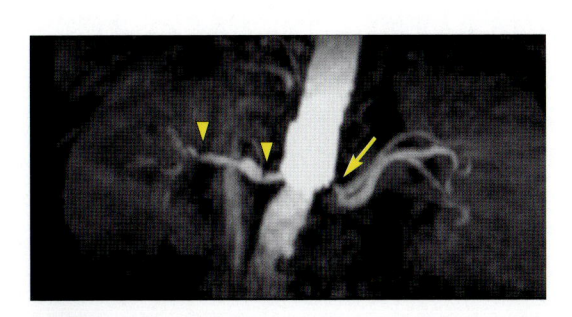

図5　60代女性，冠動脈バイパス術術前，高血圧
非常に血流が遅いためTIを1,800 msまで延長せざるをえなかったが，STIRにて比較的良好な背景信号抑制が得られている．モーションアーチファクトによる画質低下はあるものの，左腎動脈のostial lesion（矢印）と右腎動脈のnonostial lesion（矢頭）が検出された

d. 呼吸同期

呼吸同期に関連して画質に影響する要素としては，呼気位が一定であること，データ収集終了まで吸気がはじまらないこと，データ収集時間が短いこと，が挙がる．呼吸間隔に対してTIが長すぎるとモーションアーチファクトが生じるので，TIより十分に長い呼吸間隔が必要である．われわれは吸気呼気の合図を吹き込んだCDを作成し，合図に合わせて呼吸してもらう方法を利用している．データ収集時間が短いほど体動や拍動に伴うブレが減るので，セグメント数増加やパラレルイメージングによる位相エンコード数減少はシャープな画像をもたらす．セグメント数に比例して撮像時間は延長するので，われわれの施設ではセグメント数を2までとし，さらにパラレルイメージングにより位相エンコード数を半減している．

e. 部分容積現象

部分容積現象は細い動脈分枝の描出に影響し，狭窄病変の正確な描出にもかかわるので，厚すぎるスライスは描出不良を招く．われわれは信号対雑音比や撮像時間とのバランスを鑑みて，腎動脈においては2 mm厚を採用している．

f. 撮像方向

撮像方向は，冠状断ないし横断が用いられることが多い．複数の腎動脈をすべて描出するためには冠状断が有利であるが，冠状断の撮像ではときに動脈信号の不自然な低下を経験する．冠状断でうまく行かない場合，横断に変更すると良好な画像が得られることがある．

> **memo** ■ 最適なTIの検索
> まず1,100〜1,300 ms程度を試す．描出範囲不足なら1,700 ms前後に延長，可能ならSTIRを併用，呼吸間隔を十分長く確保する．

3 読影上の留意点

非造影MRAは，**狭窄を過大評価する傾向にあること，狭窄の末梢側は描出不良となりがちであること**（図6），について留意する必要がある[3]．横断で撮像された場合は，スラブ外のaccessory/aberrant branch（破格分枝）が評価できていないことに注意したい．**病変を疑う所見が認められた場合に元画像を参照することは，偽病変の鑑別に有効である．**

4 造影MRAとの比較と検査方法の選択

造影MRAとの比較におけるTime-SLIP法の利点は，**造影剤の副作用がないこと，腎静脈に邪魔されないこと，失敗しても撮り直せること，腎実質の増強効果に邪魔されず腎内分枝を評価できること**，である（図7）．欠点としては，血流の遅い患者において全体の検査時間が延長しがちであること，広い範囲の撮像ではさらに検査時間が延長すること，1回目の撮像で描出不良であった場合の対処には経験が必要で

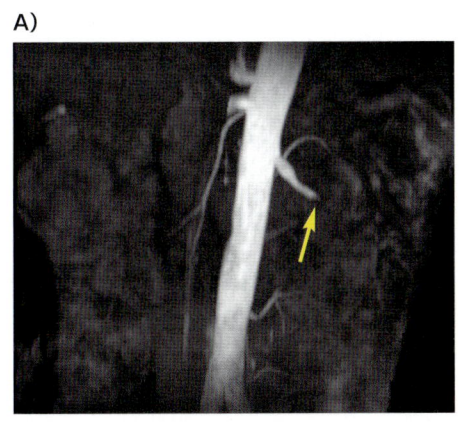

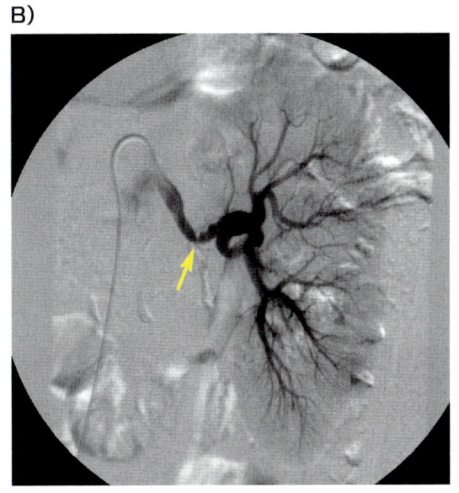

図6 20代女性，腎血管性高血圧
A) Time-SLIP 法にて左腎動脈の nonostial lesion が描出された（矢印）が，狭窄より末梢側の腎動脈分枝は描出されなかった．機能廃絶した右腎は描出されていない．B) 腎動脈造影にて MRA で指摘された狭窄部位に一致して75%狭窄が描出された

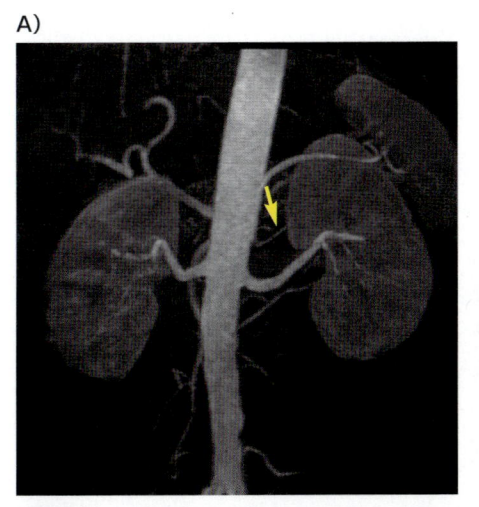

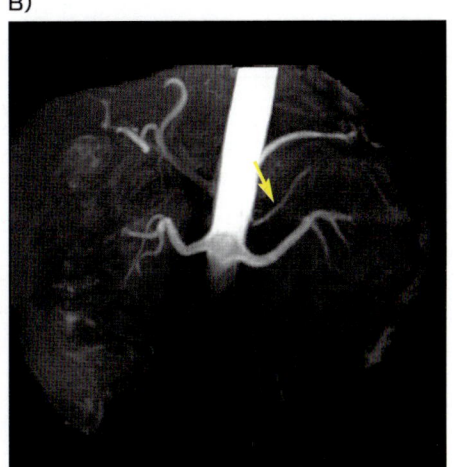

図7 50代男性，腎細胞癌術前，腎動脈の本数
目視で造影剤到達を確認して撮像開始した造影 MRA（A）と，TI：1,200 ms の Time-SLIP 法（B）の比較．左腎動脈上極枝（矢印）は造影 MRA でも非造影 MRA でも描出されているが，腎実質の増強効果に邪魔されない分だけ非造影 MRA の方が気付きやすい印象である．腎内分枝の描出も非造影 MRA の方が良好である．非造影 MRA にて腎動脈より尾側の腹部大動脈の描出が不良なのは，反転パルス上縁が腎上極よりかなり高いうえに TI が短めであるためである

あること，が挙がる（**表2**）．GFR＜30の患者について，非造影 MRA が第1選択であることは言うまでもない．GFR≧30の患者における手法の選択については今後の検討が必要であるが，印象として非造影 MRA の陰性的中率は十分に高く，腎動脈狭窄のスクリーニングにおいて非造影 MRA が第1選択となるのは時間の問題かもしれない．一方，腹骨盤下肢のように広範囲の動脈を1回の検査で評価すべき場合は，造影 MRA が有利である．

表2 造影MRAとの比較におけるTime-SLIP法の利点と欠点

利点	・造影剤の副作用がないこと ・腎静脈に邪魔されないこと ・失敗しても撮り直せること ・腎実質の増強効果に邪魔されず腎内分枝を評価できること
欠点	・血流の遅い患者において全体の検査時間が延長しがちであること ・広い範囲の撮像ではさらに検査時間が延長すること ・1回目の撮像で描出不良であった場合の対処には経験が必要であること

4 Time-SLIP法を用いた門脈と肝動脈のMRA

　肝動脈と門脈は伴走しているため，これらを分離して描出するテクニックが求められる．門脈の選択的な描出には，非選択的パルスで全体を反転させた後で斜めの選択的反転パルスにより脾静脈から上腸間膜静脈領域を戻す方法や，斜めの選択的パルスで肝臓から腹腔動脈根部付近まで反転させる方法が用いられる（図8）．脾静脈領域のみ，あるいは上腸間膜静脈領域のみに反転パルスを印加し，門脈内の層流を評価する方法が報告されている[4]．

　肝動脈の選択的な描出は，腎動脈と同様，横断の反転パルスの上縁が肝上縁に位置するよう設定すればよい（図9）．腎動脈と比較すると，肝動脈は根部と上縁の高低差が大きいうえに全長も長いので，inflowの到達が不足気味となりやすいことが予想される．造影剤を用いずに肝動脈の分岐様式を評価できるので，肝移植ドナー候補などでの臨床応用が期待される技術である．

5 骨盤部の非造影MRA

　骨盤領域の動脈は呼吸に伴う動きが少ないので，subtractionを用いた手法も問題なく適用できる．また動脈の流速が上腹部ほど速くないので，balanced SSFP法を利用した撮像法だけでなく高速スピンエコー法を利用した撮像法でも良好に動脈が描出可能なことが多い．頭尾方向に走行する分枝が主体であることも特徴であるので，心電図や脈波で同期した2D gated TOF（Time-of-flight）法の利用に適している．2D gated TOF法は信号対雑音比や空間分解能の高い画像を提供するが，蛇行した動脈が水平ないし上行すると信号が低下して偽狭窄を呈してしまうことや，薄い横断像の積み重ねであるため広い範囲を撮像すると時間が延長してしまうことが欠点である（図10）．これに対してFBI法やNATIVE法は蛇行血管でも偽狭窄を呈しにくく，また冠状断にて広い範囲を短時間で撮像することができるので，特に閉塞性動脈硬化症の評価を目的とした骨盤から下肢までの非造影MRAの第1選択といえよう（図10）．骨盤部FBI法の特徴や留意点は次項の下肢動脈と同様であるので，本項では詳説を避ける．

　FBI法は最低流速の速い動脈が苦手であるので，早期静脈還流を示すような血管奇

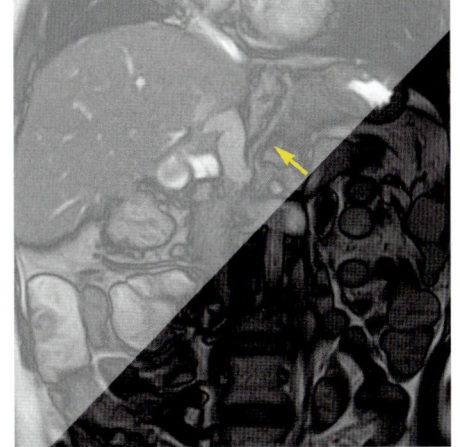

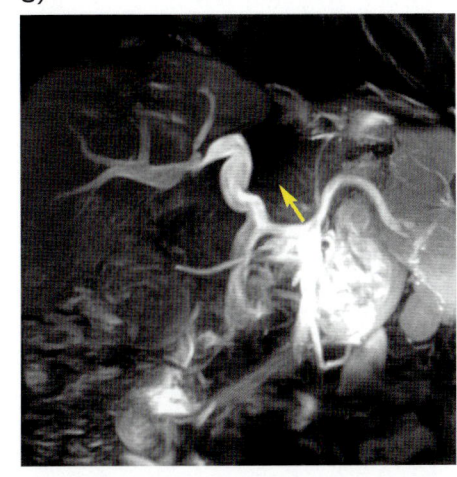

図8 20代女性，生体肝移植後門脈狭窄，遠肝性側副路評価

A) PTA（percutaneous transluminal angioplasty, 血管内腔拡張術）前，吻合部狭窄（矢頭）により門脈圧が亢進し，左胃静脈は逆流している（矢印）．圧較差も確認されたためPTAを施行し，圧較差は消失，左胃静脈への逆流もなくなった．1年後に造影CTAにて再狭窄を疑われたが，経皮経肝門脈造影では左胃静脈逆流も圧較差もなかった．B) PTA3年後に造影CTAにて再狭窄を否定できず，Time-SLIP法施行．肝臓や左胃静脈（矢印）を含むスラブ（グレー帯）で反転パルスを印加した．C) 門脈本幹から肝内まで高信号のinflowが到達しているにもかかわらず左胃静脈は描出されていない（矢印）ことから，左胃静脈逆流のないことがわかる．有意狭窄はないものと判断し，経過観察中である

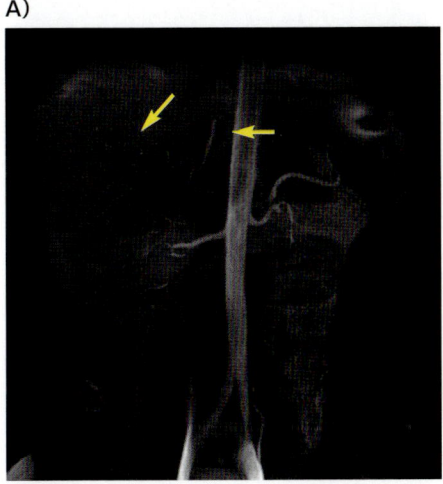

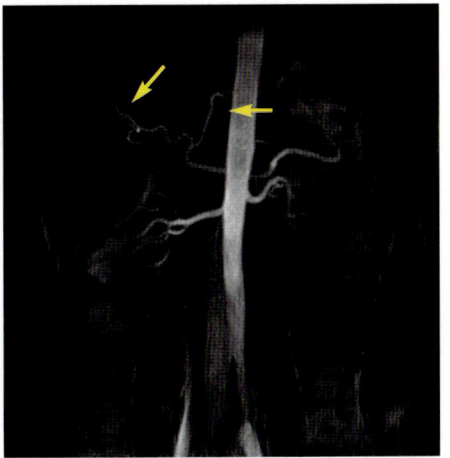

図9 30代女性，正常．肝動脈

A) TI：1,300 msにて肝動脈は一次分枝まで描出されているが，二次分枝以降の描出は不良である（矢印）．B) STIR法により肝実質信号を抑制すると，二次分枝以降まで肝動脈が描出される（矢印）

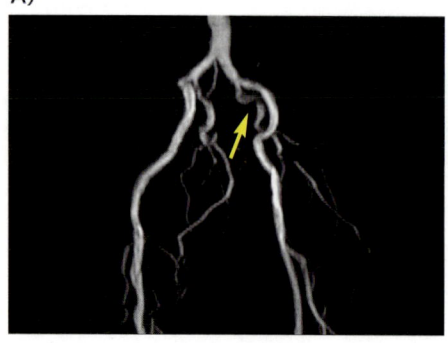

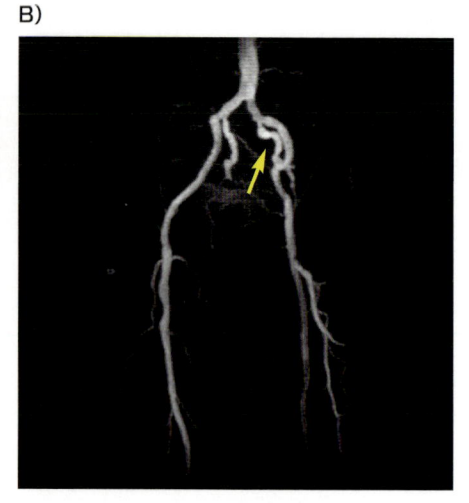

図10 70代男性，閉塞性動脈硬化症，NATIVE法と2D gated TOF法
A）横断撮像の2D gated TOF法では，横走する動脈（矢印）や尾頭方向に走行する動脈の信号は低下してしまう．B）冠状断撮像のNATIVE法では長軸方向に広い範囲がカバーされており，蛇行した内腸骨動脈の信号低下もない（矢印）

形（図11）や移植腎（図12）にはbalanced SSFP法を用いたMRAの方が適している．Time-SLIP法を併用したinflow MRAは，複雑に絡み合った血管奇形の動静脈から流入動脈を抜き出すことができるので，治療方針決定や経過観察に有用であろう（図11D）．subtraction法を用いて，TIの値を変更しながら複数回撮像すれば，内因性造影剤を用いて血行動態を評価することも可能である（図11A〜C）．TIの種類を増やせば，検査時間は延長するものの，いくらでもframe rateを向上することが可能である．内因性造影剤のボーラス性は反転パルスのスラブを薄くするほど高まるので，全長を描出したい場合は厚いスラブを，血行動態を分析したい場合は薄いスラブを設定するとよい．

> **memo**
> ■ **内因性造影剤，外因性造影剤**
> MRIで増強効果を得る方法は，体内物質利用（内因性造影剤）と薬剤投与（外因性造影剤）の2種類である．

6 おわりに

腹部血管の非造影MRAは造影MRAの一部を置き換えうる検査であり，造影MRAでは得難い情報を提供することもある．今後は，さらなる手法の進歩や高磁場装置での臨床応用が期待される．

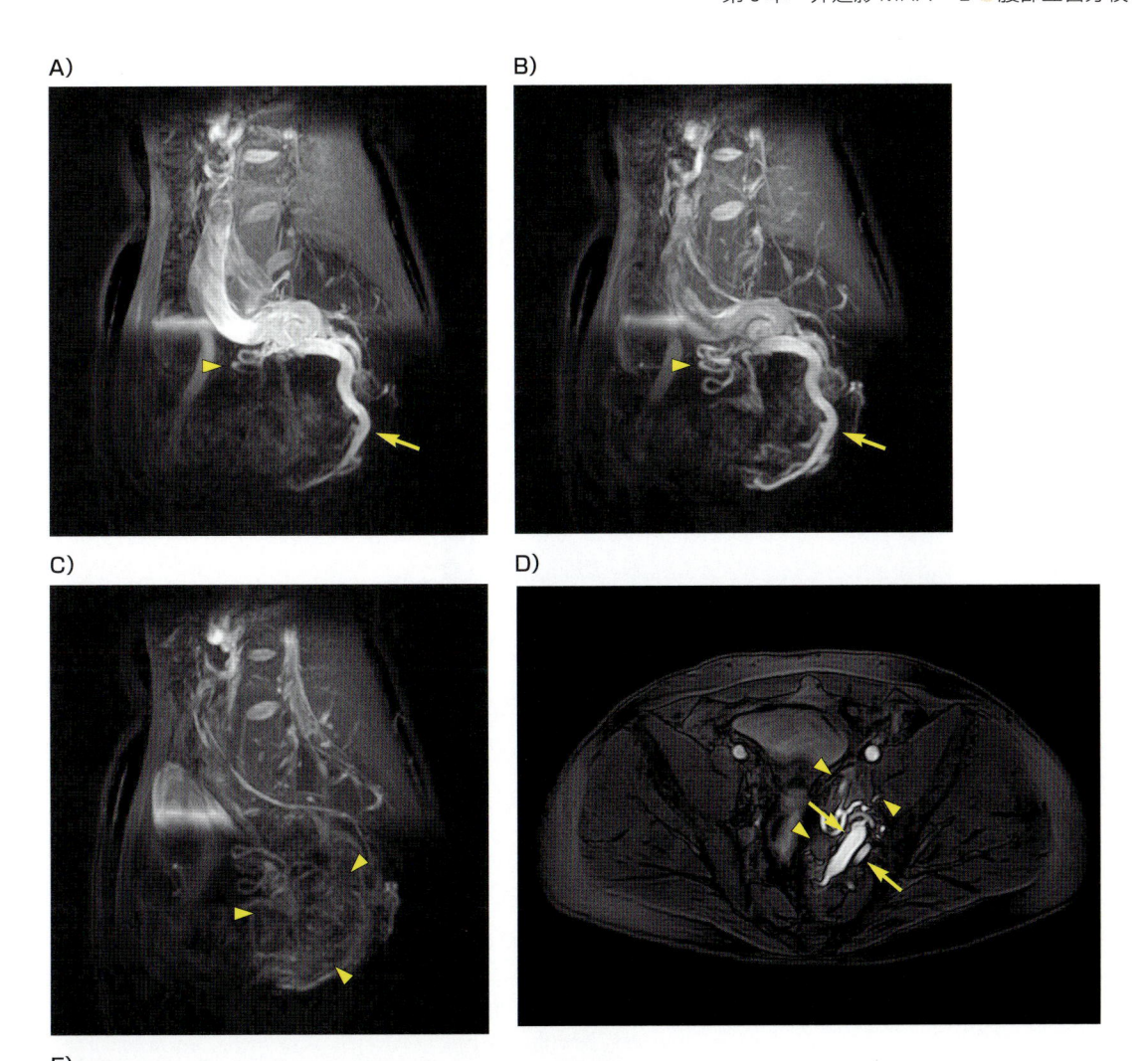

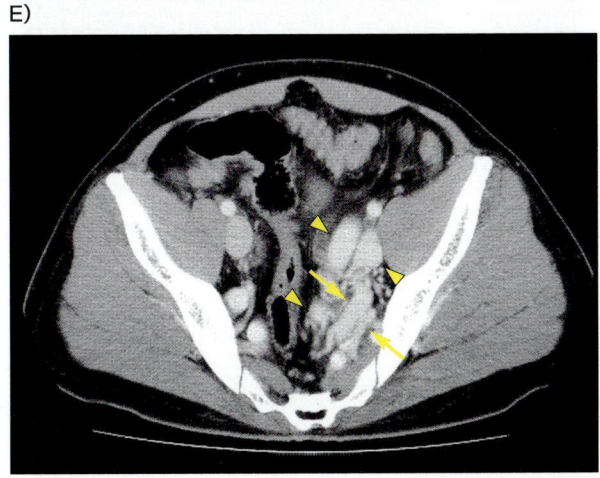

第3章 非造影MRA　2 ● 腹部血管分枝

図11 30代男性，骨盤部血管奇形，Time-SLIP法を用いた血行動態評価

静脈還流が速すぎるため造影CTAでは動静脈の分離が不良で，MRAが追加された．TIを400（A），800（B），1,200 ms（C）と変更しながらTime-SLIP MRAを撮像した．短いTIでは拡張した内陰部動脈（A，B矢印）や蛇行する閉鎖動脈（A，B，矢頭）など流入動脈が選択的に描出され，TI延長とともに描出範囲が末梢へ移動，1,200 msではnidusが描出された（C，矢頭）．TI：800 msのinflow MRA（D）では流入動脈の分岐や走行を詳細に観察することができる．造影CTA（E）と比較すると，内因性造影剤を利用したTime-SLIP MRAが動脈と静脈を鮮やかに分離している（D，矢印：動脈，矢頭：静脈）のに対し，外因性造影剤を利用したCTA（E，矢印：動脈，矢頭：静脈）は両者を全く分離できていないのが印象的である

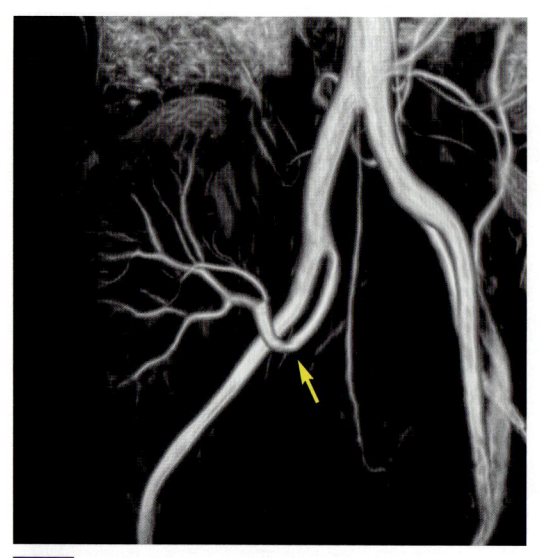

図12 50代男性，腎移植後
TI：1,500 ms のSTIR法併用Time-SLIP法にて，移植腎動脈（矢印）に狭窄のないことが確認できた

参考文献

1) Miyazaki M, et al. : Peripheral MR angiography : separation of arteries from veins with flow-spoiled gradient pulses in electrocardiography-triggered three-dimensional half-Fourier fast spin-echo imaging. Radiology 227 : 890-896, 2003
2) Katoh M, et al. : Free-breathing renal MR angiography with steady-state free-precession (SSFP) and slab-selective spin inversion: initial results. Kidney Int 66 : 1272-1278, 2004
3) Wyttenbach R, et al. : Renal artery assessment with nonenhanced steady-state free precession versus contrast-enhanced MR angiography. Radiology 245 : 186-195, 2007
4) Ito K, et al. : Intraportal venous flow distribution : evaluation with single breath-hold ECG-triggered three-dimensional half-Fourier fast spin-echo MR imaging and a selective inversion-recovery tagging pulse. AJR 178 : 343-348, 2002

第3章 非造影MRA

3 下肢動脈

中村 克己

1 はじめに

腎性全身性線維症（nephrogenic systemic fibrosis：NSF，**p202参照**）が話題となって以来，Gd（ガドリニウム）造影剤の使用に関して多くの注意が喚起されている．とりわけアメリカ食品医薬品局（Food and Drug Administration：FDA）のreport（2006/6/8, 2007/5/23改訂）では，「腎機能低下症例においては，Gd造影剤投与によって得られる情報が，診断において必須であり，かつ非造影検査では得られない場合以外は，Gdの使用は避けるべきである」と勧告されている[1]．

NSFは特に高用量のGdを投与した造影MRAに多く発症していることもあり，非造影MRAへの関心が非常に高まってきた．しかし，非造影MRAの手法が本当に受け入れられるためには，単に造影剤を使用しない非侵襲的検査であるだけではなく，造影MRAに遜色ない，あるいはこれを凌駕する診断能を有する検査であることが求められ，このことが検証されてはじめて腎機能の正常例においても第1選択の検査となっていけるものと考えられる．

本項では，非造影MRAの手法のなかでも，下肢血管領域で特に有用性の高いFBI（Fresh blood imaging）法を中心に述べる．

2 下肢動脈

TOF（Time-of-flight）法やPS（phase shift）/PC（phase contrast）法を用いたMRAは，MRIの臨床応用の比較的早期から行われ，頭頸部領域では現在でも第1選択の検査である．しかし，下肢動脈領域の場合は，2D TOF法では下肢の広い範囲を撮像するためには検査時間が長くなり，また当時は空間分解能も十分でなく，広く普及するには至らなかった．しかし，MRI装置やコイル，撮像法の進歩とともに，撮像時間の短縮，かつ画質も向上してきており，現在でも造影を行えない例などで限定的方法であるが，行われている．

FBI法は，Time-of-flight現象やスピンのphase shiftに依存しない，収縮期と拡張期における動脈信号の差を利用した，新しい血管描出法である（詳細は**p118参照**）[2,3]．

1 閉塞性動脈硬化症

高齢化と食の欧米化により動脈硬化性疾患が急増しており，今後は動脈硬化性疾患が悪性腫瘍を抜き日本人の死因の第1位になるともいわれている．このため動脈硬化

性疾患の予防と早期発見，早期治療することが重要であり，画像診断に求められる役割は大きい．

末梢動脈疾患（peripheral arterial disease：PAD）とは，冠動脈以外の大動脈およびその分枝の，閉塞性もしくは拡張性の疾患を指す言葉である．欧米ではPADのほとんどが閉塞性動脈硬化症（atherosclerotic obliterans：ASO）であるためPADはASOとほぼ同義語として使われている．日本では過去に多くを占めていた閉塞性血栓血管炎（thromboangitis obliterans：TAO，Buerger病）が，生活習慣や環境変化の影響でここ20年ほどの間に激減し，このため現在は日本でもASOがPADのほとんどを占めるようになった．

PADの診療においては，高血圧や糖尿病，高脂血症，慢性腎疾患などの動脈硬化の危険因子を有する患者さんにおいて，間歇性跛行や重症下肢虚血の症状を早期発見することが重要である．しかし，下肢痛や間歇性跛行を呈する疾患は整形外科疾患など血管疾患以外にも多く，病歴や理学的所見に加えて画像診断による血管疾患と非血管疾患の鑑別が求められる．

臨床症状の重症度としてはFontaine分類が有名であるが（**memo 参照**），最近ではより細分化されたRutherford分類も用いられ，治療方針の決定に重要である．

PADの診断では，臨床症状や末梢動脈の触診，ankle-brachial pressure index（ABPI/ABI，**memo 参照**）の計測などから，病変の部位や重症度はある程度推定が可能である．画像検査の目的は狭窄/閉塞の部位や程度，側副血行路の発達の程度などを正確に評価し，治療方針を決定することである．

PADの病変の状態に応じた適切な治療法の選択のため，2000年にPADの取り扱いガイドライン「Management of Peripheral arterial disease：TASC（Trans-Atrantic Inter-Society Consensus）」が出され，'07年1月にはTASC Ⅱとして改訂された．TASCでは，病変の部位，狭窄の程度，範囲，石灰化の程度をもとに推奨される治療法が示されている．

---

memo

■ **Fontaine分類**

Fontaine Ⅰ度：下肢の冷感や色調の変化，Fontaine Ⅱ度：間歇性跛行，Fontaine Ⅲ度：安静時疼痛，Fontaine Ⅳ度：下肢の壊死や皮膚潰瘍．

■ **ankle-brachial index（ABI）**

四肢の血圧を同時に測定し，足関節収縮期血圧÷上腕収縮期血圧で求める．通常は下肢（足関節）の血圧は上肢（腕）の血圧と同じか少し高いが，この比が0.9以下のときは，下肢の動脈に狭窄または閉塞が疑われる．

---

2 FBI法による下肢MRA

FBI法は心電図同期法を併用した3D FASE（fast advanced spin echo）を用いた非造

影MRAの手法である．心収縮時相と心拡張時相との撮像を行い，両者の差分をとることで，動脈のみを描出する．撮像断面を冠状断に設定することで比較的広い範囲の描出が可能で，骨盤－下肢領域では3～4回の撮像で全体を描出することができる．三次元撮像であり，MIP (maximum intensity projection)やほかの後処理を加えることで多方向からの観察が容易で，狭窄の程度や側副血管の評価に優れている．

開発当初のFBI法は必ずしも下肢末梢など比較的細い動脈の描出は十分ではなかったが，読み出し傾斜磁場方向にflow spoiler pulseを付加したFlow-spoiled FBI法が開発されたことにより，四肢末梢や細い側副血管の描出も良好となり，下肢血管の描出能は飛躍的に向上した（図1)[4]．Flow-spoiled FBI法は，Gd造影MRAと比較しても，閉塞性動脈硬化症の狭窄や閉塞の描出や側副路の描出は遜色ない結果が得られている．

下肢血管の非侵襲的検査は，広い範囲を撮像可能なMRAが得意とするところであった．multi-slice CT (MSCT)の登場により，CTにおいても短時間で広範囲の撮影が行えるようになり，血管性病変の評価に造影CTA (CT angiography)が使用される頻度が増加してきた．PADの診断において，DSA (digital subtraction angiogrpahy)との比較においても，CTAの優れた診断能が報告されている．

当初は，骨除去などの後処理に時間と手間を要していたが，ワークステーションのソフトウェアの進歩で，最近ではこれらも容易となってきている．しかしながら，CTAはヨード造影剤の投与を前提とし，腎機能低下例には使用が困難である．またヨード過敏症の問題もある．低線量撮影とはいえ放射線被曝も不可避であり，また医療経済的側面も無視できない．

図2はCTAとFlow-spoiled FBI法を比較したものである．右浅大腿動脈の狭窄や深大腿動脈末梢からの側副血管の発達の程度などの診断は，両者で差はみられない．右

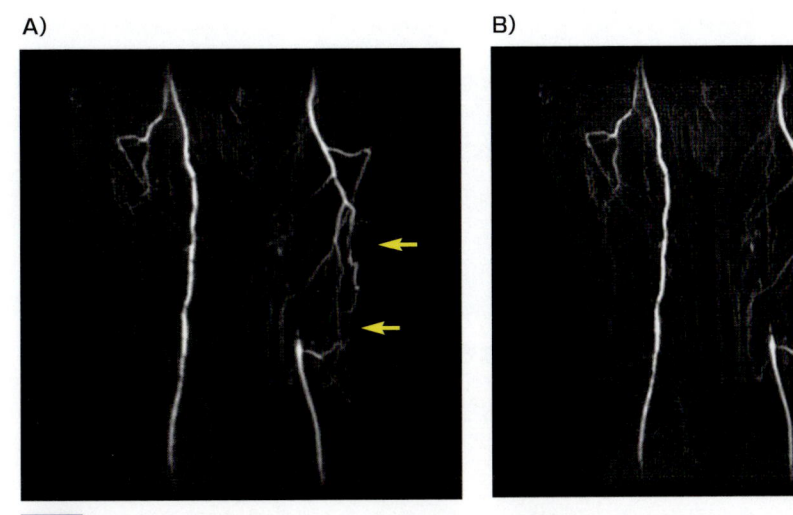

図1 Flow-spoiled FBI法による下肢動脈の描出（ステレオ）
左浅大腿動脈は閉塞し，深大腿動脈末梢に多数の側副血管の発達が認められる（矢印）

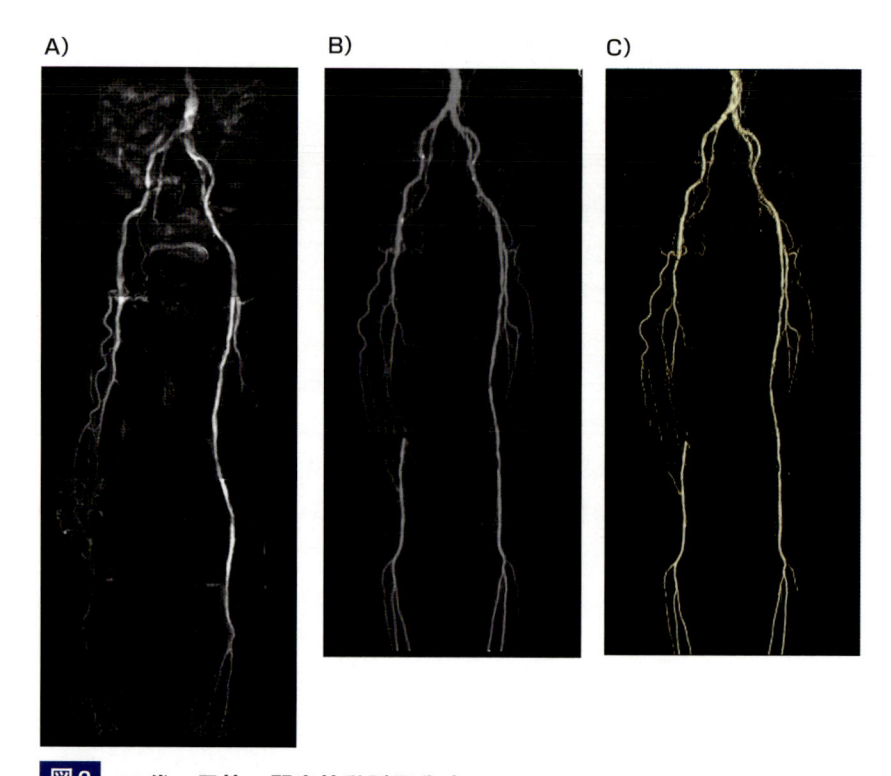

図2 70代，男性．閉塞性動脈硬化症
A) Flow-spoiled FBI法．B) CTA（MIP）．C) CTA（VR）．右浅大腿動脈の閉塞や深大腿動脈末梢の側副血管の発達の描出は，Flow-spoiled FBI法とCTAで大きな差はみられない

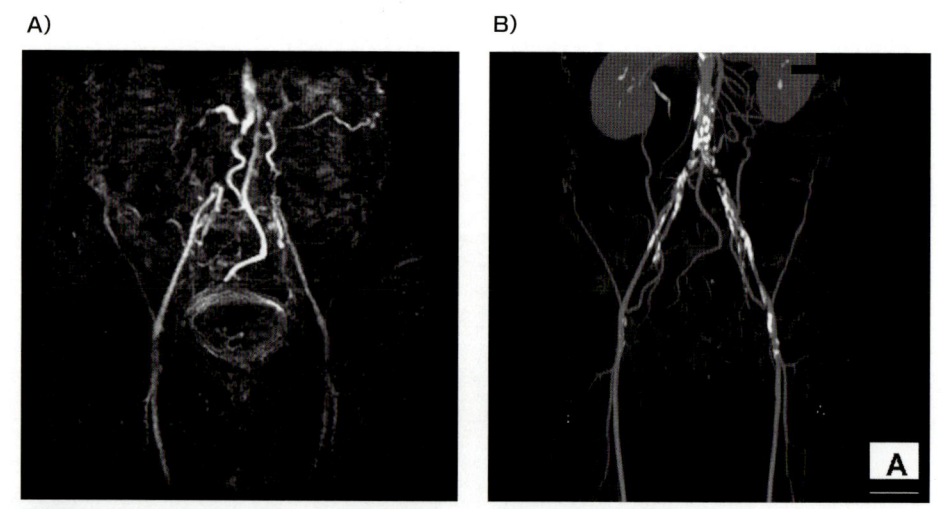

図3 70代，男性．閉塞性動脈硬化症（石灰化が高度な症例）
A) Flow-spoiled FBI法．B) CTA（MIP）．両総腸骨動脈は閉塞し，骨盤や腹壁動脈の側副路を介し，外腸骨動脈以下が描出されている．動脈壁の石灰化が強く，CTA（MIP）による評価は困難である

膝窩動脈から下腿動脈の描出はFBI法で不良であるが，これはFBI法特有の現象で，血流低下の反映と考えている．

ASOではしばしば血管壁のアテロームプラークが石灰化し，石灰化が高度な場合はCTAのMIPやVR（volume rendering）画像による内腔の評価は困難な場合が多い．連続する横断像の観察やcurved MPR（multiplanar reconstruction）などによる評価が必要である．FBI法は石灰化の影響を受けないため，動脈壁の石灰化の高度な例においても，MIP像のみでも狭窄の評価が容易である（図3）．

3 FBI法の問題点

FBI法は拡張期画像と収縮期画像の両時相の撮像が必要であり，撮像時間がそれだけ長い．さらに最適な拡張時相と収縮時相の決定や，差分後の後処理など，撮像の手技や後処理が少々面倒である．しかし，これらもparallel imagingの併用やシーケンスの改良により撮像時間は短縮し，また撮像手順もかなり自動化されるようになり，被検者および撮像技術者における負担は，当初に比べ大幅に軽減してきている．

FBI法には特有のアーチファクトが存在する．特に拡張期と収縮期の差分を前提とする手法であるので，両者の撮像の間に被検者が動くとミスレジストレーション・アーチファクトの原因となる．また早い血流に伴うN/2アーチファクト（memo参照）の出現頻度も高い．個々のアーチファクトの認識と適切な対応により，これらを大幅に軽減することが可能である．例えば，下肢の固定が不十分な場合はミスレジストレーション・アーチファクトが生じやすく，また体動によるアーチファクトが生じた場合は下肢固定を強固にし，再撮像を行うことも必要である．

> **memo**
> ■ N/2（エヌハーフ）アーチファクト
> 位相エンコード方向のFOVの半分だけずれて，画像が二重になるアーチファクトである．

3 下肢静脈の評価

FBI法は下肢静脈の描出にも優れるので，以下に簡単に述べる（下肢静脈に対するMR venographyの詳細は別項p150参照）．

下肢静脈瘤は，ほとんどが一次性と呼ばれる表在静脈の弁不全により引き起こされる．理学的所見やカラードプラ法や超音波断層像が診断に有用である．しかしながら病変の全体像を描出できるため，静脈造影も多くの施設で施行されている．

下肢静脈疾患に対するMR venographyは過去には非造影の2D TOF法が用いられてきたが，この方法では血流が遅く，拡張・蛇行する静脈瘤の描出には適さない．経静脈的なGd造影3D MR venographyは，手法が簡便で，MIPなどの後処理を加えることで静脈走行や静脈瘤の立体的把握が可能である．しかし，動脈と比べると血管コントラストが低く，造影剤量や撮像タイミングの問題もあり，広く普及していない．

FBI法は，基本的にT2強調画像であり，うっ滞・拡張した静脈を高信号に描出す

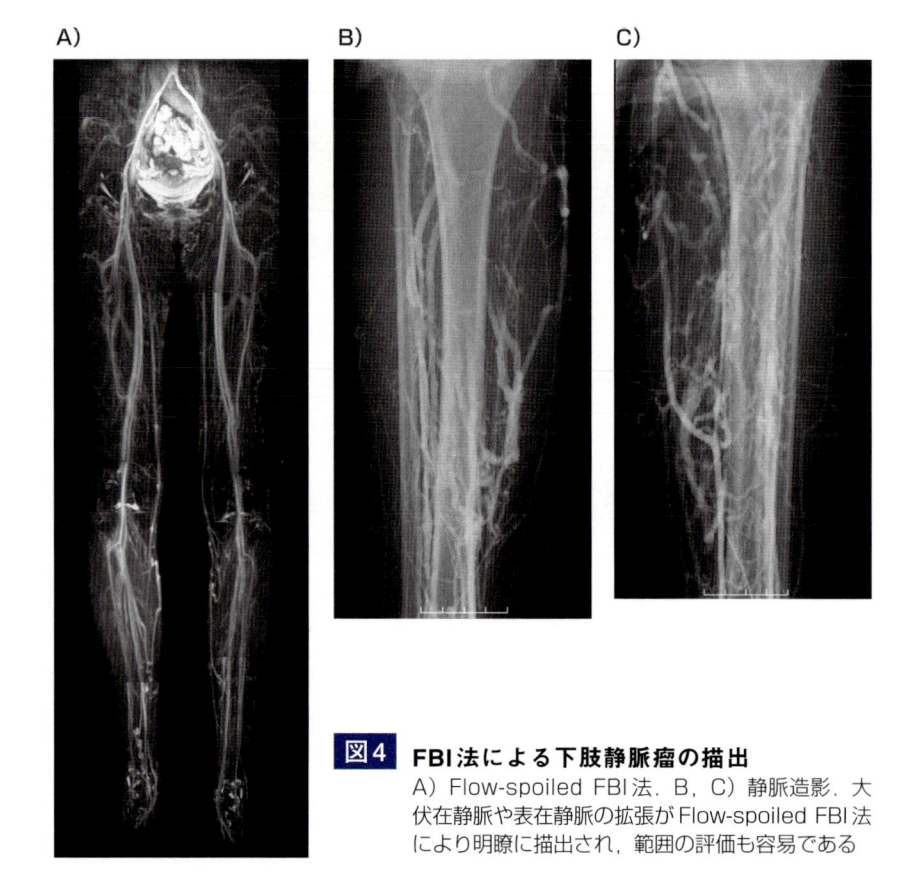

図4 FBI法による下肢静脈瘤の描出
A) Flow-spoiled FBI法．B，C) 静脈造影．大伏在静脈や表在静脈の拡張がFlow-spoiled FBI法により明瞭に描出され，範囲の評価も容易である

ることが可能であるので，下肢静脈瘤の診断に有用である．静脈の描出は，心電図同期撮像の収縮時相では動脈はフローボイドとなるので，静脈のみが描出される．また拡張した全体像であれば拡張期画像においても観察可能である（図4）．さらに拡張期画像から，拡張期－収縮期差分で得られた動脈像を差分することから静脈像を得ることができ，この方法が画質的には最もよい．しかし，2回の差分が必要であり，少々煩雑である．

深部静脈血栓症では，慢性血栓の場合，拡張する深部静脈内の信号欠損として描出される．この場合FBI法の元画像の観察により評価が可能である．また，深部静脈血栓症の血栓の描出に，拡散強調画像とFBI画像とのfusion像による評価が試みられている．比較的新しい血栓は拡散強調画像で高信号に描出されることから，下腿静脈内の血栓をより正確に評価することができる可能性がある．

しかし，急性の血栓性静脈炎の場合は，下肢の軟部腫脹や炎症性浮腫性変化のために評価困難な場合もある．

4 手指血管の評価

手指血管はMRAにとって非常に難しい対象である．TOF法では血流速度が遅く，

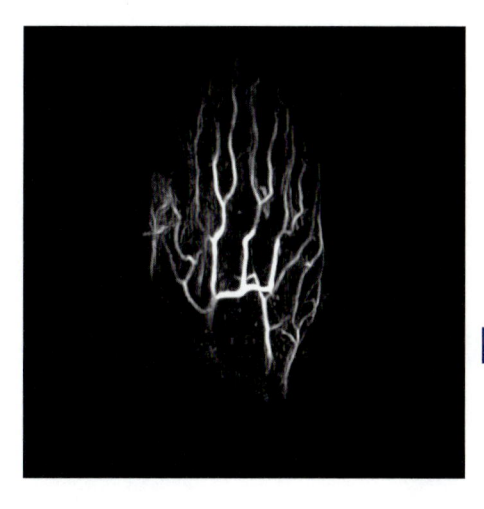

図5 **Flow-spoiled FBI法による手指血管の描出（ボランティア）**
Flow-spoiled FBI法は，T2WIである特徴を生かして，手指末梢の細い血管も明瞭に描出されている

　また空間分解能の点からも良好な画像は得られず，Gd造影MRAでも撮像タイミングや造影剤量の決定が難しい．FBI法はこの点T2強調画像（T2WI）である特徴を利用して，手指や足趾などの末梢の細かな血管の描出が可能である（図5）．
　またFBI法に，ASL（arterial spin labeling）の一手法であるTime-SLIP（time spatial labeling inversion pulse）を併用し，血流状態を評価する試みもなされている．

透析シャントの描出

　シャントの開存の有無の評価は，主として直接造影で行われている．非造影MRAによる評価も試みられ，TOF法やFBI法でいずれも比較的よい診断能が報告されている．

5 非造影Time-resolved MRA（Time-resolved FBI）

　ASOの治療方針の決定には，狭窄や閉塞の正確な評価とともに，側副血行路の発達の程度，末梢のrunoffの程度など，血行動態の評価が欠かせない．FBI法をはじめとする非造影MRAや造影CTAで得られる情報は主に形態学的な"静的"情報であり，血行動態的情報は得られない．Gd造影剤を急速注入後，厚いスラブの2D撮像を短い時間でくり返すMR-DSAによる血行動態評価の有用性が報告され，また最近では造影三次元MRAの撮像時間を1秒前後まで短くし，「四次元」MRAとして時間分解能を向上させる方法など，MRAにおいても血行動態を評価する方法が報告されている．
　ここでは，FBIの手法を応用した，非造影Time-resolved MRA（Time-resolved FBI）の手法を紹介する．

動脈内の脈波の伝搬のMR画像

　echo間隔（echo train spacing：ETS）の短いFSE（fast spin echo）法では，早い血

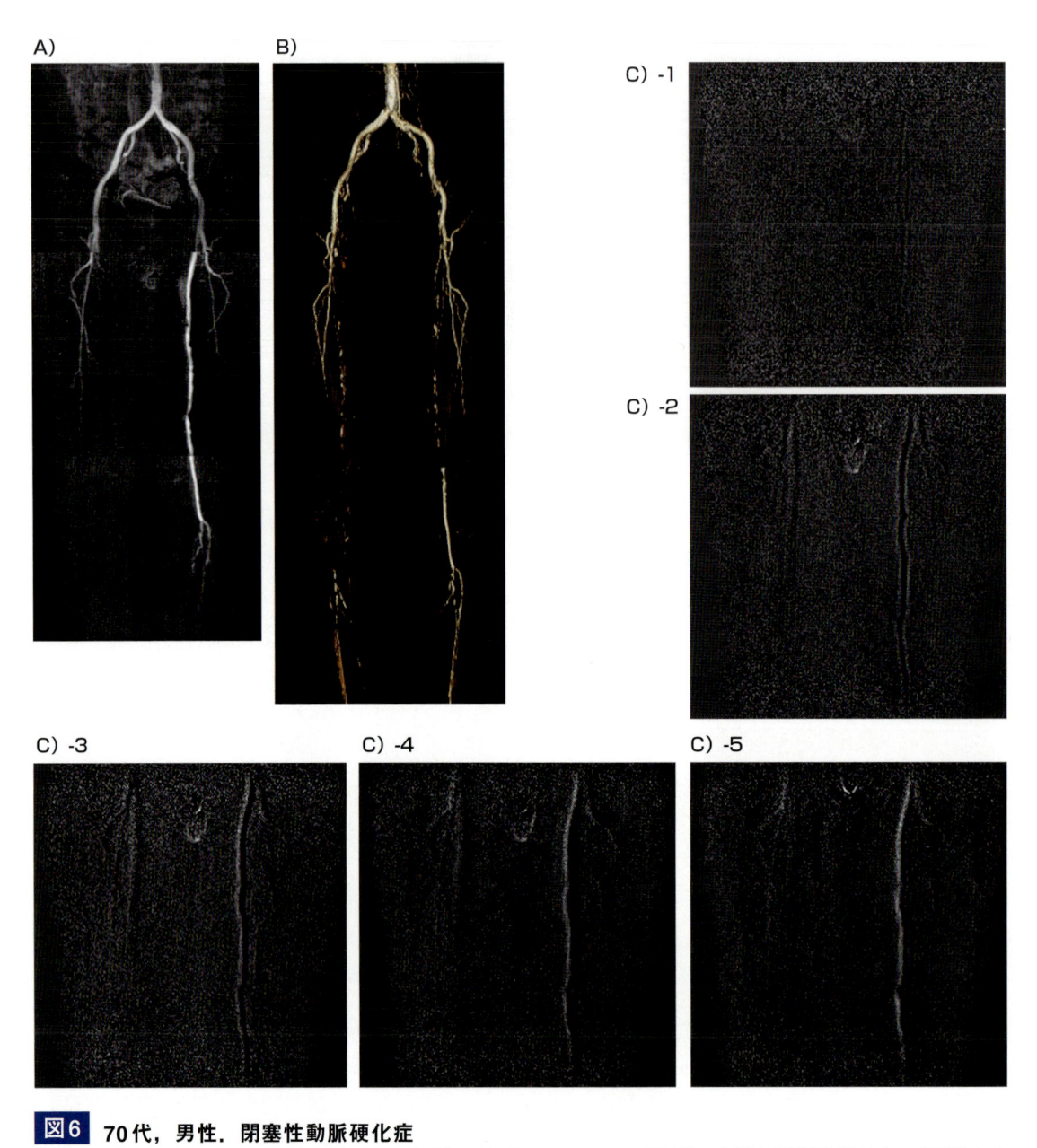

図6 70代，男性．閉塞性動脈硬化症
A) Flow-spoiled FBI法．B) CTA (VR)．C) Time-resolved FBI法．右浅大腿動脈は閉塞し，側副路を介し末梢が細く描出されている．Time-resolved FBI法は，左に比べ右の描出は不良で遅延が認められる

　流はフローボイド効果により低信号，遅い血流は高信号を示す．動脈血は心臓の駆出により脈波として心臓から大動脈，さらにその分枝へと伝搬するので，ETSの短いFSE法で非常に短い時間間隔で観察すると，フローボイドが移動していくと考えられる．
　図6は閉塞性動脈硬化症の例である．Flow-spoiled FBI法やCTA (VR) でみると，右浅大腿動脈が起始部より閉塞し，深大腿動脈末梢に細い血管増生がみられるが，末

梢の描出は不良である．大腿領域のTime-resolved FBIでは，大腿動脈が，近位部から遠位部へとdelay timeが増加するとともに徐々に描出され，血管撮影のDSAに類似した像が得られている．

このようにTime-resolved FBIは，非造影の手法で血行動態を評価することができる可能性がある[5]．

参考文献

1) U.S. Food and Drug Administration : Public Health Advisory : Gadolinium-containing contrast agents for magnetic resonance imaging (MRI) : Omniscan, OptiMARK, Magnevist, ProHance, and MultiHance, June 8 (updated December 22), 2006 (http://www.fda.gov/cder/drug/advisory/gadolinium_agents.htm)
2) Urata J, et al. : Clinical Evaluation of the Aortic Diseases using Nonenhanced MRA with ECG-triggered 3D half-Fourier FSE. JMRI 14 : 113-120, 2001
3) Miyazaki M, et al. : Non-contrast-enhanced MR angiography using 3D ECG-synchronized half-Fourier fast spin echo. JMRI 12 : 776-783, 2000
4) Miyazaki M, et al. : Peripheral MR angiography : Separation of arteries from veins with flow-spoiled gradient pulses in Electrocardiography-triggered three-dimensional half-Fourier fast spin-echo imaging. Radiology 227 : 890-896, 2003
5) Nakamura K, et al. : Feasibility of quantitative analysis of non-contrast-enhanced MRDSA using ECG-gated two-dimensional half-Fourier FSE for the assessment of peripheral vascular diseases. Presented at the ISMRM 14th Annual Meeting, Seattle, p1933, 2006

第3章 非造影MRA

4 下肢静脈

星 俊子

1 はじめに

　MR venographyの利点，欠点は造影MR venographyの項（p103参照）に述べた．非造影MR venographyは，造影MR venographyと比較して造影剤投与を必要としない点でさらに侵襲は低く，スクリーニングに適している検査法である．侵襲が低いので，経過観察にも適している．

　非造影MR venographyにはさまざまな撮像法があり，それぞれ異なる機序で静脈を描出しているため，血栓を診断するにはそれらの理解が必要になる．本項では，それぞれの撮像方法について述べていく．

2 2D TOF（2D Time-of-flight）法

　下肢静脈は頭尾方向に走行する屈曲の少ない血管なので，2D TOF法が有効である．この撮像法は古典的なMRA（MR angiography）の撮像法で，すべてのMRI装置で撮像可能である．頭側にpresaturation pulseを付加すると静脈（頭側へ流れる血流）のみを描出できる．静脈のみを選択的に描出できるのはこの方法の利点である．骨盤部から膝部までの深部静脈は2D TOF法で明瞭に描出される（図1）が，細い表在静脈や

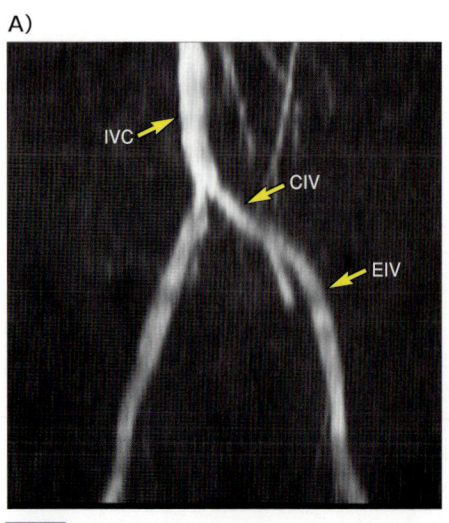

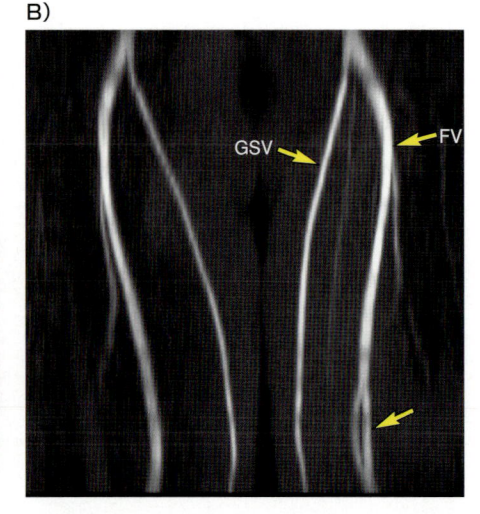

図1　2D TOF法　MIP像
健常男性．A）骨盤部：下大静脈（IVC），両側総腸骨静脈（CIV），外腸骨静脈（EIV）が明瞭に描出されている．B）大腿部：両側大腿静脈（FV），大伏在静脈（GSV）が明瞭に描出されている．左大腿静脈遠位部は重複静脈（矢印）になっている

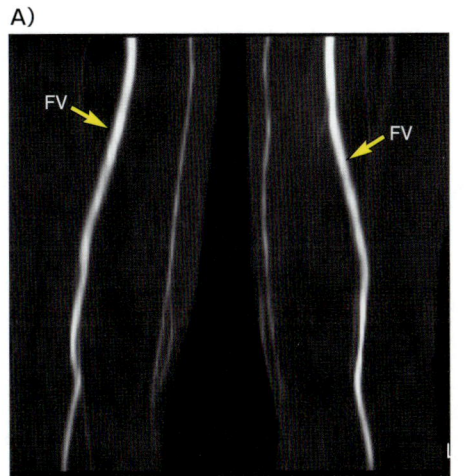

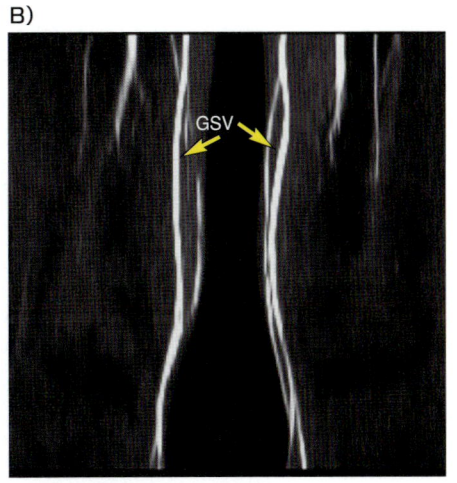

図2 **2D TOF法　MIP像　膝窩部の圧迫による描出低下**
健常男性，大腿部．A）膝窩部の圧迫を解除して撮像．大腿静脈（FV）の描出良好．B）両側膝窩部を圧迫して撮像．両側大腿静脈遠位部の描出が低下し，そのかわりに大伏在静脈（GSV）が明瞭化している．画像上は深部静脈血栓症との区別が困難

筋静脈，屈曲した血管の描出はほとんど得られないので，静脈瘤や静脈奇形の描出には利用できない．下腿部の静脈は血流が遅く一定でないので，2D TOF法では常に描出できるわけではなく，深部静脈血栓症の診断に利用するのは難しい．加温や駆血解除で下腿部の静脈血流を加速して2D TOF法の描出率を上昇させる工夫も報告されているが，下腿部の静脈血栓を2D TOF法で診断するには限界がある．また，ほかの撮像法に比べると検査時間が長いのは，本法の欠点である．

検査時には，**膝窩部の圧迫（図2）や膝部の過伸展で静脈が描出不良になるので体位に注意が必要である**．また，呼吸補正によってアーチファクトの軽減を図ることができる．

2D TOF法では血栓閉塞した静脈は描出されない（図3）．急性期以外の深部静脈血栓症では側副血管が描出されることが多い．大伏在静脈は主要な側副路となるので，明瞭に描出されることが多い．再開通した慢性期の深部静脈血栓症では，静脈がまだらに描出される（図4）．

2D TOF法では血管描出の程度は血流状態を反映している．**静脈不描出や描出低下の場合に血栓以外の理由で血流が低下している場合もあるので，区別しなくてはならない．**例を挙げれば，強い右心負荷やバッド・キアリ（Budd-Chiari）症候群のために下肢静脈の流れが非常に遅いと描出が不良となる．これらの場合は両側下肢静脈の描出が不良になるので区別がつくことが多い．また，2D TOF法では，撮像面に平行に走行する血管は信号が低下する．横走する左総腸骨静脈の信号低下はこれにあたり，閉塞・狭窄と区別しなくてはならない．臨床症状と2D TOF法の所見が合致しない場合は，ほかの撮像法かほかの検査方法で確認することが望ましい．

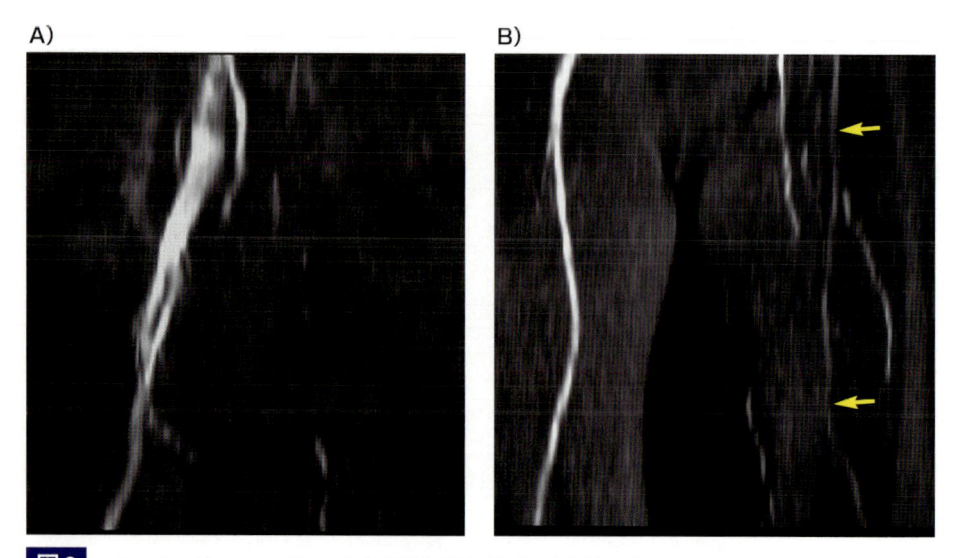

図3 2D TOF法　MIP像　左深部静脈血栓症（急性期）
82歳, 男性. A) 骨盤部：左総腸骨静脈, 外腸骨静脈が閉塞している. 急性期のため側副血行路はほとんど描出されていない. B) 大腿部：左大腿静脈（矢印）は淡く細く描出されている. 血流低下していると考えられる

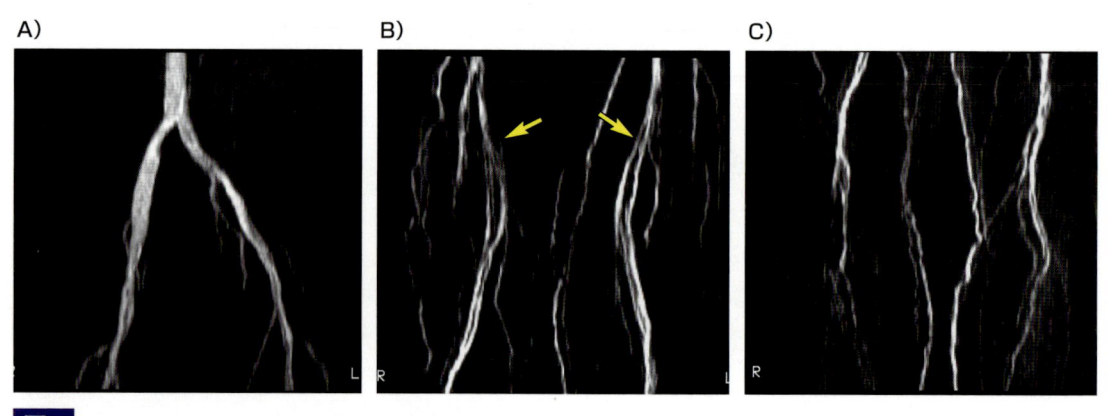

図4 2D TOF法　MIP像　静脈血栓後遺症
50歳, 男性. 20年前に両側深部静脈血栓症の既往あり. A) 骨盤部, B) 大腿部, C) 膝部. 両側大腿静脈の信号が不均一. 周囲には側副路が目立つ

　2D TOF法を用いたMR venographyの骨盤から大腿部の深部静脈血栓症の診断能は, ゴールド・スタンダードとされる静脈造影と比較して感度100％, 特異度96％と報告されている[1]．

3　SSFP（steady-state free precession）法

　高速撮像法を用いた方法にTrue FISP（fast imaging with steady-state precession），balanced FFE（fast field echo），FIESTA（fast imaging employing steady-state

第3章 非造影MRA　4　下肢静脈

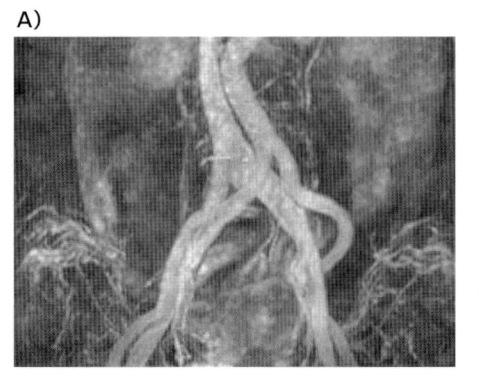

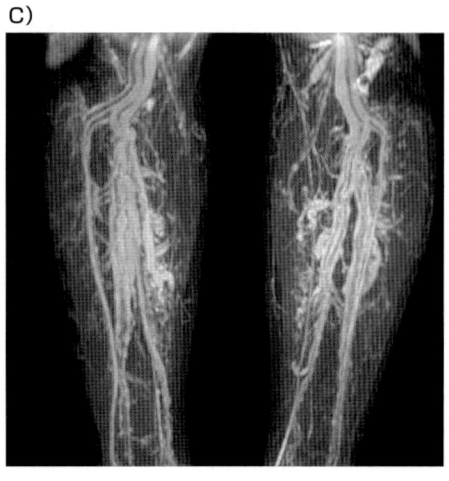

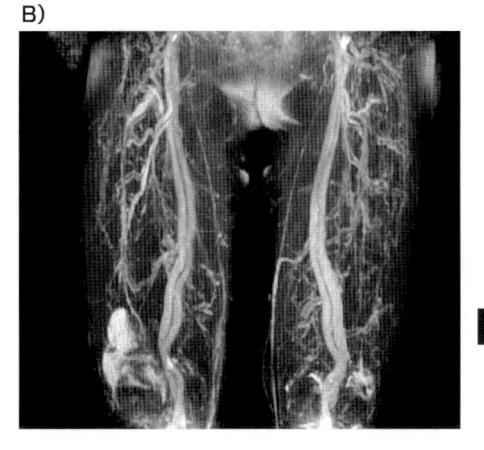

図5　SSFP法　MIP像
70歳，女性．正常例．A) 骨盤部，B) 大腿部，C) 下腿部．動静脈の両方が明瞭に描出されている

acquisition) などと称されるSSFPシーケンスがある．この撮像法は短時間で血管をコントラストよく描出することができるのでMRAとしての応用が検討されている (**図5**)．信号値に与える血流の影響は小さく，通常は動脈と静脈の両方が高信号に描出される．現時点では動静脈の分離が難しい．血管のみならず，関節液や皮下浮腫なども高信号になるので，これらがあるとMIP像では血管が描出されないことがある．その場合は元画像を検討する必要がある．

　検査時には，ほかの検査法同様，膝窩部や下腿のふくらはぎの圧迫を取り除く必要がある．

　SSFP法は基本的にT2/T1コントラストを呈する．静脈血栓は通常赤色血栓を形成するので，内部に多く含まれている赤血球内のヘモグロビンの変化が急性期から亜急性期にかけての信号値に反映する．SSFP法での静脈血栓の時期による信号値変化を考えると，急性期のdeoxyhemoglobinはT2短縮が反映して低信号に，赤血球内でmethemoglobinが形成される（約1週間後）と，強いT1短縮と相対的に弱いT2短縮が相殺されて軽度の高信号に，その後methemoglobinが赤血球外に出ると，強いT1短縮とT2延長が加わって著明な高信号になると考えられる（**表**）．臨床例で見ても

表 SSFP法における急性期から亜急性期静脈血栓の信号値変化

	deoxyhemoglobin	methemoglobin （赤血球内）	methemoglobin （赤血球外）
T1値	→	↓↓	↓↓
T2値	↓	↓	↑
T2/T1	↓ (low)　(→)　(↗)	↑ (high)	↑↑ (very high)

> **memo**
>
> ■ SSFP法
>
> くり返しの励起ごとに横磁化の位相を揃えて定常状態をつくって撮像する方法．定常状態では TR（repetition time，くり返し時間），TE（echo time，エコー時間）は画像コントラストに関係なく，さまざまな要素で定常状態が崩れるので，実際のSSFP画像の信号値を評価する際には注意が必要である．

　急性期から亜急性期の血栓は，SSFP法で低信号から強い高信号までさまざまな信号値を呈し（図6，7，8），開存している静脈と全く同じ信号値を呈する（図7）こともある．

　SSFP法を用いた深部静脈血栓症の診断が有効（感度87％，98％）という報告[2]がある一方で，本法の深部静脈血栓症の診断率は低い（感度66％，特異度71％）とする報告[3]もみられる．

　同一患者の血栓でも形成時期にずれがあるし，症状に気づいたときが必ずしも血栓形成開始時期ではない．このこともSSFP法での血栓の信号値にばらつきが生じる原因となる．これらのことから，**発症1カ月以内の深部静脈血栓症はSSFP法のみでは診断できないと考えるべきである**．後述するMRDTI法と組み合わせる方法などをとる必要がある．

　一方，発症1カ月以降の深部静脈血栓症では血栓は低信号値を示すので，診断は可能になる（図9）．したがって慢性期深部静脈血栓症の経過観察などにはSSFP法は適している．

4　MRDTI（magnetic resonance direct thrombus imaging）法

　Moodyら[4]は脂肪抑制血液抑制T1強調像を用いると，血栓のmethemoglobinを高信号に描出できることから，この方法をMRDTI法と報告している．ほかのMR venographyは血管を描出して血栓は欠損像として捉えるのに対し，本法は血栓そのものを描出する点で特異な方法である．描出された血栓が静脈血栓であることを確認するためには，ほかの撮像法も合わせて診断する必要がある．

第3章 非造影MRA　4 ●下肢静脈

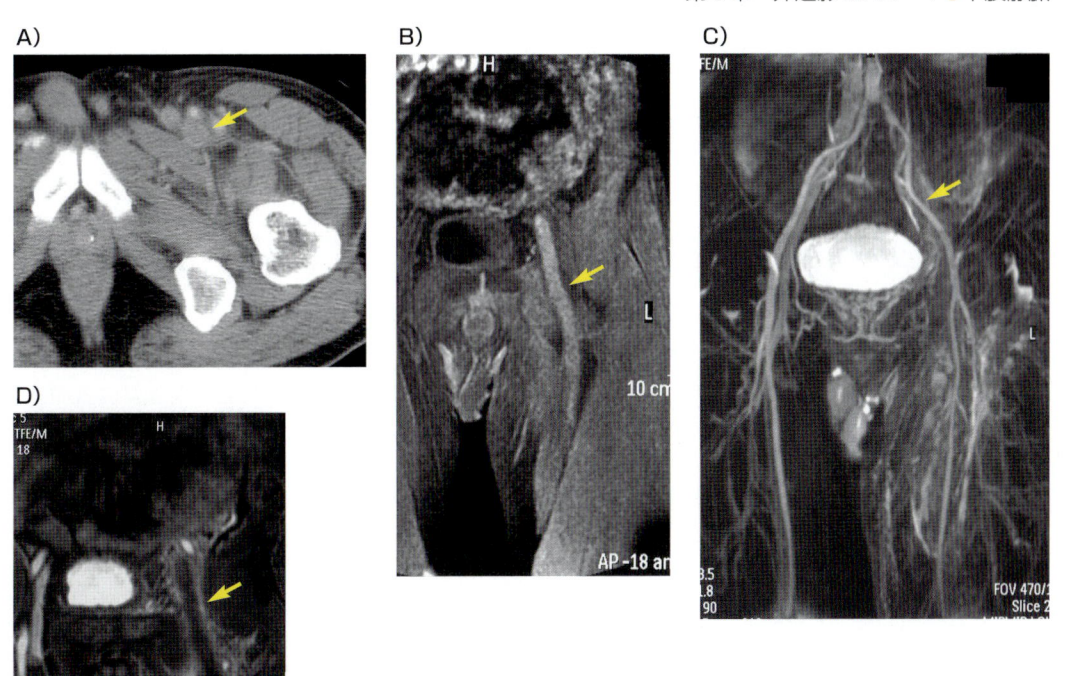

図6 SSFP法　血栓低信号例
70歳，男性．発症5日の左総腸骨静脈，外腸骨静脈，大腿静脈血栓症．A）造影CT：大腿静脈が造影されない（矢印）．B）MRDTI（MR direct thrombus imaging）法：元画像．亜急性期の血栓が高信号（矢印）を呈している．C）SSFP法：MIP像．左総腸骨静脈から大腿静脈は描出されない（矢印）．周囲は浮腫のために高信号を呈する．D）SSFP法：元画像．血栓（矢印）は低信号を呈している

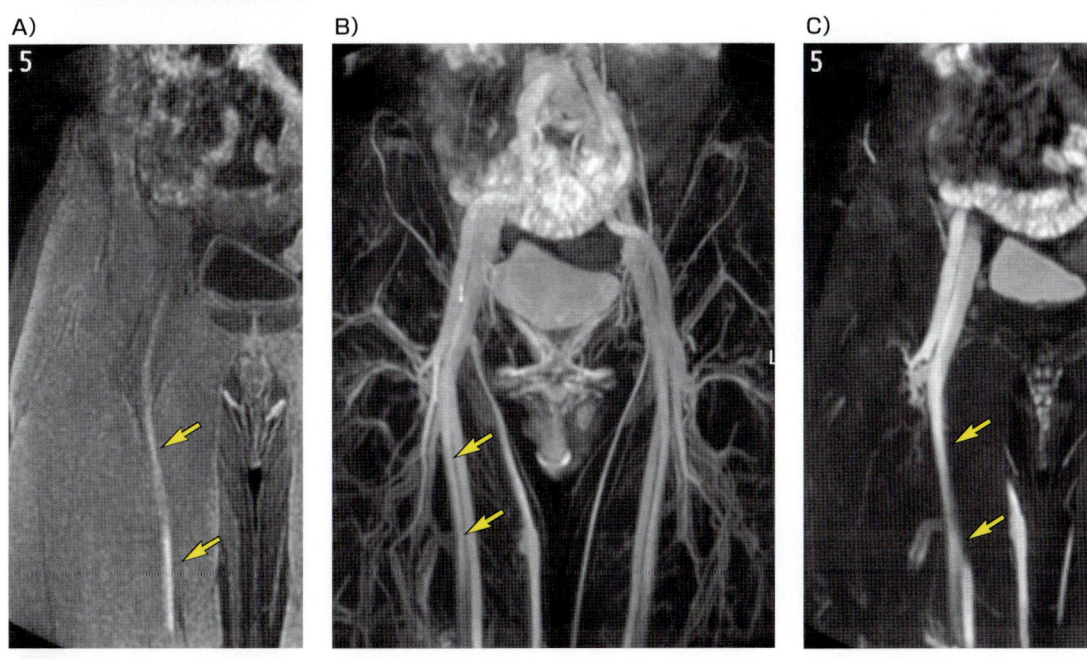

図7 SSFP法　血栓等信号例
44歳，男性．発症3日の右大腿静脈血栓症．A）MRDTI法：元画像．右大腿静脈に高信号の血栓（矢印）を認める．B）SSFP法：MIP像．静脈の描出に左右差なく，血栓の存在は指摘できない．C）SSFP法：元画像．血栓部も開存静脈と同等の信号値であることがわかる

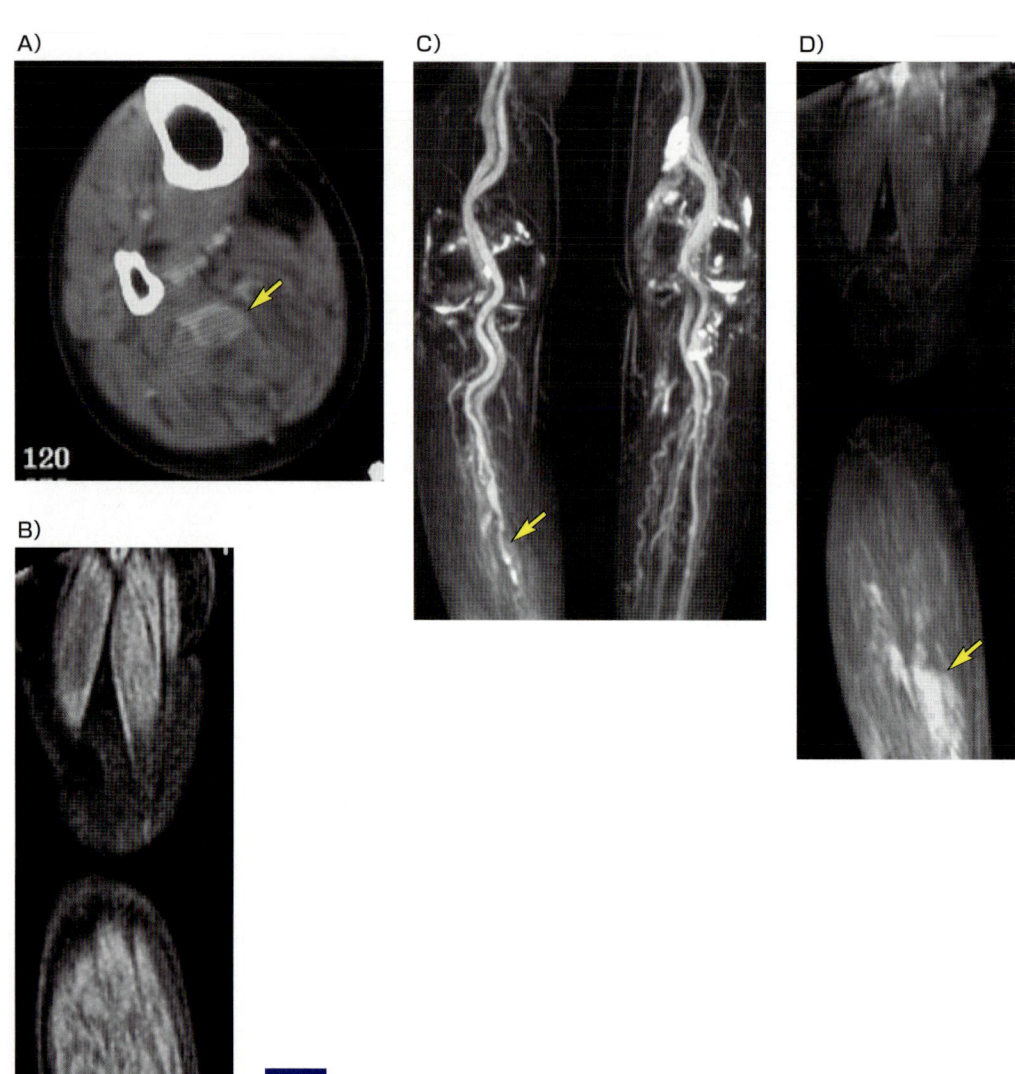

図8 SSFP法 血栓高信号例
72歳，女性．発症15日のヒラメ静脈血栓．A）造影CT：右ヒラメ静脈が拡張し，造影されない（矢印）．B）MRDTI法：元画像．ヒラメ静脈に高信号の血栓（矢印）を認める．C）SSFP法：MIP像．周囲の浮腫も加わって血栓の指摘は困難．D）SSFP法：元画像．血栓にあたる部位は高信号を呈している

　Fraserら[5]は，深部静脈血栓症疑いの101例について静脈造影と比較してMRDTI法の診断能を検討している．2名の観察者により感度96％，94％，特異度90％，92％と高い診断能が確認された．下腿部の血栓の診断能も高いとしている．

　筆者らの検討では，MRDTI法では形成されてから数日以内の急性期と1カ月以降の慢性期の血栓（図9）は本法で描出できない場合があった．本法は，**血栓のうちmethemoglobinの形成時期のみを捉えていることに注意すべきである．**本法は単独で使うのでなく，ほかの撮像法と相補的に用いることが望ましい．前述のSSFP法はmethemoglobinの形成時期に診断能が下がることを合わせて考えると，SSFP法と

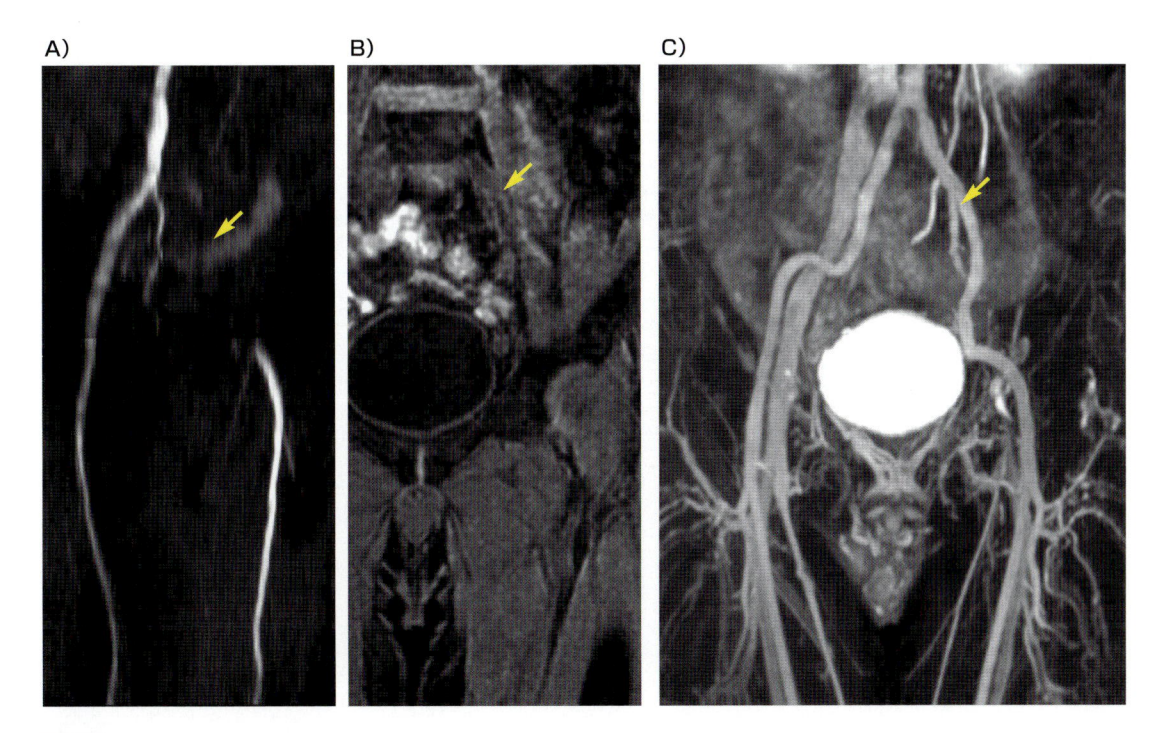

図9 慢性期深部静脈血栓症
80歳,男性.発症5年.左総腸骨静脈,外腸骨静脈血栓症.A) 2D TOF法:MIP像.左総腸骨静脈,外腸骨静脈が描出されない(矢印).B) MRDTI法:元画像.高信号血栓は認めない.C) SSFP法:MIP像.左総腸骨静脈,外腸骨静脈が描出されない(矢印)

MRDTI法を組み合わせれば,ほぼ全期間の血栓が診断可能と思われる.

5 Flow-Spoiled FBI (Flow-Spoiled fresh blood imaging) 法

本法は心電図同期を併用した高速SE (spin echo) 法を用いた非造影MRAで,動脈の収縮期と拡張期の流速の違いとflow-dephasingパルスを用いて下肢動静脈の分離を可能にした.

Yokoyamaら[6]はFBIを用いたMR venographyについての報告で,8例88部位の静脈について静脈造影を標準として比較して,深部静脈血栓症の診断能について感度100%,特異度92%という結果を報告している.本法は,浮腫のある場合は周囲の信号値が上昇するため,血管の同定が困難になる.

6 まとめ

非造影MR venographyは侵襲が低い有用な検査法である.高速撮像法の発達によって撮像方法も多彩になっている.疾患や目的によって,複数の撮像法を有効に組み合わせることが正確な診断を引き出すことになるだろう.

参考文献

1) Carpenter JP, et al. : Magnetic resonance venography for the detection of deep venous thrombosis : Comparison with contrast venography and duplex Doppler ultrasonography. J Vasc Surg 18 : 734-741, 1993
2) Cantwell CP, et al. : MR venography with true fast imaging with steady-state presession for suspected lower-limb deep vein thrombosis. J Vasc Interv Radiol 17 : 1763-1769, 2006
3) Pedrosa I, et al. : Is True FISP imaging reliable in the evaluation of venous thrombosis ? : AJR 185 : 1632-1640, 2005
4) Moody AR, et al. : Lower-limb deep venous thrombosis : Direct MR imaging of the thrombus. Radiology 209 : 349-355, 1998
5) Fraser DGW, et al. : Diagnosis of lower-limb deep venous thrombosis : A prospective blinded study of magnetic resonance direct thrombus imaging. Ann Intern Med 136 : 89-98, 2002
6) Yokoyama K, et al. : Non-contrast enhanced MR venography using 3D Fresh Blood Imaging (FBI) : Initial experience. Radiation Medicine 19 : 247-253, 2001

第3章 非造影MRA

5 Vessel wall imaging

渡邊 祐司

1 はじめに

　動脈硬化性プラークは，動脈の内腔の狭窄や閉塞をきたすだけでなく，その脆弱性から動脈塞栓の原因となる．特に頸動脈の動脈硬化性プラークは，脳梗塞・一過性脳虚血発作（transient ischemic attack：TIA）の重大なリスク要因で，脳梗塞の約3分の1がこれに起因する（**図1**）[1〜8]．このため脳梗塞・一過性脳虚血発作のリスク評価には，頸動脈のイメージングが不可欠で，内腔の狭窄度だけでなく，頸動脈壁の動脈

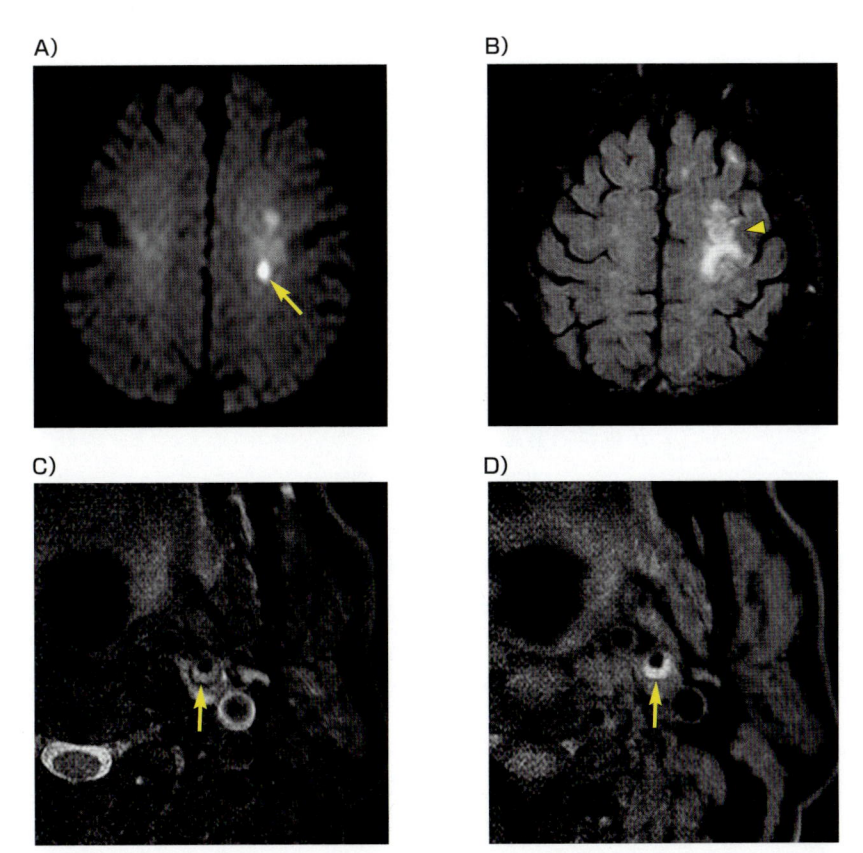

図1　脳梗塞発症24時間後MR検査：脳卒中患者に頸部頸動脈を検査する必要性
71歳，男性．拡散強調像（A）で左頭頂葉に高信号域の急性期梗塞巣（矢印）を認める．FLAIR（fluid attenuated inversion recovery）像（B）では多数の高信号域（矢頭）がみられ，過去にも梗塞があったことがわかる．頸部内頸動脈には三日月状の動脈硬化プラークがみられ，脂肪抑制T1強調像（C）と脂肪抑制T2強調像（D）でともに高信号域（矢印）を呈している．危険なソフトプラークであった．頭蓋内脳血管と心臓は正常で，脳血流も正常であった

硬化性プラークの性状評価を併せて行うことが重要である．頸動脈プラークのイメージングには，Doppler US（ultra sonography），MR，CT，PET-CTがある．簡便性ではColor（power）-Doppler USが優れ，危険な不安定プラークと安定プラークの鑑別評価はMRが優れている．

本項では，頸動脈壁のMRイメージングの手法と読影ポイントについて詳述する．

2 頸動脈壁のMRイメージング：black blood MRイメージング

頸動脈壁のイメージングには，血管内腔の信号を抑制するblack blood法を用いる．black bloodの手法には，プレサチュレーションを用いるdouble presaturation pulse法と反転パルスを用いるDouble IR法がある[1, 7]．前者はスクリーニングに使用し，精密に検査を行うには後者を用いる．

1 double presaturation pulse法

double presaturation pulse法は，MRA（MR angiography）に用いるシーケンスにpresaturation pulseを心臓側にもう1個付加するだけで，頸動脈の血管内腔の信号を抑制する簡便なblack blood法である（図2）．脂肪抑制法を付加して撮像を行う．得られる画像は脂肪抑制3DT1強調像である．頸動脈のソフトプラークの多く（約90％）はT1高信号を呈するので，この手法で大部分のソフトプラークの検出が可能である．簡易法であるので，血管分岐部の複雑な血流や壁に近接する遅い血流が信号を生じ，完全なblack blood画像が得られないことがある．この場合，**壁肥厚やハードプラークに類似した像を生じることがあるので，3D TOF MRAの元画像とよく対比することが重要である**．

2 Double IR法

Double IR法の原理は，反転パルスと血液の回復時間を利用している（図3）[7]．磁場全体に非選択的180度反転IRパルス（non-selective IR）をかけ，その直後，撮像スライス面に選択的な180度反転IRパルス（selective IR）をかけスピンを元の状態に戻しておく．そして，最初に非選択的IRパルスで反転した血液の信号が回復し，nullになるタイミングで，撮像スライスを，心電図同期法と脂肪抑制法を併用してT1強調TSE（turbo SE）像とT2強調TSE像で撮像する．脂肪抑制を併用するのは，体表の脂肪によるゴーストアーチファクトの影響を軽減し，コントラストを高めるためである．心電図同期は，頸動脈の拍動による壁の動きのアーチファクトを減じるためである．この手法では高空間分解能，高画質の横断像を撮像できるが，1回で得られるのは1スライスのみである．

第3章　非造影MRA　5 ● Vessel wall imaging

TOF MRAと簡易血管壁イメージング

A) 動脈を選択的に撮像
（静脈：black blood）

B) 静脈を選択的に撮像
（動脈：black blood）

C) 動脈・静脈
black blood

presaturation slab

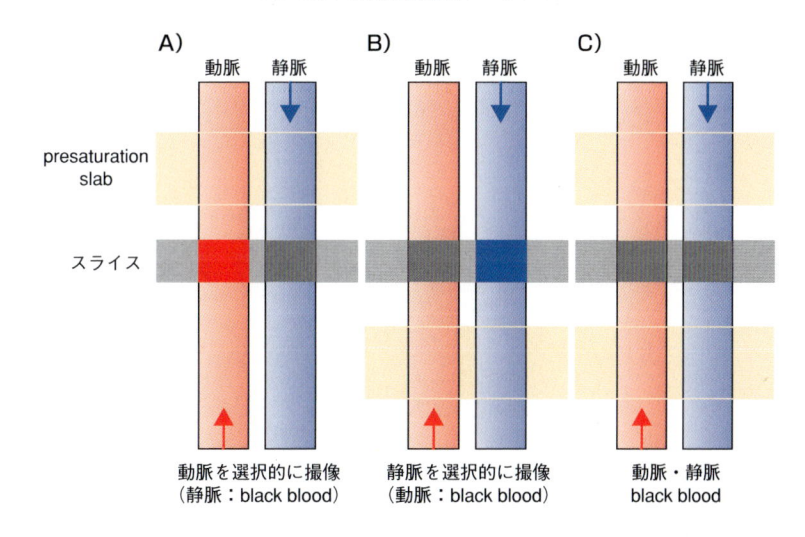

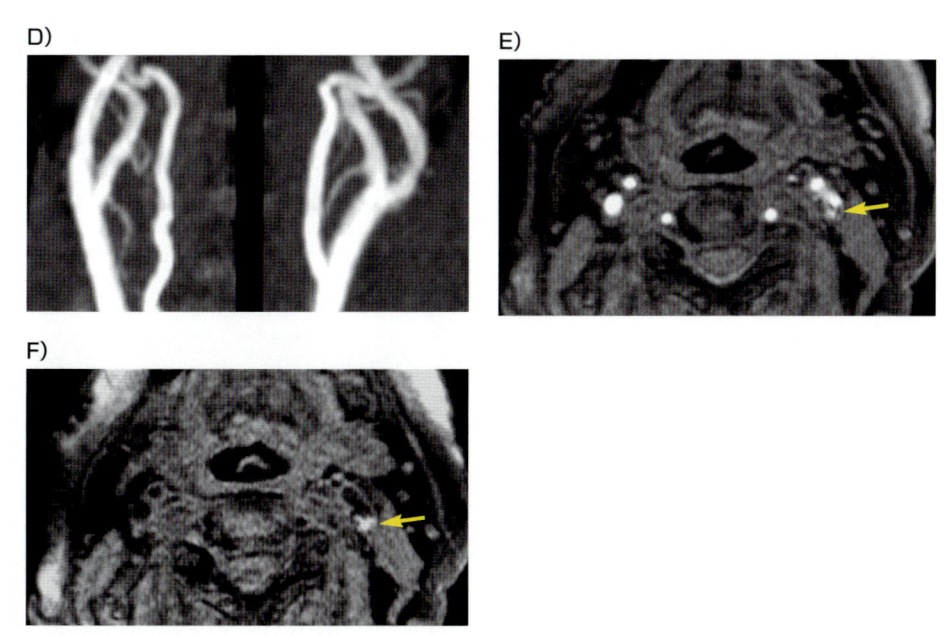

スライス

D)

E)

F)

図2 **double presaturation pulse法の原理**
A) 動脈を選択的に撮像するTOF MRA．撮像スライス面の頭側にpresaturation slabをかけることにより，静脈の信号を飽和させ，動脈のみを選択的に撮像する．B) 静脈を選択的に撮像するTOF MRA．撮像スライス面の心臓側にpresaturation slabをかけることにより，動脈の信号を飽和させ，静脈のみを選択的に撮像する．C) double presaturation slabによるblack blood法．撮像スライス面の頭側，および心臓側の両方にpresaturation slabをかけることにより，動脈と静脈両方の信号を飽和させるblack blood法である．D) TOF MRA．E) TOF MRA元画像．F) double presaturation pulse法のblack blood画像．左脳梗塞をきたした患者さんの頸部TOF MRAでは明らかな狭窄はみられない（D）．元画像（E）では，左内頸動脈に内腔の血流信号が不整（矢印）である．black blood画像（F）で同部にT1高信号のプラーク（矢印）が存在することがわかる

血管イメージング　大動脈・末梢血管　161

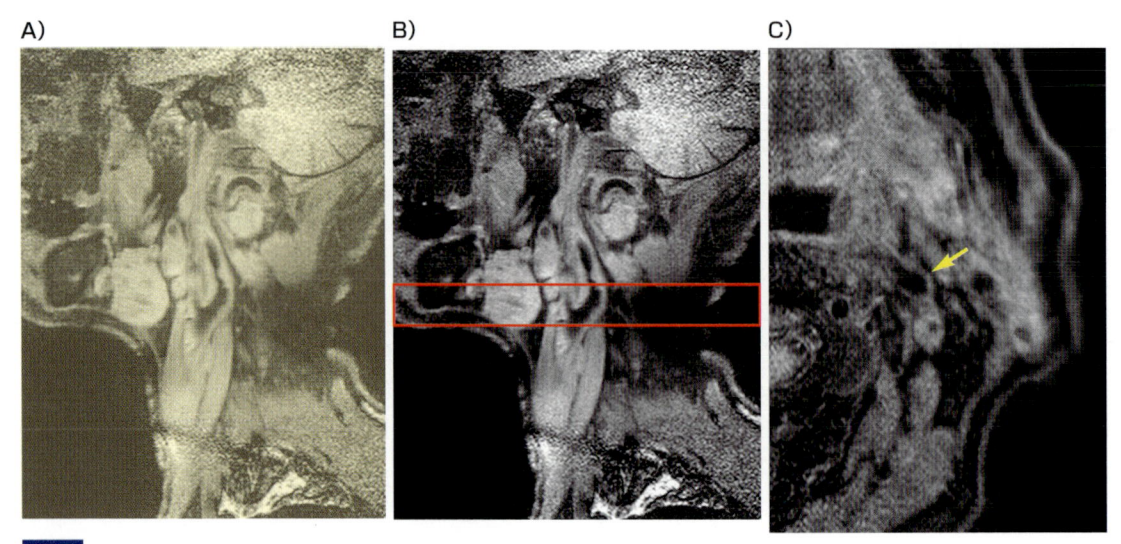

図3 Double IR法の原理
A) 非選択的180度反転IRパルス．B) 選択的180度反転IRパルス．C) black blood横断像．磁場全体に非選択的180度反転IRパルス（A）をかける．直後に撮像断面を選択的180度反転IRパルス（B）でスピンを元の状態に戻す．反転した血液の信号が回復しnullになるタイミングで撮像断面を撮像し，頸動脈（矢印）のblack blood画像（C）が得られる

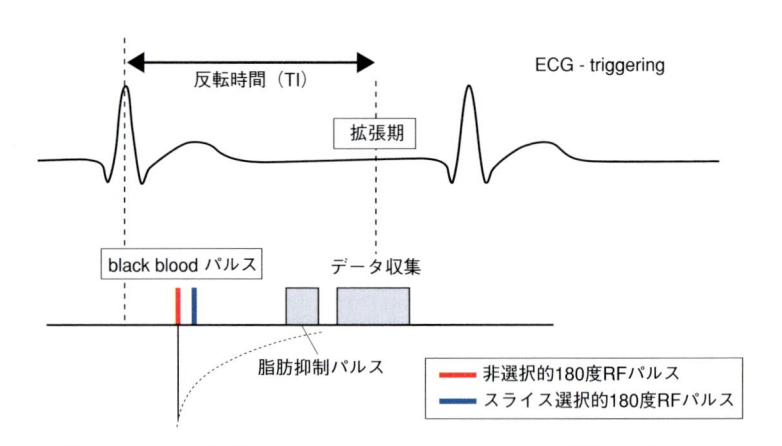

図4 心電図同期法の模式図
Double IRパルスを挿入することで，撮像タイミングは拡張期に同期

> **memo**
> ■ 心電図同期法
> 心電図同期法は心電図の一定部分で撮像する手法である．Double IR法ではIRパルスで反転したスピンがnullになるまで待つ必要があるので，拡張期に同期することになる（図4，図5）．

3 心電図同期マルチスライス法

　Double IR法を用いないで心電図同期法のみで通常の脂肪抑制T1強調TSE像と脂肪

A)　　　　　　　B)

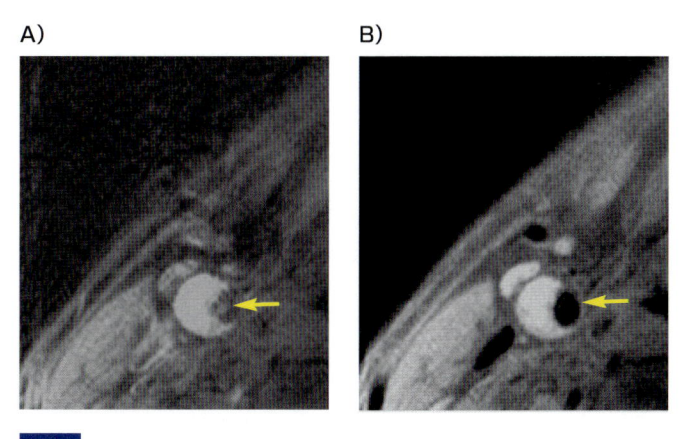

図5 心電図同期の有無による画質
A）非同期下撮像．B）心電図同期下撮像．心電図に同期させずにDouble IR法で撮像（A）すると，内腔（矢印）のblack bloodは不完全で，拍動によるモーションアーチファクトがみられる．心電図に同期させてDouble IR法（B）で撮像すると，内腔（矢印）のblack bloodは良好で，拍動アーチファクトの少ない鮮明な画像が得られる

抑制T2強調TSE像をマルチスライスで撮像しても，十分なblack blood画像が得られる．この方法では1回の撮像で複数枚の横断像が得られる．収縮期に同期させるのがよいが，できるだけ多くの枚数の横断像を得るために，撮像を拡張期に同期する場合もある．このときの問題点は，マルチスライスのなかで頭側のスライスでblack bloodが不十分になることである．

> **memo**
> ■ 脂肪抑制法
> 周波数選択的脂肪抑制法を用いる．preparation pulseを用いて，脂肪のスピンを飽和させて，脂肪信号を抑制する方法．病変のコントラストを高めることができる（**図6**）．

4　頸動脈の長軸black blood撮像

　頸動脈の長軸方向のblack blood画像は，頸動脈プラークの範囲を把握することを容易にする．また，横断像と組み合わせることで，プラークの全体像と危険な部分をより正確に判定できる（**図7**）．方法はDouble IR法で撮像するが，選択的180度反転IRパルスにシリンダータイプを用いる．心臓撮像のときのナビゲーターパルスを利用する．実際の撮像は横断像のときと同様に磁場全体に非選択的180度反転IRパルス（non-selective IR）をかけ，その直後，撮像スライス面に選択的な180度反転IRパルス（selective IR）をかけスピンを元の状態に戻しておく．そして，最初に非選択的180度反転IRパルスで反転した血液の信号が回復しnullになるタイミングで，撮像スライスを，心電図同期法と脂肪抑制法を併用して3D FFE T1強調像で撮像する．リスクの高いプラークの存在を，長軸方向で効率よく検出でき，横断像の撮像レベルの決定にも有用である．

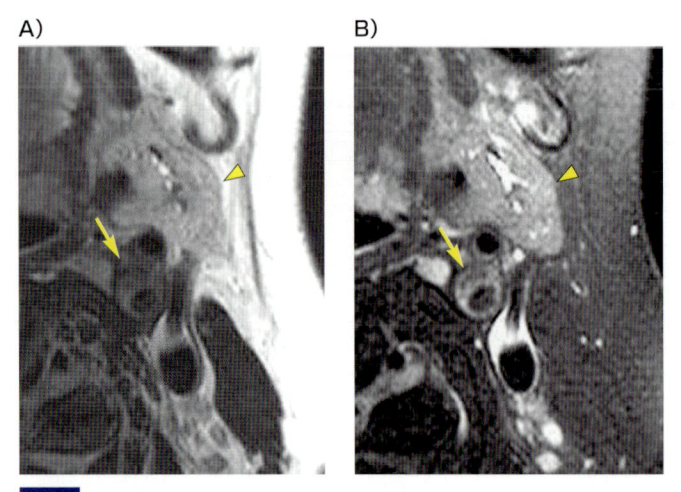

図6　脂肪抑制法の有無による画質
脂肪抑制法なしでT2強調像を撮像（A）すると，頸動脈プラーク（矢印）のコントラストは顎下腺（矢頭）と比べかなり低信号にみえる．しかし脂肪抑制法でT2強調像を撮像（B）すると，頸動脈プラーク（矢印）は顎下腺と比べ同等の信号強度を有していることがわかる

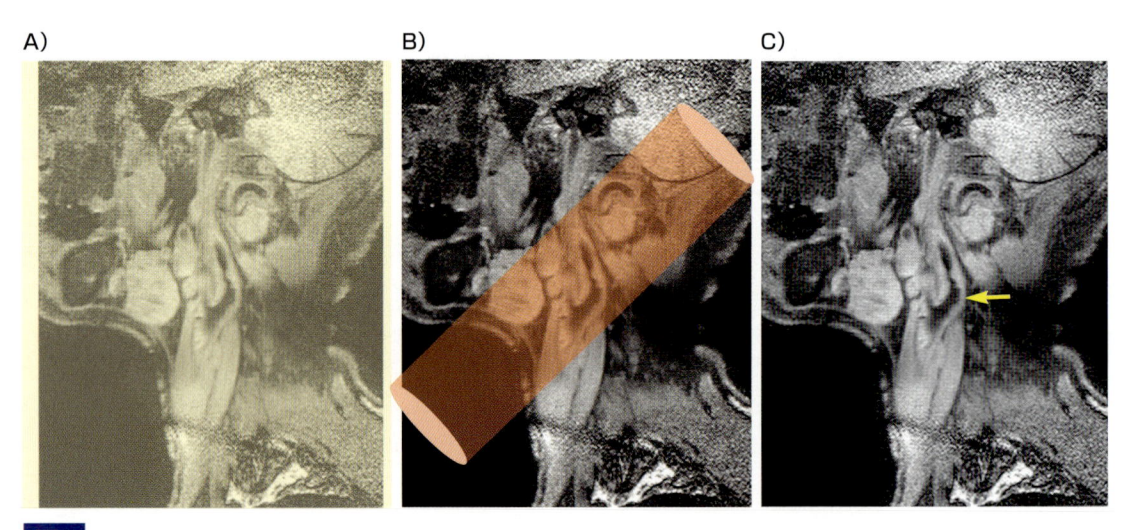

図7　長軸black blood撮像
A）非選択的180度反転IRパルス．B）シリンダータイプの選択的180度反転IRパルス．C）black blood矢状断像．磁場全体に非選択的180度反転IRパルス（A）をかける．直後に頸動脈を含むようにしてシリンダータイプの選択的180度反転IRパルス（B）でスピンを元の状態に戻す．反転した血液の信号が回復しnullになるタイミングで撮像断面を撮像し，頸動脈（矢印）の長軸方向のblack blood画像が得られる（C）

3　頸動脈プラークの病理と信号強度

　病理学的にプラークは粥腫（lipid core），粥腫内出血（intraplaque hemorrhage），壊死，線維化，炎症細胞浸潤，血栓，石灰化などの成分から構成される．主な成分は，動脈壁へのコレステロールエステルなどの脂質の沈着と線維化である．糖尿病ではイ

第3章 非造影MRA　5 Vessel wall imaging

ンスリンの線維化作用のため線維化や石灰化を主体とした硬い頸動脈プラークが多く，高脂血症ではコレステロールエステルを主体とした柔らかい頸動脈プラークが比較的多い．また，頸動脈のプラークは冠動脈と異なり，プラーク内の出血の頻度が高い．

危険性の高いプラークは，柔らかく，大きな粥腫やプラーク内血腫を含むプラークである[2〜7]．被膜のわずかな破綻からプラーク内の粥腫や血腫が内腔に流出する．これらの成分はMR脂肪抑制T1強調像あるいは脂肪抑制T2強調像のどちらかあるいは両者で高信号（顎下腺や耳下腺を基準とする）を示す（表，図8）[1, 3〜7]．

安定なプラークは，硬く，線維化，器質化成分，石灰化を主体としている．これらの成分は，脂肪抑制T1強調像，脂肪抑制T2強調像とも，等信号あるいは低信号（顎下腺や耳下腺を基準とする）を示す（図9）．

臨床症状を呈する進行したプラークには，さまざまな成分が混在している．危険なプラークの成分がどの程度含まれているかMRで詳細に評価することが重要である．

表　プラーク成分の信号強度とその性状

		脂肪抑制T2強調像	
		高信号	等〜低信号
脂肪抑制 T1強調像	高信号	粥腫内出血 粥腫	粥腫内出血
	等〜低信号	粥腫	線維性 石灰化

＊プラークの信号強度は顎下腺や耳下腺を基準とする．
高信号：信号強度比が1.25以上，等信号：信号強度比が1.25〜0.5，低信号：信号強度比が0.5以下

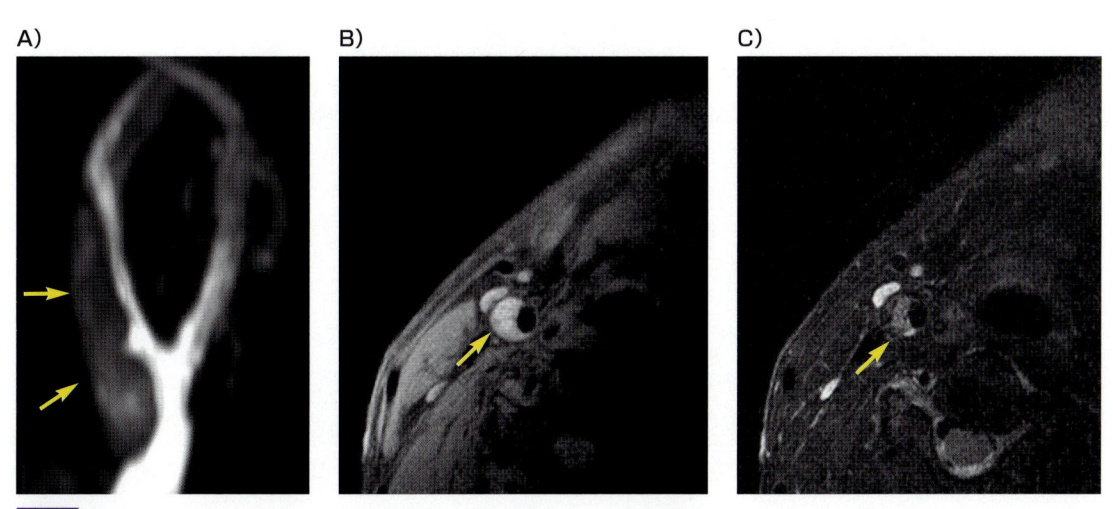

図8　頸動脈プラークに起因する動脈−動脈塞栓による脳梗塞

72歳，男性．右頸動脈には，TOF MRA（A）で内腔の中等度狭窄と，軽度の高信号を呈するプラーク（矢印）を認める．このプラークは脂肪抑制T1強調像（B）で高信号（矢印），脂肪抑制T2強調像（C）で等信号（矢印）を呈する．頸動脈内膜除去術では粘稠な液体：出血を混じた粥腫を主成分とするプラークであった

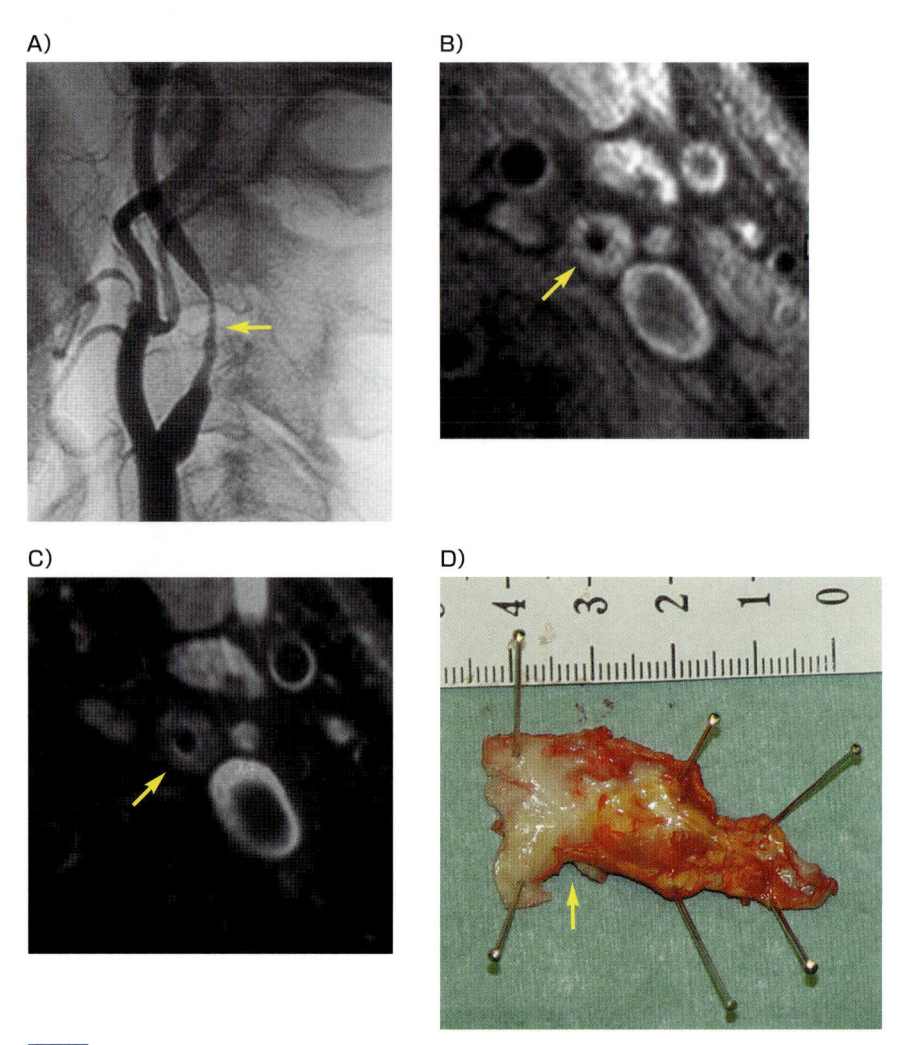

図9 高度の頸動脈狭窄をきたした線維性プラーク
75歳，男性．左頸動脈には，DSA（digital subtraction angiography）（A）で内腔の高度狭窄（矢印）を認める．この病変部のプラークは脂肪抑制T1強調像（B）で等信号（矢印），脂肪抑制T2強調像（C）で等信号（矢印）を呈する．頸動脈内膜除去術（D）で得られた標本では線維化を主成分とする線維性プラークであった

4 線維性被膜の評価

　線維性被膜の性状も，動脈−動脈塞栓の危険性と大いに関係している．表面が厚く平滑な被膜で覆われているものは，破綻の危険性の少ない安定プラークである．被膜が薄いものや表面が凹凸不整のプラークは被膜破綻や血栓形成の危険性が高い．被膜が破綻すると，粥腫やプラーク内出血を主成分とする不安定プラークでは，液体成分が流出し脳塞栓をきたす．また，プラーク成分が線維化主体の安定プラークでも，被膜が破綻し潰瘍形成をきたすと，不整な表面に血栓が付着形成し，塞栓源となる．
　被膜の破綻は，高血圧や動脈の脈波が原因と考えられている．しかし，ステント留

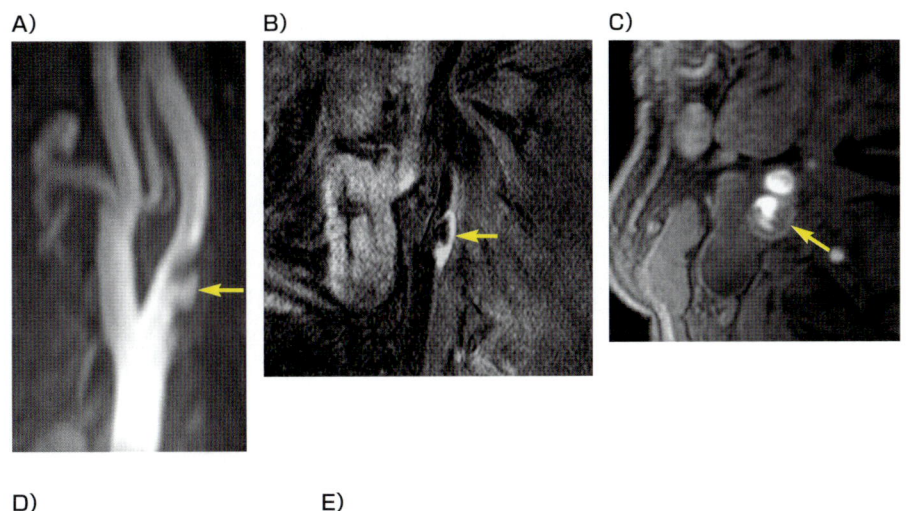

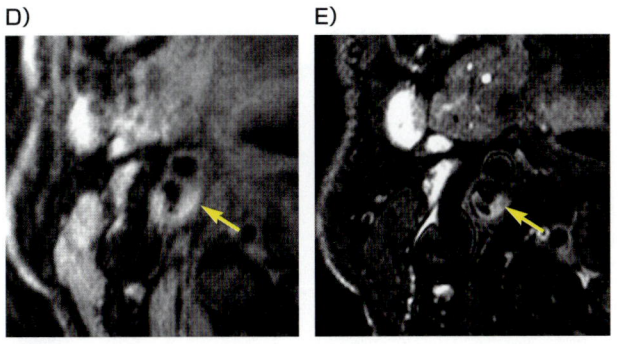

第3章 非造影MRA　5 Vessel wall imaging

図10 潰瘍形成をきたした頸動脈プラークが原因と考えられる，くり返す脳梗塞
75歳，男性．A) TOF MRA．B) 長軸－脂肪抑制T1強調像．C) TOF MRA元画像．D) 脂肪抑制T1強調像．E) 脂肪抑制T2強調像．
右頸動脈には，TOF MRA（A）で内腔の中等度狭窄と，ポケット状の突出（矢印）を認める．このプラークは長軸像（B）と元画像（C）で表面陥凹し（矢印），被膜の低信号帯が欠損している．プラーク成分は脂肪抑制T1強調像（D）で軽度の高信号（矢印），脂肪抑制T2強調像（E）で高信号（矢印）を呈するので，粥腫を主成分とする不安定プラークである

置などによって人工的に引き起こされることがあるので，ステント留置の手技を行う前にプラーク成分を調べておくことが肝要である．

　線維性被膜はTOF MRAの元画像で最もよく観察できる（図10）．TOF MRAでは内腔は高信号域で，被膜はこの高信号の内腔に接する低信号帯としてみられる[8]．プラークが高信号〜等信号の場合は被膜の厚さを知ることができるが，プラークが石灰化をきたしている場合には被膜とプラークの境界が不明瞭となるので，被膜の厚さを知ることができない．線維性被膜の低信号に，不整像や低信号域の不連続を認めた場合，被膜の破綻が疑われる．被膜が一部欠損し，表面が大きく陥凹している場合には潰瘍形成を疑う．これらの所見は脳梗塞やTIAと強く関連している．なお，black blood法で撮像した脂肪抑制T1，T2強調像では内腔が無信号であるので，被膜を認識することが困難である．

5 治療法の選択

　頸動脈プラークの治療には，頸動脈内膜除去術（carotid endoarterectomy：CEA），血管内カテーテル治療によるステント留置，スタチン製剤などによる薬物療法がある．

　CEAの対象となるものは，頸動脈の狭窄が70％以上で血行力学的に血流の有意な減少が認められる症例である．狭窄が高度でない症例でも，TIAをきたすような危険なプラークの場合には積極的にCEAを行うことが必要かもしれない．

　ステント留置などの血管内カテーテル治療は，手術のリスクの高い患者さんや，頸動脈のプラークが高位にあり手術によるアプローチが困難な患者さんに適用される．安定プラークでは比較的安全にステント留置が行われるが，危険なプラークでは，ステント挿入に伴い被膜の破綻をきたし，粥腫や血栓による脳塞栓を起こす危険性が高いので，末梢側あるいは中枢側の血流遮断（プロテクション）を行って塞栓を予防する措置をとることが重要である．スタチン製剤による薬物療法は，高用量を用いると粥腫の軽減に有効である可能性が示唆されている．

　脳梗塞やTIAをきたした症例では，できるだけ早期に危険なプラークをCEAにより除去するか，またはステントによる治療を行うことが必要である．症候のない症例では，危険なプラークが線維化プラークになるまで保存的加療で待機し，その後ステント治療を行う待機的治療も期待される．

参考文献

1）永山雅子，渡邊祐司，吉田和道／他：頸動脈血管壁MRI－血管壁プラークの性状とその意義について－．画像診断 24：1088-1098, 2004
2）Stary HC, et al.：A definition of advanced types of atherosclerotic lesions and a histological classification of atherosclerosis ; a report from the committee on vascular lesions of the council on arteriosclerosis, American Heart Association. Circulation 92：1355-1374, 1995
3）Yuan C, et al.：Carotid atherosclerotic plaque : noninvasive MR characterization and identification of vulnerable lesions. Radiology 221：285-289, 2001
4）Murphy RE, et al.：Prevalence of complicated carotid atheroma as detected by magnetic resonance direct thrombus imaging in patients with suspected carotid artery stenosis and previous acute cerebral ischemia. Circulation 107：3053-3058, 2003
5）Chu B, et al.：Hemorrhage in the atherosclerotic carotid plaque. A high resolution MRI study. Stroke 35：1079-1084, 2004
6）Cai JM, et al.：Classification of human carotid atherosclerotic lesions with in vivo multicontrast magnetic resonance imaging. Circulation 106：1368-1373, 2002
7）Watanabe Y, et al.：Characterization of atherosclerotic plaque of carotid arteries with histopathological correlation : vascular wall MR imaging vs. Color Doppler Ultrasonography (US)．JMRI 27, in press
8）Yuan C, et al.：Identification of fibrous cap rupture with magnetic resonance imaging is highly associated with recent transient ischemic attack or stroke. Circulation 105：181-185, 2002

第4章
造影剤

1 CTAと造影剤注入理論　170
2 造影剤腎症　193
3 腎性全身性線維症（NSF）　202

Contrast Enhanced
Magnetic Resonance Angiography

Noncontrast
Magnetic Resonance Angiography

Computed Tomography Angiography

第4章 造影剤

1 CTAと造影剤注入理論

八町 淳

1 はじめに

　CT・MRI装置など画像診断装置性能がめざましい進歩を遂げている．また検査に携わっている医師・技師に，この性能を十分に引き出し臨床へ提供することが求められている．

　特にCT検査において，その目的を達成させるためには造影剤を使用する必要がある．しかし，目的を達成させるための手段として造影剤量に頼っていないだろうか．決して，ヨード使用量を少なくすることがすべてよいということではなく，使用装置性能において，検査目的に見合ったヨード使用量を選択することが現在求められている．

　この検査目的に見合ったヨード使用量を求めるためには，造影剤注入における各種パラメータ（注入パラメータおよび生体側パラメータ）が，血管内での系時的ヨード濃度変化（time-density curve：TDC）にどのような影響を与えるかを把握することが必要となる[1]．また，このTDCを管理することで画像診断に必要な再現性を得ることが可能であり，検査結果の質の一定化と造影剤使用量の適正化を得ることができる[2]．

2 CT値と画像

1 CT値の影響

　現在CT装置では特に広範囲を短時間に薄いスライス厚で撮像ができるようになった．この結果，三次元画像（3D CTA）が多用されるようになったが，3D CTA画像においてCT値により血管の太さに差が生ずる（図1）．

　また，画像のS/N比（signal to noise ratio，信号対雑音比）によってもその形状に違いが出るが，周囲とのCT値差が少ないほどその影響が大きくなる（図2）．作成された3D CTA画像において，血管形状，血管径の情報は大変重要な情報となるが，病変部の大きさやその部位の系時的変化を経過観察していくうえで，CT値の違いで変化しては適切な評価が不可能となる．これを防ぐためには，目的部位において常時CT値を一定に保つ必要がある．これには，造影剤使用量を含め，造影剤注入方法を管理することにより達成することが可能となるが，それを得るには各種パラメータとTDCの変化を理解する必要がある．

第4章 造影剤　1●CTAと造影剤注入理論

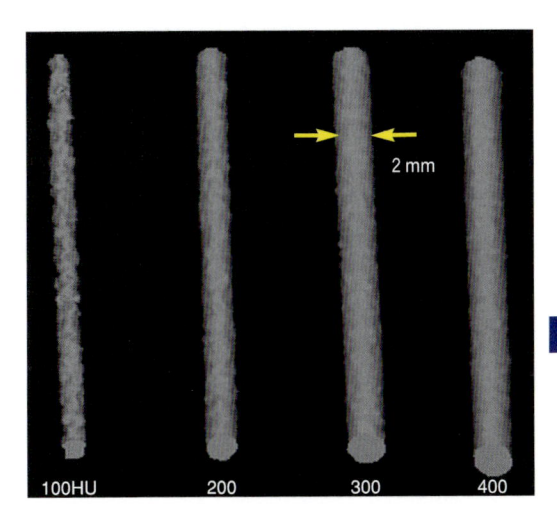

図1　CT値の違いによる3D画像
直径2 mmのストローに，希釈によりCT値を調整した造影剤を封入し，200 mm水ファントムに固定．撮像画像からワークステーションにより3D画像を作成．ストローの太さがCT値により変化している

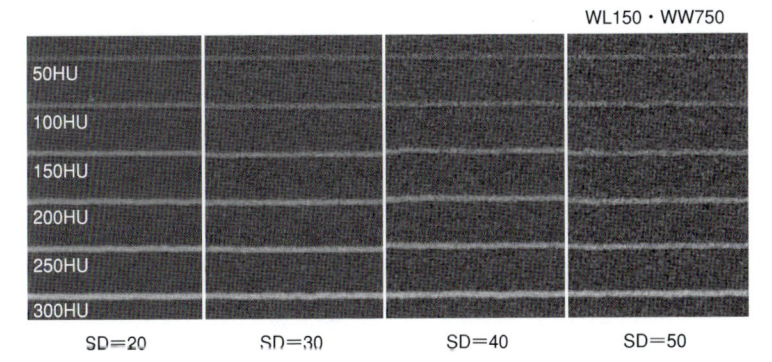

図2　CT値およびSD（standard deviation：標準偏差）の違いによるCPR画像
2.5 mmのストローに，希釈によりCT値を調整した造影剤を封入し，200 mm水ファントムに固定（心臓冠動脈を想定）．電流によりSDを変化させた画像より，CPR（curved multiplanar reconstruction）を作成．CT値およびSDにより，画像が変化している．最低でも200 HU以上のCT値が必要となる．WL：Window Level（ウィンドウレベル）WW：Window Width（ウィンドウ幅）

memo

■ HUとEU

HU（Hounsfield Unit）：CT値として使われる単位．画像を構成する点の値で，装置で計測された，吸収線量から出された絶対値．
EU（Enhancement Unit）：造影剤により増加したCT値．単位的にはHUとなるが，生体などの場合，造影剤を使用しない状態でもある値をもっているため，造影後のHUから造影前のHUを引いたもの．通常，造影剤によるCT値上昇を記載する場合に使用する．
＊使用する物質が水の場合，CT値が造影前に0HUであるため，TDCファントムではHU＝EUとなる．

2　CT値と使用装置

　すべてのCT装置において，同一ヨード量ではCT値が等しいように思えるがその値には差がある．図3は希釈しCT値を調整したヨード造影剤を満たしたチューブを

血管イメージング　大動脈・末梢血管　171

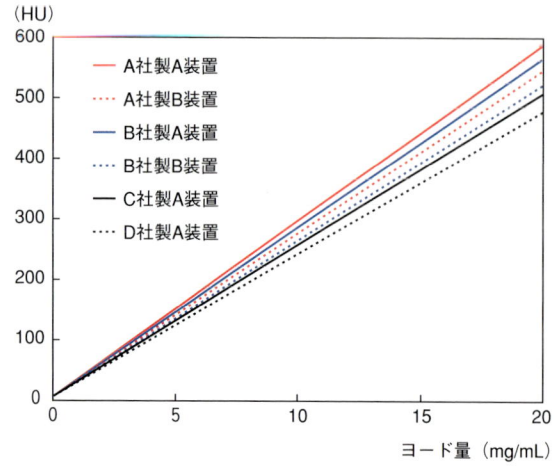

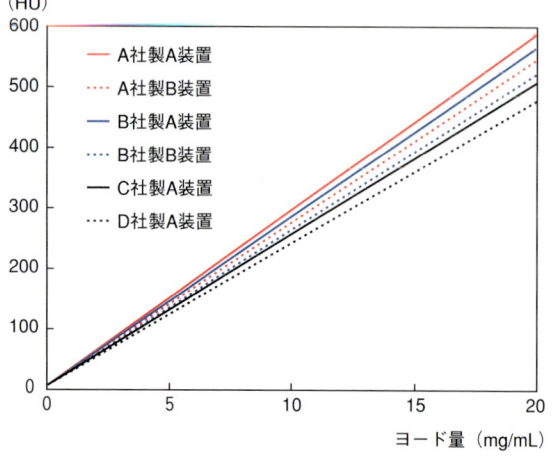

図3 各CT装置におけるヨード量とCT値の関係

倍々希釈した造影剤をチューブに封印し，200 mm水ファントムに円形に配列した．このファントムを各CT装置により管電圧120 KVで撮像，得られた画像よりCT値を計測した．表示管電圧が同じであっても，同一ヨード量でCT値が同じ値にはならない

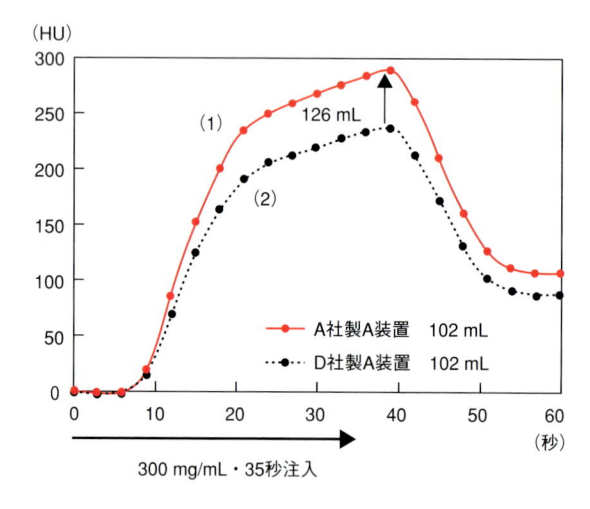

図4 ファントムデータからシミュレーションしたTDC

（1）A社製A装置および（2）D社製A装置で同じTDCを得るためには，（2）D社製A装置において約20％造影剤を増加させる必要がある

水ファントムに固定したものを，管電圧120 KVにより各社CT装置で撮像した画像のCT値をプロットしたものである．CT装置メーカー間および同一装置メーカー間においてもCT値に違いがある．これは装置に使用しているフィルター，検出器，画像再構成関数などの違いによるものであるが，最も影響を与えている因子として同一管電圧におけるX線の実効エネルギーに違いがあるためである[1]．

このデータの最大値および最小値を得たCT装置の値から，同一CT値を得るためのヨード量をTDCからシミュレーションすると約20％の差となる（図4）．

このことから，ヨード使用量を検討する場合，はじめにヨード量で考えるのではなく，CT値で検討をした結果から，使用しているCT装置におけるヨード量に換算する必要がある[3]．

3 注入パラメータの単位

注入パラメータとして考えられる因子として，**フローレート**，**注入時間**，**総投与**

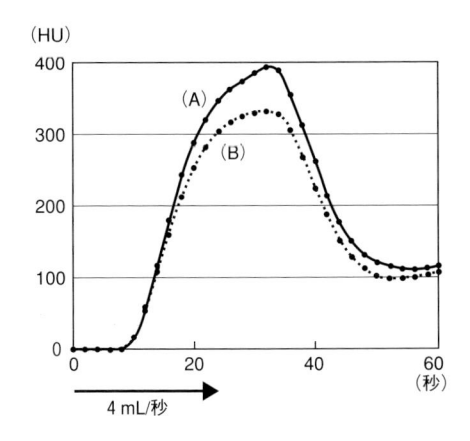

図5 ヨード含有量の違いによるTDC
注入造影剤量および注入時間が一定であるがTDCに差を認める．A) 350 mg/mL　100 mL．B) 300 mg/mL　100 mL

造影剤量の3種類となる．現在この3種類のパラメータについて，発表や論文などで使用されている単位をみると，フローレート（mL/秒），注入時間（秒），総投与造影剤量（mL）を多くみかける．図5はフローレート（mL/秒），注入時間（秒），総投与造影剤量（mL）を同一にしているが，TDCに違いを認める．このことから，TDCの変化を把握する場合，使用する単位を見直す必要がある．このグラフは使用した造影剤の単位あたりヨード含有量（mg/mL）に差がある．このためCT装置においてスライス断面の血管内に流入するヨード量によりCT値が変化するが，上記単位にはヨード含有量が反映していない．このため，単位時間あたり注入ヨード量（mg/秒）に違いがあるためCT値に差が出る．このことより，造影剤注入パラメータにおいて単位をフローレート（mg/秒），注入時間（秒），総投与造影剤量（g）にする必要がある．

3　ファントムによるTDC

静脈より投与された造影剤が，どのように系時的変化を起こすかを把握することが検査を行ううえで必要となる．しかし，生体では生体側の因子による影響が大きく関与するため，注入パラメータの変化を正確に捉えることが難しい．このため，可能な限り生体に近似させたTDCファントム[4]によりTDCにおける各種注入パラメータによる変化を測定した[5]．

1　使用機器

CT装置：Aquilion® 64（東芝メディカルシステムズ㈱）
造影剤自動注入器：DUAL SHOT GX®（㈱根本杏林堂）
ファントム：TDCファントム（㈱根本杏林堂）
使用造影剤：
Iomeprol（Iomeron®）；300・350 mgI/mL　50, 75, and 100 mL（エーザイ㈱）

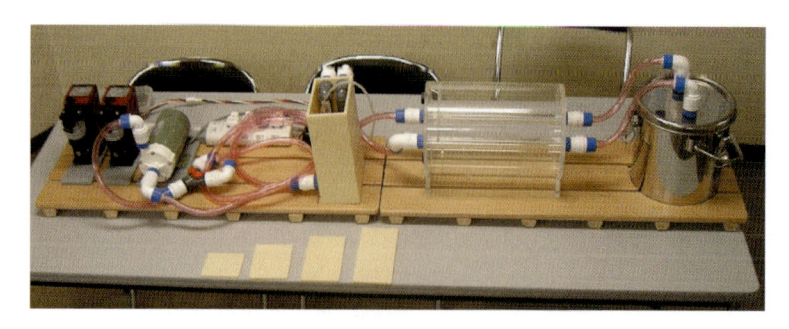

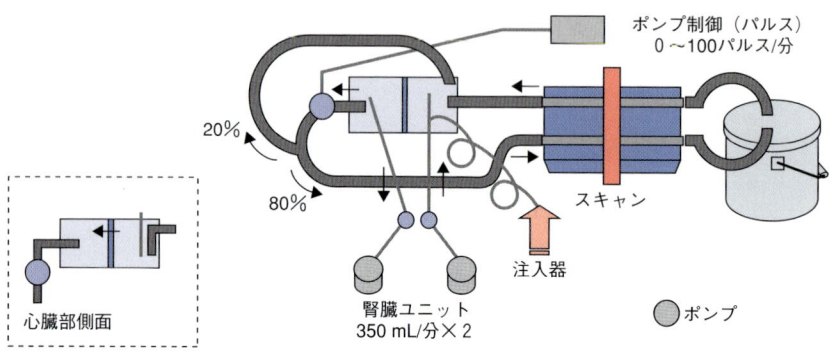

図6 TDCファントム（㈱根本杏林堂製）外観と循環回路図
循環は生体に近づけるため，パルス発生器により制御し拍動流を使用している．また，パルスの幅・周波数を制御して拍出量を変更している

Iohexol (Omnipaque®)；300・240 mgI/mL　100 mL（第一三共㈱）
Iopamidol (Iopamiron®)；300 mgI/mL　100 mL（バイエル薬品㈱）

2　方法

CT装置にTDCファントム（図6）を置き，造影剤自動注入器により各種造影製剤の注入パラメータを変化させTDCを取得した．またTDCファントムの水量・循環水量を変化させ同様にTDCを取得した．

3　結果

図7にIomeprolによるTDCを示す．各種パラメータの変化範囲は，ヨード量：15〜35 g，単位時間あたり造影剤注入量（フローレート）：1〜5 mL/秒である．

重要となる変化点を決め，各注入パラメータによる影響をみることで，TDCとパラメータの関係を把握しやすくなる．今回，この変化点を6点としてTDCの変化を評価した（図8）．また，ファントムの設定値は一定で行ったため，臨床に当てはめると同一被検者で取得したデータと考えられる．

①造影剤検出時間（time to contrast medium detection：秒）
造影剤によるCT値の変化開始点として今回，10 HU上昇した時点を造影剤検出時間とした（図9）．

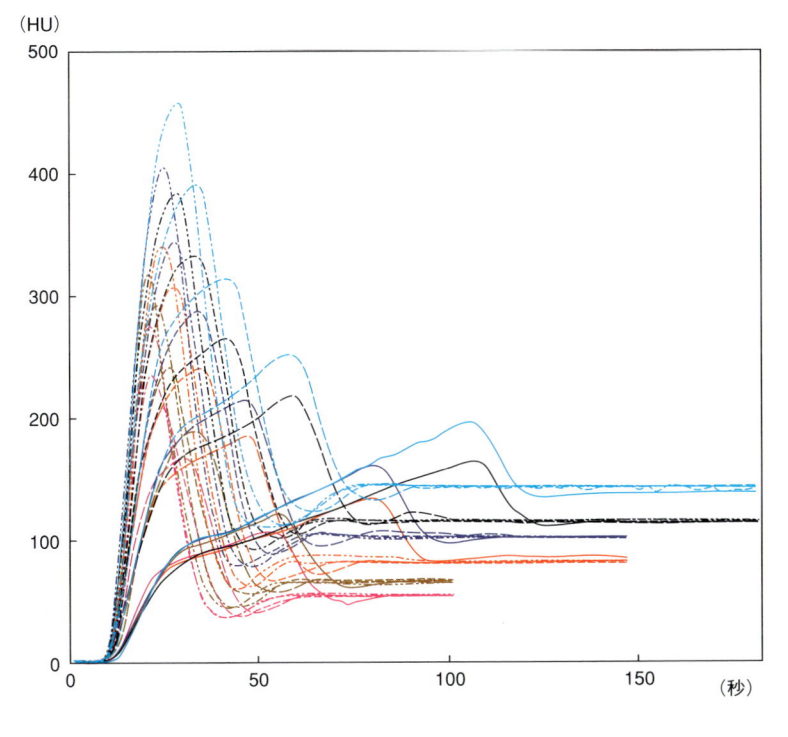

第 4 章 造影剤　1 ● CTA と造影剤注入理論

図7　実験で得た TDC
造影剤容量　50・75・100 mL（Iomeprol）およびヨード含有量　300 mg/mL・350 mg/mL を 1～5mL/秒で注入して得た 30 種類の TDC

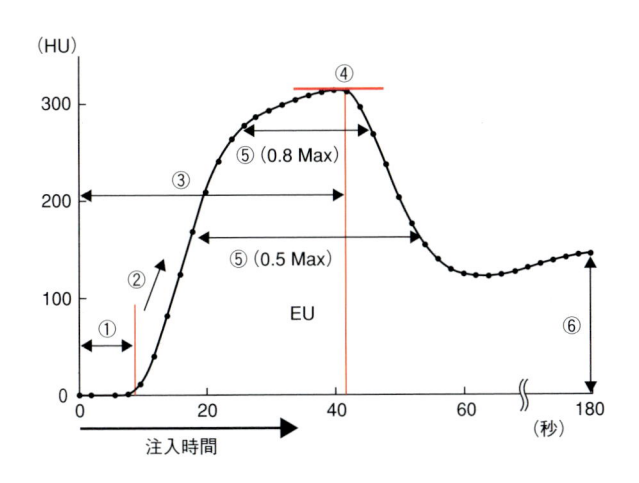

図8　TDC の変化点
①造影剤検出時間，②傾き，③最大 CT 値到達時間，④最大 CT 値，⑤ CT 値持続時間（0.5 Max および 0.8 Max），⑥平衡相 CT 値

　　　　　$Y = -0.0027\,X + 12.514$（Y：検出時間，X：単位時間あたり注入ヨード量），$R = 0.882$ であり，単位時間あたり注入ヨード量（mg/秒）に高い負の相関となり，300 mg/秒と 1,750 mg/秒の間で実測値から 4.66 秒の差があった．

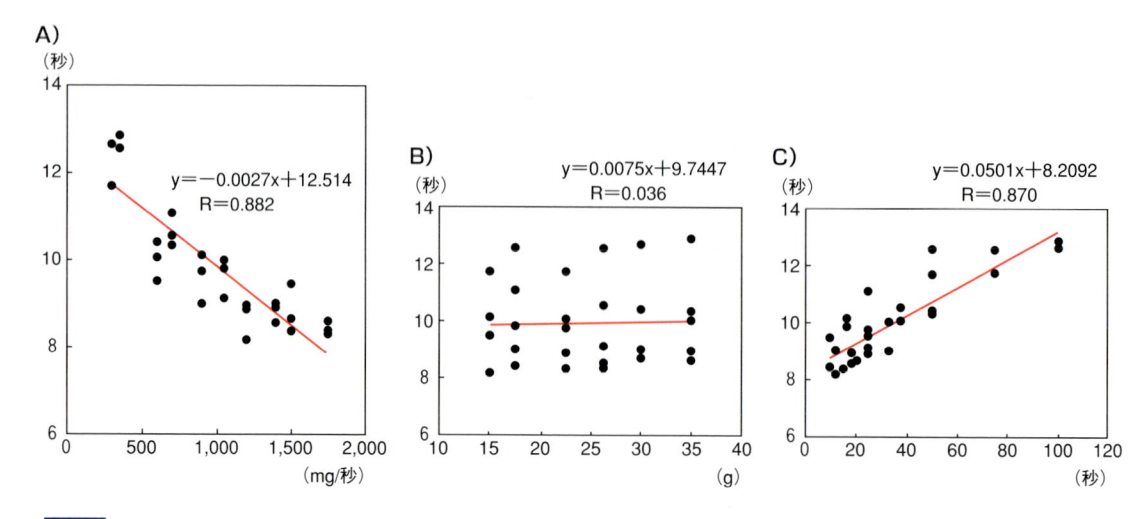

図9 造影剤検出時間
A) 検出時間（秒）vs 単位時間あたり注入ヨード量（mg/秒），B) 検出時間（秒）vs 総ヨード量（g），C) 検出時間（秒）vs 注入時間（秒）

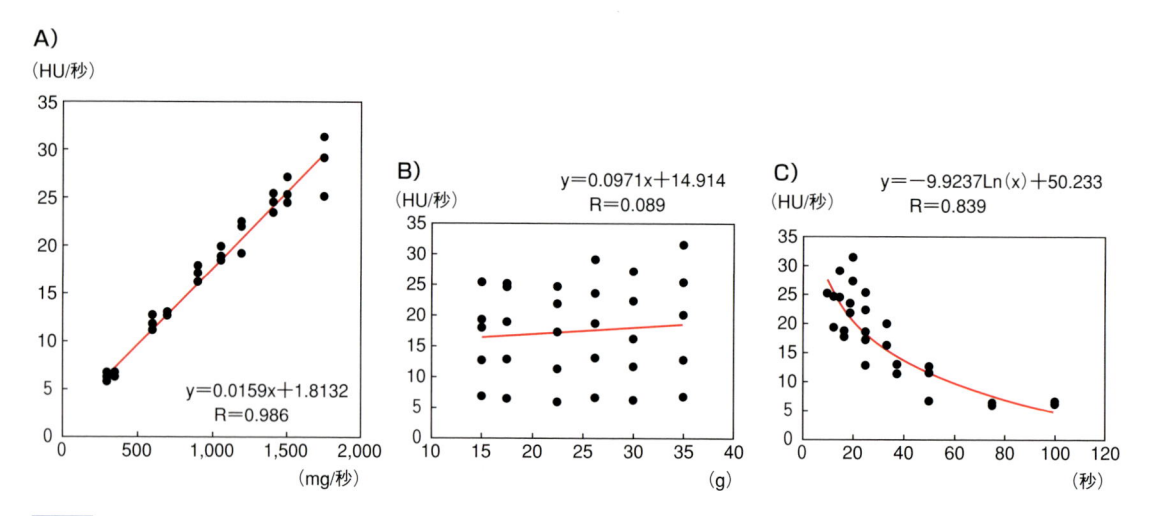

図10 傾き
A) 傾き（HU/秒）vs 単位時間あたり注入ヨード量（mg/秒），B) 傾き（HU/秒）vs 総ヨード量（g），C) 傾き（HU/秒）vs 注入時間（秒）

② **傾き（slope：HU/秒）**

　　造影剤検出時間およびそれから20秒後のCT値より単位時間あたりの上昇CT値で比較した（図10）．

　　Y = 0.0159 X + 1.8132（Y：傾き，X：単位時間あたり注入ヨード量），R = 0.986であり，単位時間あたり注入ヨード量に高い正の相関を認める．

③ **最大CT値到達時間（time to peak CT value：秒）**

　　造影剤検出時間よりCT値が最大になるまでの時間（図11）．

　　Y = 0.9462 X + 8.7913（Y：到達時間，X：注入時間），R = 0.998であり，注入時間

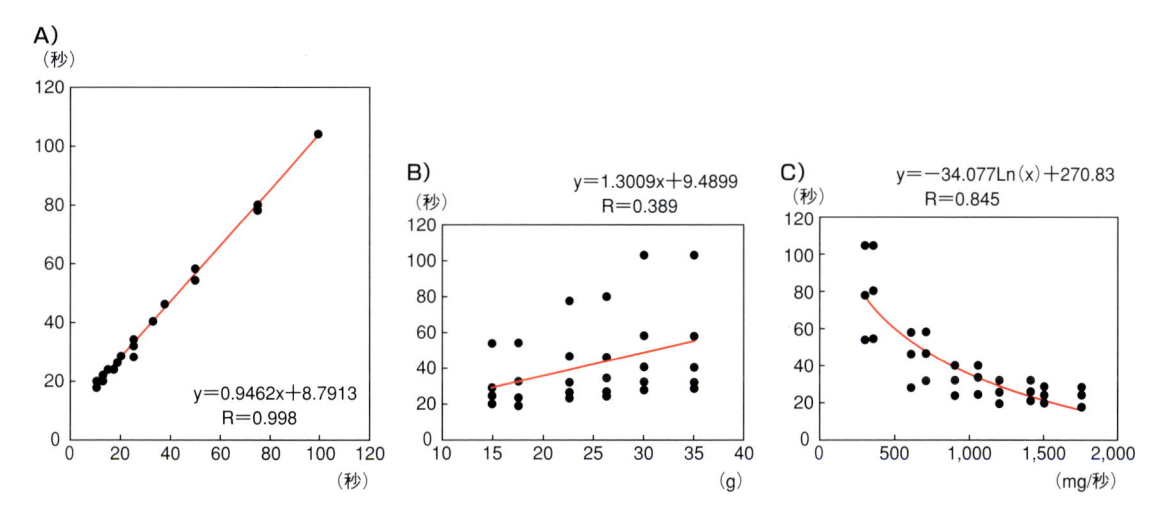

図11　最大CT値到達時間
A) 最大CT値到達時間（秒）vs 注入時間（秒），B) 最大CT値到達時間（秒）vs 総ヨード量（g），C) 最大CT値到達時間（秒）vs 単位時間あたり注入ヨード量（mg/秒）

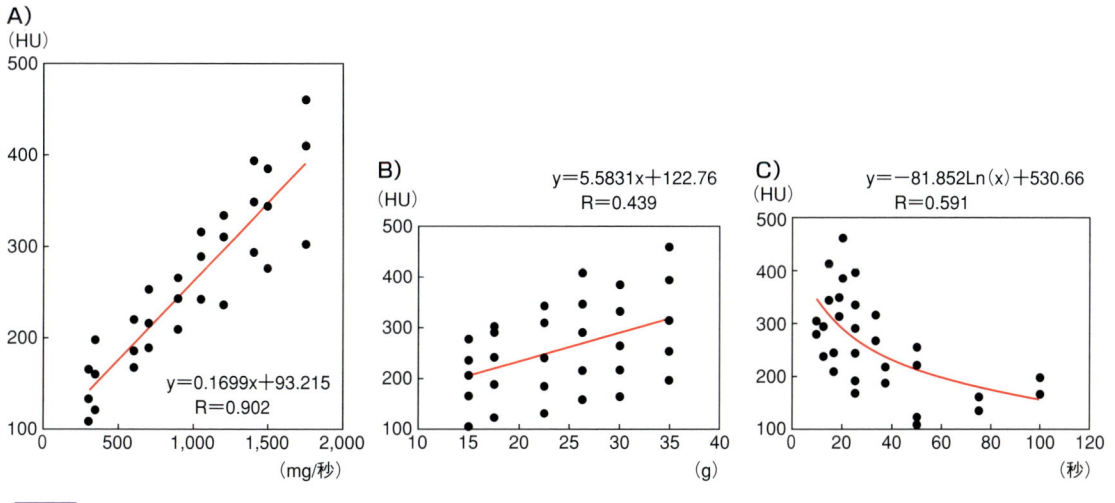

図12　最大CT値（HU）
A) 最大CT値（HU）vs 単位時間あたり注入ヨード量（mg/秒），B) 最大CT値（HU）vs 総ヨード量（g），C) 最大CT値（HU）vs 注入時間（秒）

に高い正の相関を認める．

④最大CT値（peak CT value：HU）

最大CT値到達時間のCT値（図12）．

$Y = 0.1699 X + 93.215$（Y：CT値，X：単位時間あたり注入ヨード量），$R = 0.902$であり，単位時間あたり注入ヨード量に正の相関を認める．

⑤CT値持続時間（contrast duration：秒）

最大CT値×0.5のCT値以上を保っている時間（0.5 Max）および最大CT値×0.8のCT値以上を保っている時間（0.8 Max）（図13）．

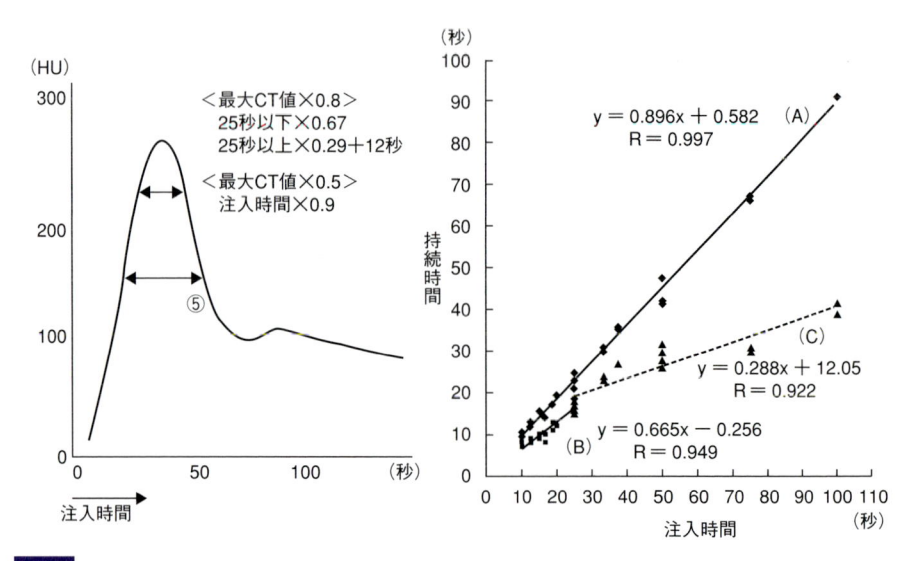

図13 CT値持続時間
A）最大CT値×0.5以上のCT値を持続している時間，B）最大CT値×0.8以上のCT値を持続している時間（注入時間＜25秒），C）最大CT値×0.8以上のCT値を持続している時間（注入時間＞25秒）

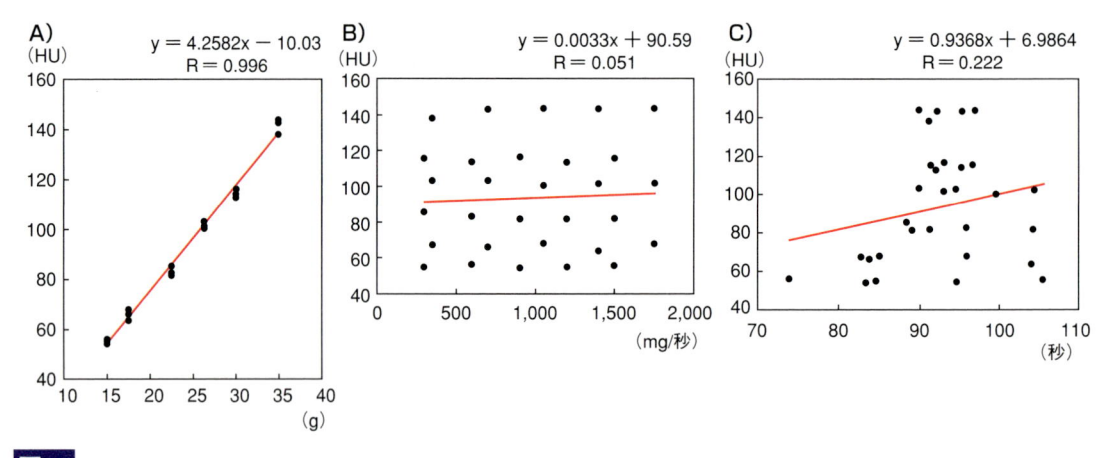

図14 平衡相CT値
A）平衡相CT値（HU）vs 総ヨード量（g），B）平衡相CT値（HU）vs 単位時間あたり注入ヨード量（mg/秒），C）平衡相CT値（HU）vs 注入時間（秒）

　　0.5 Max は，Y＝0.896 X＋0.582（R＝0.997），および0.8 Max は注入時間25秒＞Y＝0.665 X－0.256（R＝0.949），25秒＜Y＝0.288 X＋12.05（R＝0.922）（Y：持続時間，X：注入時間）であり0.5 Max，0.8 Max とも注入時間に高い正の相関を認めるが，0.8 Max は25秒を境に二相性の相関となった．

⑥**平衡相CT値（equilibrium-phase CT value：HU）**
　　注入開始より180秒後のCT値（**図14**）．
　　Y＝4.2582 X－10.03（Y：CT値，X：総ヨード量），R＝0.996となり，使用ヨード量と高い正の相関を認めた．

4 注入パラメータとTDC

TDC 6点の変化を個別に解析したが，TDCの変化において単位時間あたり注入ヨード量＞注入時間＞総ヨード量の順に影響を与えており，検出時間・傾き・最大CT値は単位時間あたり注入ヨード量に，最大CT値到達時間・持続時間は造影剤注入時間に，平衡相CT値は使用総ヨード量にそれぞれ相関している．しかし，総ヨード量＝単位時間あたり注入ヨード量×注入時間の関係があり，それぞれが密接に関係し合っている．

1 注入時間による変化

単位時間あたり注入ヨード量および総ヨード量に関係なく，注入時間が長くなるにつれて，ある時間を境に，急激に上昇したCT値が最大値に到達後急激に降下するパターン（図15A）から，急激に上昇したCT値がなだらかな傾きをもった上昇に転じ最大値に到達した後降下するパターンへと変化する（図15B）．このように注入時間によってTDCの波形に大きな変化が現れる．

図16はファントムを開回路（再循環なし）でTDCを取得した場合（図16B）および閉回路（再循環あり）で取得した場合（図16A）のTDCである．注入された造影剤は

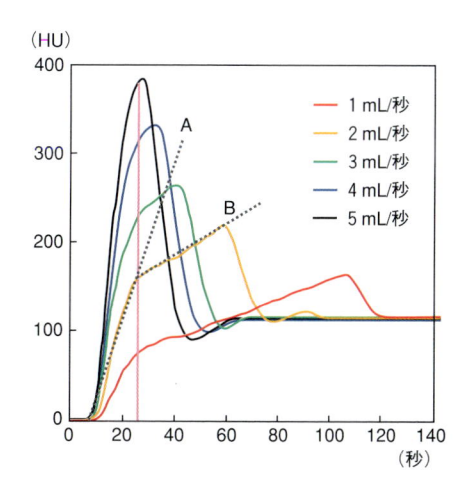

図15 二層性TDC（300 mg 100 mL）
A）急激な上昇，B）緩やかな右上がりの上昇．総ヨード量を一定とし，注入時間（単位時間あたり注入ヨード量）を変化させた5種により比較

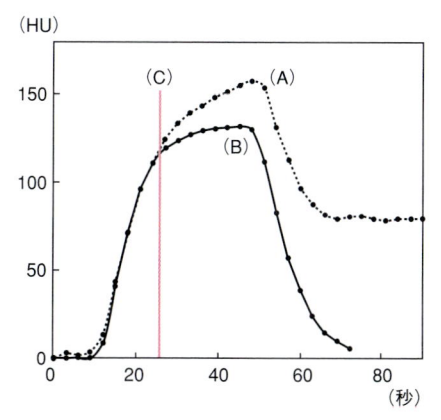

図16 再循環によるTDCへの影響
A）再循環あり，B）再循環なし，C）変化点（造影剤注入より25秒後）

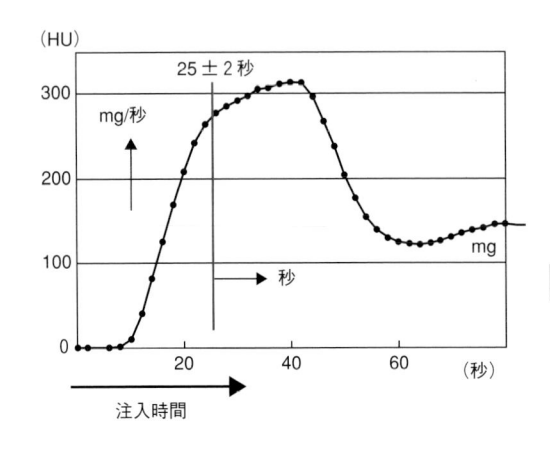

図17 注入パラメータとTDCの関係
注入時間25秒を境にし，25秒以下の場合使用しているヨードはmg/秒に比例しCT値を上昇させる．また，それ以上の場合使用しているヨードは注入時間に比例し持続時間を延長させる

単位時間あたり注入ヨード量が一定で注入され，一定流量の水で希釈されながら運ばれる．この希釈された造影剤は心臓部に運ばれ，心臓部のヨード濃度は急激に上昇するが単位時間あたり注入ヨード量が一定のため，注入時間より25秒程度（図16C）でヨード量の流入量と流出量が同量となる．このため，再循環のない場合（B）CT値が一定となるが，再循環がある場合（A）一度通過したヨードが再び流入側に加算され，系時的にその量が増加するため緩やかな右上がりのTDCが形成される．

2 注入パラメータとTDC

図17は各注入パラメータの関与をまとめたものである．造影剤注入より11 ± 2秒から25秒まで急激な上昇をはじめる．このとき使用したヨードは，単位時間あたり注入ヨード量に比例しCT値を増加させる方向に作用するが，その後注入されたヨードはCT値を上昇させる方向ではなく，25秒を超えた注入時間に比例し持続時間を増加させる方向に作用する．このとき，再循環分が加算されるため緩やかな右上がりのTDCを形成し，造影剤検出時間に注入時間×0.9を足した時間に最大CT値に到達する．その後急激にCT値が降下していき，最終的には総ヨード量に比例したCT値で落ち着く．このような経過をTDCはたどることになる．

また，CT値持続時間は，0.5 Maxでみた場合は注入時間×0.9（秒）となるが，0.8 Maxでみた場合25秒までは注入時間×0.67（秒）であるが，25秒以上では注入時間×$0.29 + 12$（秒）となる．TDCを安定させようとする場合，注入時間に依存しないこの「＋12秒」がとても重要な要素となる．

5 TDCの再現性

各注入パラメータとTDCの関係について検証したが，すべてファントムの設定を一定としている．ファントムの設定値を変更しデータを取る必要があるが，循環水量および循環水量率を変化させTDCを取得した場合，測定誤差が大きくなる．しかし，前章のファントムによるTDCの検証より，造影剤量（mL）が同一で総ヨード量（g）

の異なる造影剤を使用することで，ファントム設定値（循環水量および循環水量率）を変化させヨード量を一定としてTDCと近似したデータを得ることができる．

1　最大CT値

図18の最大CT値を揃えようとしたとき，はじめに頭に浮かぶのは総ヨード量を一定にする方法ではないだろうか？

図19は日頃多く使用している方法である，総ヨード量およびフローレート（mL/秒）を一定とした状態で取得したTDCである．最大CT値はおおむね揃っているが，TDCとしては再現性を得ていない．この状態で撮像を検査時間一定法で行った場合，CT値の低下したところで撮像してしまう．

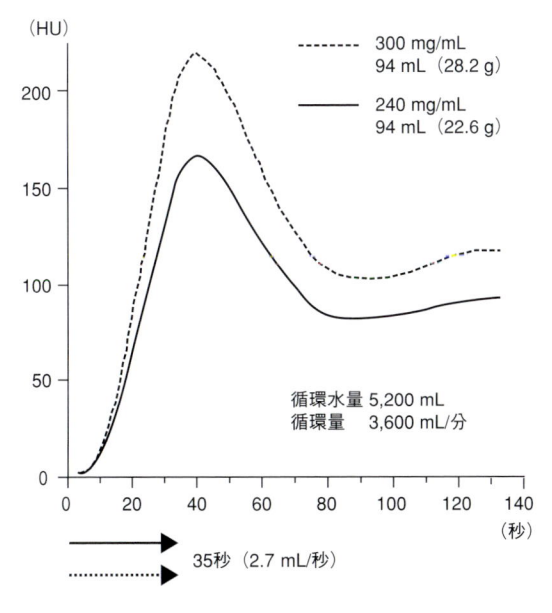

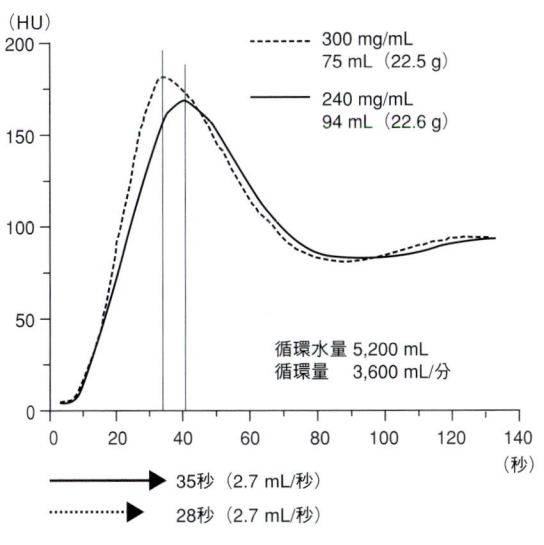

図18　ヨード含有量（mg/mL）の違いによるTDC
現在多く行われている，使用量（mL）とフローレート（mL/秒）を中心に考えた場合TDCが変化する

図19　注入時間（秒）の違いによるTDC
使用ヨード量を同一にすることで造影剤使用量に違いが出るため，フローレートを固定すると注入時間が変化するためTDCに違いが出る

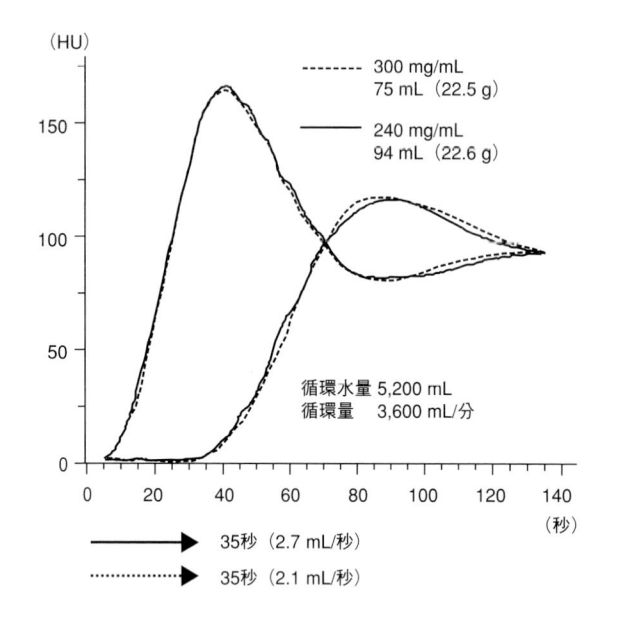

図20 フローレート（mL/秒）の違いによるTDC

ヨード量および注入時間を一定にすることでTDCが一定になる．また，300 mg/mL 80 mL・240 mg/mL 100 mL・320 mg/mL 75 mLのヨード量は24 gとなるため，注入時間を同一にすれば造影効果は同じになる

2 最大CT値到達時間

図20は図19の注入方法に加え，ファントム実験で得た，「**検出時間・傾き・最大CT値は単位時間あたり注入ヨード量に依存し，最大CT値到達時間・持続時間は注入時間に依存する**」という結果を踏まえ，単位時間あたり注入ヨード量を一定とした結果である．また「総ヨード量＝単位時間あたり注入ヨード量×注入時間」の関係から，注入時間を一定とした結果に置き換えられる．

6 臨床への応用

TDCの再現性について，ファントム実験データに基づき考えたが，この結果を臨床に応用するには，もうひと工夫必要となる．TDCの初期変化に大きく関与する単位時間あたり注入ヨード量（mg/秒）を一定にすることが重要となるが，ファントムを循環している水量について考慮していない．臨床において検査精度を上げるためには，3D画像の形状描出能を常に一定とすることが重要となるが，このためにはTDCを一定にする必要性がある．

図21は臨床におけるダイナミックスキャン（ベッド固定）での腹部大動脈のTDCである．同一ヨード使用量においてCT値が体重により変化している．動脈相において心臓まで何の障害もなく全量の造影剤が到達できるものとした場合，小循環系血液量（心臓および肺）により投与された造影剤が希釈される．しかし，この量を検査前に得ることはほぼ不可能といえるが，循環血液量は体重の13分の1と体重に相関しており，心臓および肺に重大な疾患がなければ小循環血液量と循環血液量は一定の比

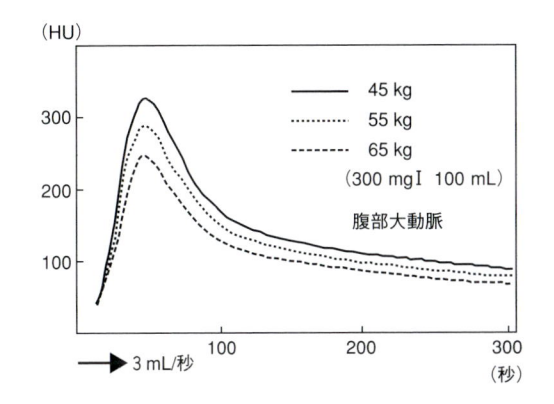

図21 ダイナミックスキャンでの腹部大動脈のTDC
同一ヨード使用量においてCT値が体重により変化している

図22 ボリューム効果
右肘静脈より造影した縦隔造影検査で取得したデータより作成した3D CTA．3D CTA画像から計測した結果15 mL±5 mLの造影剤が残存している．上大静脈には造影剤を注入した右上肢から造影剤を含む血液（A）が流れるが，造影剤を含まない左鎖骨下静脈（B）および下大静脈（C）からの血液も流れ込んでいる．使用ヨード量を35 gとした場合，350 mg/mL製剤では100 mL，300 mg/mL製剤では117 mLとなる．残存造影剤量を20 mLとした場合，早期相に関与するヨード量は350 mg/mL製剤では100－20＝80 mL 28.0 g，300 mg/mL製剤では117－20＝97 mL 29.1 gとなり，300 mg/mL製剤の注入ヨード量が多くなるため最大CT値が高くなる

であるため，TDCの再現性を考えるうえで体重によりヨード量を調整することで可能となる[1, 5]．この場合，先に述べたひと工夫とは単位時間あたり注入ヨード量を単位体重あたりで考えることである．少々ややこしくなるが，単位体重・時間あたり注入ヨード量（kg・mg/秒）となる．ファントム実験の結果から，TDCの再現性に必要なことは，体重により使用ヨード量を決め，その造影剤を一定時間で注入することである．しかし，3D CTAにおいていくつかの生体側パラメータによりTDCが変化する．以下にTDCに影響を及ぼす生体パラメータについて述べる．

1 ボリューム効果

ファントムでは設定した造影剤が全量間違いなく心臓部に流入するが，臨床では通常造影剤を右または左上肢静脈より注入するため，静脈に造影剤が残存する．また，上肢より投与された造影剤は，上大静脈部で造影剤が含まれていない対側の血液と混合され，右心房手前で造影剤を含まない下大静脈からの血液と混合される（図22）．このように，上大静脈に残存する量および各流入静脈血液量による右心房のヨード濃度変化をボリューム効果という．このとき投与されたヨード量（g）ではなく造影剤量

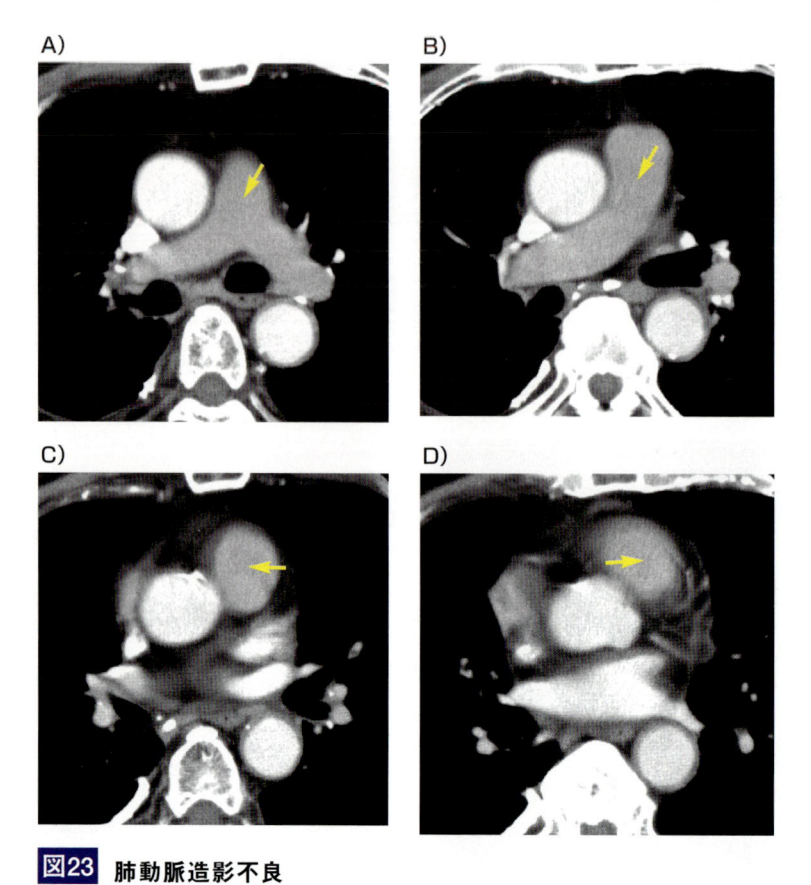

図23 肺動脈造影不良
ボリューム効果により肺動脈のCT値に低下を認める．A）肺門より20 mm足側．B）Aより20 mm足側．C）Bより20 mm足側．D）Cより20 mm足側

(mL/秒) が造影効果安定に大きく関係している．

　当施設では，すべての造影検査において体重によりヨード使用量を決定しているため，ヨード含有量（mg/mL）が一定の場合，体重が軽いほど造影剤使用量が少なくなる．図23は縦隔の造影検査（180 mg/kg・40秒注入・35秒撮像開始）であるが，造影剤注入中にもかかわらず，肺動脈のCT値が低下している例を体重の軽い被検者で経験することがある．これは，上肢より注入された造影剤の量が少ないため，下大静脈側の造影剤を含まない血液が右心房に取り込まれるためにTDCが大きく変化していると考えられる．図24はヨード含有量以外を一定とした縦隔部造影検査画像から作成したMPR (multi planar reformation) 画像である．ヨード含有量を少なくし，単位時間あたり注入ヨード量 (mL/秒) を増やすことで，右心房の造影効果が安定しているのがわかる．また，図25は下大静脈（肝静脈合流上部）のCT値と肺動脈および胸部大動脈部のCT値の相関をみたものである．この結果より，上大静脈・下大静脈合流部を十分造影剤で満たすことでTDCを安定させることができる．

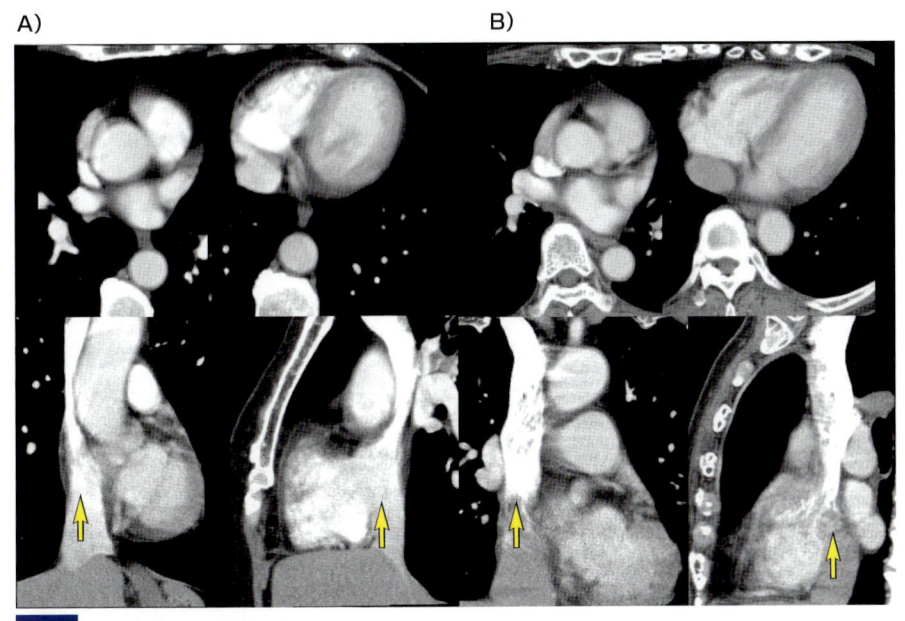

第4章　造影剤　1 ● CTAと造影剤注入理論

図24 造影剤量と右心房の造影効果
A) 54歳, 55 kg, 女性
175 mg/mL, 62 mL, 1.8 mL/秒
IVC = 167 HU, PA = 227 HU, Ao = 170 HU
B) 66歳, 50 kg, 女性
350 mg/mL, 28 mL, 0.8 mL/秒
IVC = 75 HU, PA = 172 HU, Ao = 155 HU
IVC（inferior vena cava, 下大静脈）
PA（pulmonary artery, 肺動脈）
Ao（Aorta, 大動脈）

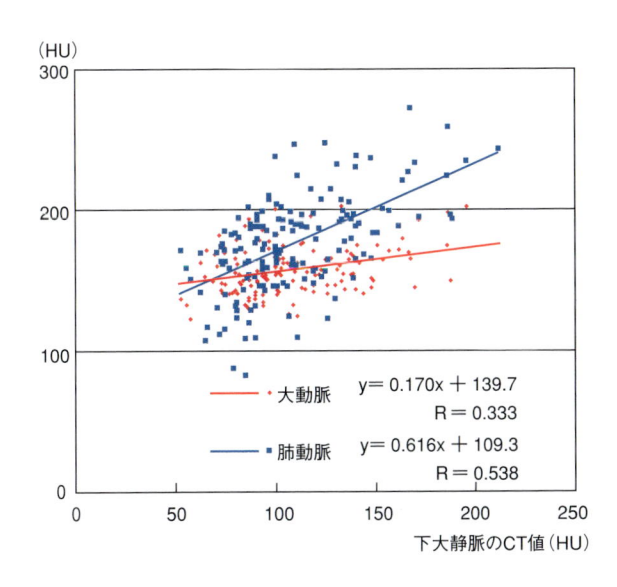

大動脈　$y = 0.170x + 139.7$　$R = 0.333$
肺動脈　$y = 0.616x + 109.3$　$R = 0.538$

図25 下大静脈CT値と肺動脈および大動脈CT値
下大静脈まで十分造影剤を満たすような注入をすることで肺動脈の造影効果は安定する．大動脈については相関が低いが，これは心臓から送られた造影剤が肺および左心室を通過する間に，拡散・希釈により均一化されることから起こると考えられる

2 注入時間短縮効果

3D CTAの画像データより計測した結果，15 ± 5 mL（n：30）程度の造影剤が上大静脈に残存する．しかし，実際には検査前にこの量を確定することはできないため，仮に残存する造影剤の最大と最小値の間には，10 mLの差が発生すると仮定する．これを3 mL/秒のスピードで注入していたとした場合，10 ÷ 3 = 3.3秒から，注入時間に3.3秒の差が発生することになるが，注入時間は最大CT値到達時間および持続時間に影響を与える．このことから，TDCを安定させるには緩やかな右上がりができる25秒以上の注入時間が有用となるが（**p179参照**），この場合，25 + 3.3 = 28.3秒以上の注入時間となる．また，3D CTAでは高いCT値で安定した持続時間を得る必要があるが，25秒以上の造影剤注入時間を用いることで，持続時間（0.8 Max）= 造影剤注入時間 × 0.29 + 12（秒）となり造影剤注入時間に依存しない時間が得られるため，被検者側ファクターを吸収することができる．

3 ヨード含有量効果

上大静脈に残存する造影剤はヨード含有量に依存しない．今，30 gのヨード量を使用しようとした場合，370 mg/mL製剤では81 mLとなるが，240 mg/mL製剤では125 mLとなる．これを一定の時間で注入することで同一の造影効果を得ることができるが，上大静脈に残存する造影剤は初期造影効果（動脈相）に関与しないため，残存する造影剤を15 mLとした場合，370 mg/mL製剤では81 − 15 = 66 mL，240 mg/mL製剤では125 − 15 = 110 mLの使用量となる．これをヨード量に換算すると，370 mg/mL製剤において66 × 0.37 = 24.42 gであり240 mg/mL製剤では110 × 0.24 = 26.40 gとなり，240 mg/mL製剤使用の方がCT値を高くできることになる．

4 心機能による影響

ファントムでは循環総水量をほぼ1分間で循環させデータを取得しているが，この量が変化するとTDCが大きく変化する．**図26**は循環総水量を一定として1分間循環

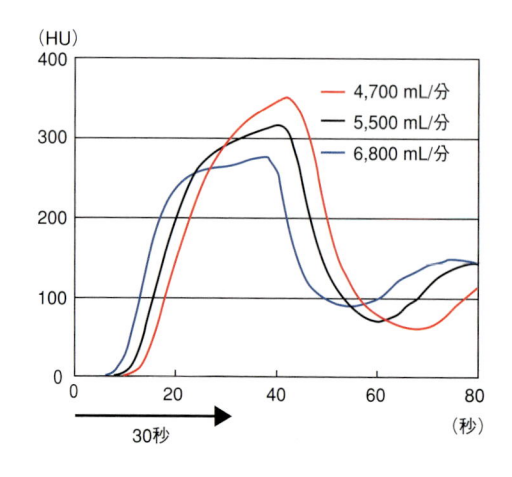

図26 拍出量（一分間流量）によるTDCの変化
水量6,000 mL一定とし拍出量を変化させ，35 g（300 mg/mL 117 mL）を30秒で注入．ヨードは注入開始より常に一定の量で注入されるため，注入時間30秒間に移動した水量は6,800 mL/分の場合3,400 mLであり4,700 mL/分では2,350 mLとなる．この水量に35 gのヨードが流入したことになる．このことより，拍出量が多くなるほど希釈率が高くなる．しかし，流速は早くなるため，TDCが左下方向に変形した形状になる．また，拍出量が少なくなるとこの反対となるため，TDCが右上方向に変形した形状となる

量を変化させたデータである．このデータから，心拍出量が低下するほど検出時間が遅くなり，傾きが低下し最大CT値到達時間が遅延するが，最大CT値は高くなることがわかる．しかし，検査時に心機能による影響を注入技術で補正するのは不可能となる．

7 造影検査と装置機能

造影剤注入方法によりTDCの再現性を考量し安定した状態を得る方法を述べた．しかし，100％を求めるためには，注入技術に加えCT装置・自動注入器などハードの性能を駆使する必要がある．

以下に機器の性能を利用した方法を述べる．

1 test bolus injection法

少量の造影剤を使用し，ダイナミックスキャン（ベッド固定）を行い，得られたCT値から造影剤検出時間または最大CT値到達時間を捉える技術．しかし，造影剤検出時間・最大CT値到達時間の両方を正確に得ることができない．このためどちらを得るかにより注入方法を変える必要がある．

造影剤検出時間を得るためには，単位時間あたり注入ヨード量に相関するため，検査時に使用する単位時間あたり注入ヨード量により造影剤を注入する必要がある．このため，少量の造影剤使用では最大CT値到達時間を得ることは不可能となるが，求められた傾きを参考にすることで予測可能である．

最大CT値到達時間を得るためには，注入時間に相関するため，検査時に使用する注入時間で造影剤を注入する必要がある．このため少量の造影剤使用では極端に単位時間あたり注入ヨード量が低下するため，正確なTDCを得るために画像のS/N比をよくする必要があり，線量を多くしなくてはならない．また，注入器の注入性能が小数点1桁程度のため，希釈するなどして用量を増加させるなどの工夫が必要となる．

また，どちらの方法を使用する場合でも，ボリューム効果が大きく関与するため，生食後押し法・希釈法などを併用する必要がある．

2 computer-assisted bolus tracking法

CT透視機能を使用し，造影剤注入開始より10秒後程度からCT透視を開始し，造影剤到達時間を検出する．機能には目視（マニュアル）および設定CT値（オート）による2種類の方法がある．再現性を考えた場合，実施者によるバラツキがないオート機能を使用するのがよい．また，設定CT値として100 HU以上の高めの設定により最大CT値到達時間のバラツキを最小にすることが可能である．しかし，タイミング検出から本検査開始まで最短5秒程度の時間的ロスがあるため，単位時間あたり注入ヨード量を多く設定した場合，test bolus injection法に比べ造影剤使用量が増加する．

装置設定　体重より換算した造影剤量（300 mg/kg）を25秒で注入する注入速度で全量をセットする

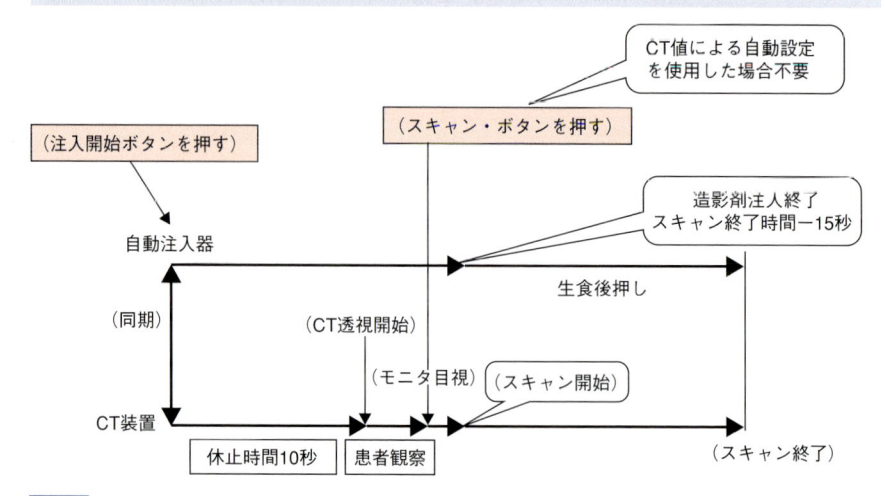

図27 Aquilion®（64 DAS）による3D CTA検査の流れ

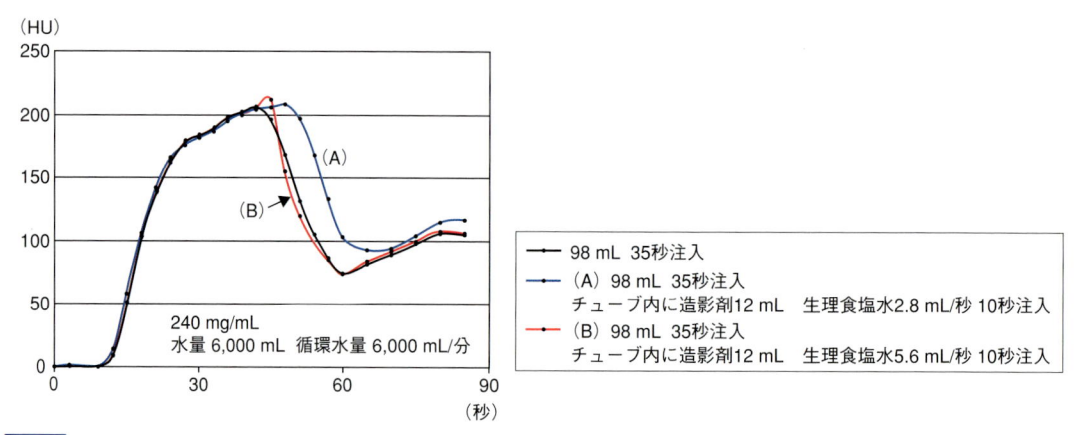

図28 生食後押し法によるTDCへの影響
A）生理食塩水を後押しすることで造影剤注入時間が増加した効果が得られる．B）生理食塩水の注入スピードを多くすると急激なCT値上昇を起こす

なお，この機能だけでは造影剤注入停止時間が不明のため，検査終了まで造影剤注入をする可能性がある．そのため造影剤注入器との同期機能を併用する必要がある（図27）．

3 生食後押し法

　　CT装置性能の向上に伴い，撮像時間の大幅な短縮により造影剤注入時間および造影剤使用量が減少してきている．これにより，ボリューム効果・注入時間短縮効果などの問題が大きくTDCの安定性に影響を与えるようになった．このため造影剤注入終了後または造影剤注入と同時に生理食塩水を注入することで，静脈内に残存した造影剤を押し出すため，ファントムデータに近いTDCを得ることができる（図28A）．
　　なお，造影剤注入で使用したフローレート以上で生食後押し法を行うと，TDCが

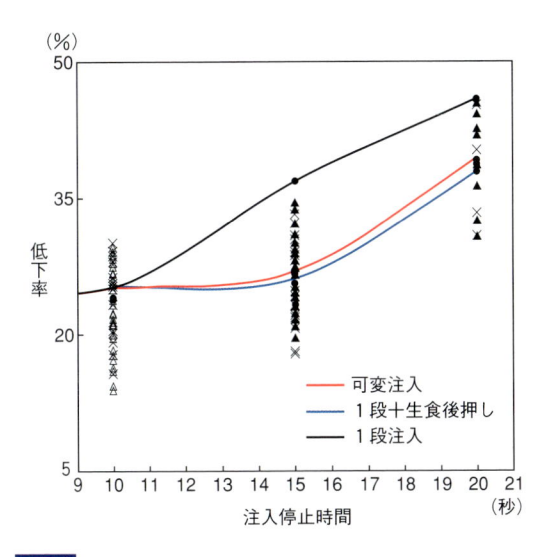

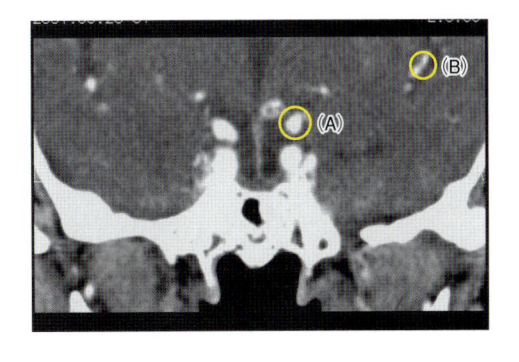

図29 造影剤停止時間とM1－A2（M2）CT値低下率
低下率＝B/A×100．生食後押し法により造影剤注入時間を延長させた効果を得られる（計画したTDCに近づいただけである）．頭部において生食後押し法では15秒前に注入を停止しても造影効果に変化はない．また，生食後押し法を使用しない場合においても，検査終了10秒前に造影剤注入を停止することが可能である．右は頭部3D CTA画像（前額断）．頭部3D CTA検査で取得した画像から作成したMPR画像である．A）中大脳動脈M1部．B）中大脳動脈M2部

一時的に上昇するため，造影剤注入速度と同じフローレートを使用する（図28B）．また，生食後押し法により造影効果が15秒程度延長するため，撮像終了15秒前に造影剤注入を停止することができる（図29）[6]．

4 可変注入法

検査目的により，造影剤による造影効果を有効に得るため，多段注入法・生食同時注入法・多段注入生食同時注入法・クロス注入法・台形クロス注入法など多くの注入方法が開発されている．これらの方法は，いかに最大CT値を一定に持続させるかを目的にしているが，図30のように注入時間により最大CT値が変動してしまう．computer-assisted bolus tracking法などの使用により，被検者側のTDCを変動させる因子を的確に吸収できるようになったが，これを使用した場合，検査終了時まで造影剤注入時間が確定できない．このため同一フローレートを使用している造影剤注入方法では最大CT値の変動が起こる．そこで可変定数0.5（造影剤注入終了時フローレート/造影剤注入開始時フローレート）の可変注入法を用いる（図31）．可変定数0.5での可変注入では，注入時間に最大CT値が依存しない（図32）．また，ヨード量および注入時間を一定とした場合でも，可変定数を変化させることでTDCをつくることが可能である（図33）．この機能を使用することで検査目的に合わせたTDCを得ることが可能となる[7]．しかし，可変定数の設定値によってはフローレートの上昇を招くため使用には注意が必要である．

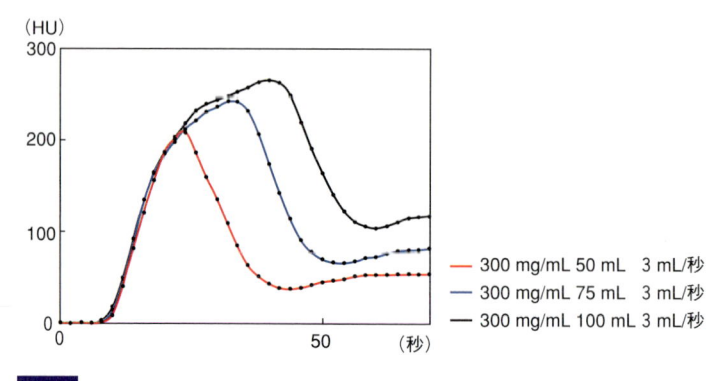

図30 注入時間がTDCに与える影響
注入時間が延長することで，再循環分造影剤量が多く加算されるため最大CT値が上昇する

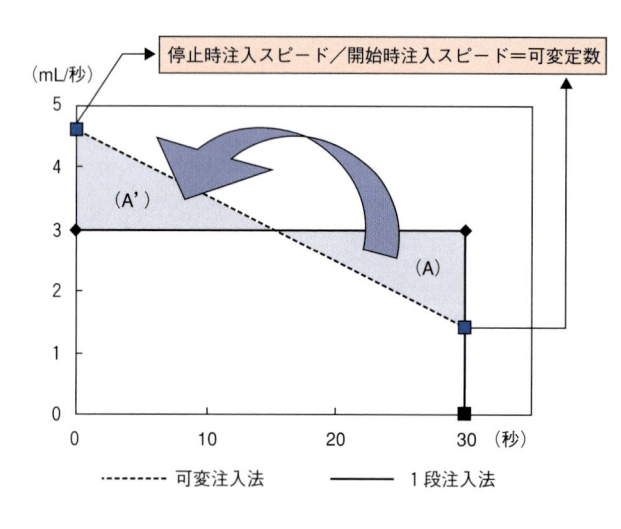

図31 可変注入法
一段注入において注入後半部は上大静脈に残存するなどTDCに関与しない造影剤がある．このため造影剤注入後半部にあたる（A）部分を注入初期部（A'）に使用することで造影効果を上げる方法．また，ヨード量・注入時間が一定において可変定数を変更することでTDCを変化させることができる

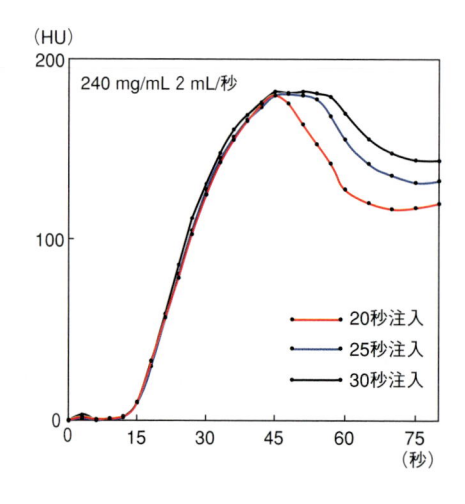

停止時注入スピード／開始時注入スピード＝可変定数

図32 可変注入（可変定数0.5）による注入時間がTDCに与える影響
可変注入（定数：0.5）では注入時間に最大CT値が影響を受けない．これは，注入時間が経過するほど注入されるヨードが減少していくため，加算される造影剤が増加しないためである

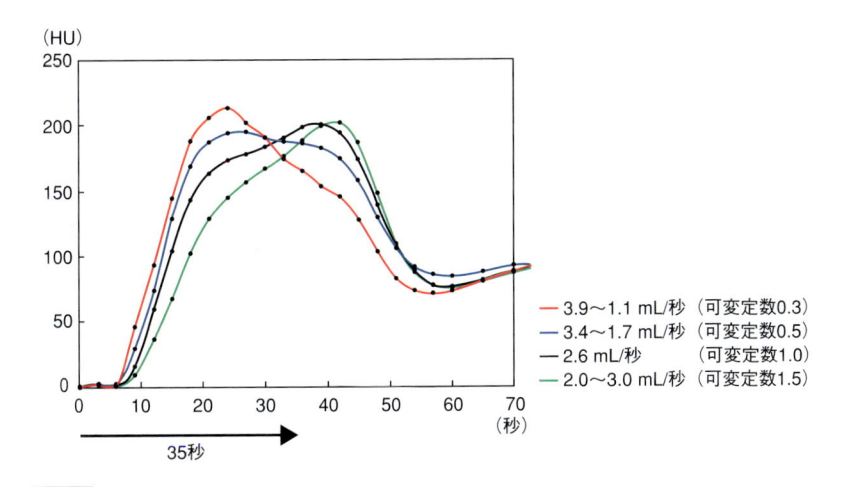

図33 可変注入によるTDC
可変定数を変化させることで，ヨード量および注入時間を一定としてもTDCを変化させることができる

8 最後に

　CTAにおける造影理論を，ファントムにより取得したTDCを中心として，臨床への応用と造影理論だけでは解決できない問題，そして現在使用可能な機器機能の適応の点から述べた．

　CT装置において血管を評価しようとした場合，必ず造影剤を使用しなければならない．しかし，医療において静脈にこれだけの勢いで，これだけの単一物質を注入する場面は見当たらない．ともすれば，「検査だから目的を達成するためには多い方が間違いない」とか「この施設で見つけなければだめだから量にはこだわらない」などの意見を聞くことがある．これは決して正解ではないと考える．

　どこまで確実に見せることができるかを追求することは必要であるが，その描出能をすべての被検者に適応する方法を確立することが重要なことではないだろうか．言い換えると，いかに再現性を確保したうえで描出能を検討するかではないだろうか．

　現在，320列マルチスライスCTが臨床で使用される時代となっている．今後ヘリカルスキャンから以前のダイナミックスキャン（ベッド固定）により，体積でTDC自体を取得し解析するような検査方法が選択可能となる．装置性能が向上し造影検査環境も確実に進歩しているが，その機能は造影理論を理解したうえで使用しなければ意味をなさない．例えば，最大CT値を一定にしようとした場合，造影剤を注入する時点でほぼ決まる．装置機能を使用すれば何とかなるものではなく，その機能により"ほぼ決まる"を"確実に決まる"にするものである．どのような高性能装置が出現しても，検査を受ける側の条件に変化はないのである．また，受ける側の条件に変化がないのであれば，使用している装置性能をそれに合わせることをするのが使用者側の責任となる．

また，重要なのは使用しているCT装置性能を理解し，目的を達成するために必要な分解能を得るためのヨード量を求め，それを撮像するための時間から造影剤注入時間を決定しタイミング[8]を合わせることである．CTAと造影剤注入理論について一言でまとめるのであれば，使用ヨード量と注入時間となる．

参考文献

1) 「CT造影理論」（市川智章／編），医学書院，2004
2) 八町　淳，輪湖正：螺旋走査型CTにおける最適造影検査方法の検討．日獨医報 40：109-124, 1995
3) 室賀浩二，八町　淳，寺沢和晶：X線CTにおける造影効果の基礎的検討；ヨード量とCT値の関係．Rad Fan 3：115-119, 2005
4) Awai K, et al.：Simulation of aortic peak enhancement on MDCT using a contrast material flow phantom；Feasibility study. Am J Roentgenol 186：379-385, 2006
5) 八町　淳：CT造影理論－ヨード造影剤の濃度，容量および注入速度がTDCに与える影響－．映像情報メディカル 39：6, 604-609, 2007
6) 寺沢和晶ら：頭部および頭頸部3DCTAにおける造影検査法の検討．日放技学誌 60：423-428, 2004
7) 室賀浩二ら：体幹部three-dimensional CT angiographyにおける可変注入法の検討．日放技学誌 61：110-117, 2005
8) 山口　功ら：Time density Curveの形成過程分析から考察する撮影タイミングの決定方法．日本放射線技術学会雑誌 61：260-267, 2005

第4章 造影剤

2 造影剤腎症

竹原 康雄

　造影剤腎症はX線用のヨード系造影剤の投与により腎髄質の虚血が生じ，腎機能障害をきたす医原性腎機能障害であり，高リスク因子や高リスク患者が知られており，**予防することが可能**な疾患である．その予防には検査前後の生理食塩水の輸液が効果があるとされている．そのほかの予防策，予防薬についても多くの研究がなされているが，その実態を知り，予防策を講じることが重要である．

1 はじめに

　X線による画像は検査対象物質の電子密度の差を画像コントラストの源泉としている．X線はその波長の短さから，良好な空間分解能を有するが，軟部組織の濃度分解能においてはしばしば不十分である．これは，臓器間，軟部組織間の電子密度が似通っているためであるが，これらの組織の電子密度を人為的に変化させて，分離しやすくするのが高電子密度のヨード系造影剤の役割であり，画像診断学，ひいては医療に大きな貢献をしてきたし，今でも臨床現場で欠かせない検査薬剤となっている．

　これまでに，ヨード系造影剤の安全性についても進歩がみられ，従前のイオン性から非イオン性，高浸透圧のものから等浸透圧のものへと進歩し，副作用の発現頻度もかなり低減されてきた．しかし，それでもまだ，嘔気や蕁麻疹のような軽度の副作用から，ショックなどの生命を脅かす重篤な副作用までが生じうることは事実であり，造影剤腎症も，ときに血液透析への導入になるなど，比較的重度の副作用として認知されている．

　薬物には頻度の大小は異なれ，副作用はつきものであるが，通常の薬剤が治療薬主体であるのに対し，造影剤は検査薬であることから，ときに健常人がその被害にあう可能性も有している．病気の検索のために投与した薬剤で健常人が病気になってしまうというのは，患者さんにとっても納得のいかない結果であり，それが生じた際の検査施行医の苦悩も殊更大きいものがある．ただ，重篤な副作用のうち，アナフィラキシーは予知が事実上不可能とされるが，造影剤腎症には明確なリスク因子が存在しており，予防も可能な例が多い．X線による造影検査に携わるものにとって，造影剤腎症の発現をいたずらに恐れるのみではなく，その特性と対策を熟知し，正確な診断と治療のために必要かつ十分な検査が滞りなく施行されるためのクオリティーコントロールを積極的に行う必要がある．

2 造影剤腎症とは

　造影剤腎症（同義語 contrast agent-associated nephropathy, contrast induced nephropathy, radiocontrast induced nephropathy, hospital acquired renal insufficiency）とは，一般的には字句の通り，造影剤投与により腎機能障害をきたす病態をいう．簡単にいえば，非乏尿性，可逆性の薬剤性急性腎機能障害の一種と位置付けることができる[1]．造影剤腎症が文献上まとまった形ではじめて報告されたのは排泄性尿路造影におけるヨード系造影剤使用による11例の腎不全患者の報告であったが[2]，それ以後，血管造影やX線CTと，臨床現場での造影剤の需要が高まり，使用量が増え，発生頻度も増えるにつれて，いわゆる hospital acquired renal insufficiency（医原性腎機能障害）の主たる原因の1つとして，広く認識されるに至り，その発症メカニズムと予防の研究に膨大な研究が積み重ねられてきた．

　定義に関しては諸説あるが，"造影剤投与後72時間以内に，血清クレアチニン値が投与前の25％以上上昇すること，あるいは0.5 mg/dL以上の上昇をみるもの"というのが一般的である[3〜5]．

1 造影剤腎症発症のメカニズム

　仮説では，血管内に投与された造影剤が血流に乗って腎臓に運ばれてくると，急速に腎血管の拡張が生じ，それに引き続いて血管収縮が生じるとされる．この血管収縮にはアデノシンやエンドセリンの上昇，プロスタグランジンやNO（nitric oxide）の低下が関与しており，腎血管はすみやかに血管収縮に移行し，腎血管抵抗が増加し，腎血流量，糸球体濾過量が低下して腎虚血が生じ，酸素供給は低下，髄質の虚血，尿細管の壊死につながるというものである（図）[6]．

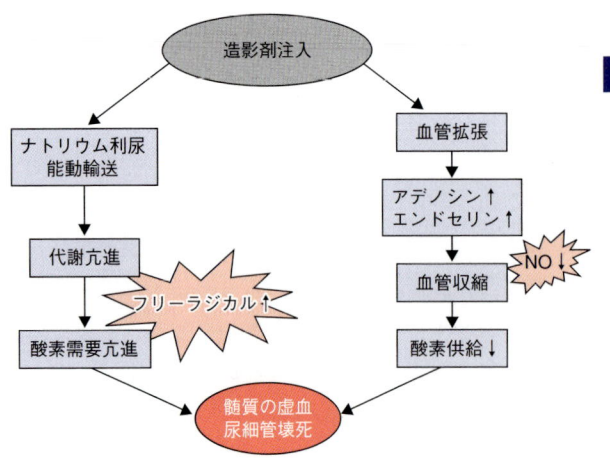

図　造影剤腎症の発生メカニズム

造影剤腎症では，髄質の虚血，尿細管壊死が本態であるが，その発生には主として2つの因子が想定されている．1つはナトリウム利尿による能動輸送で代謝が亢進することによるフリーラジカルの増加と酸素需要の亢進である．他方では，造影剤が腎臓に到達直後に出現する初期の血管拡張とそれに引き続いて生ずる血管収縮である．これにはエンドセリンやアデノシンの上昇が想定されている．これによりNOが低下し，酸素供給が低下することにより髄質の虚血と尿細管壊死が生ずる

また，血管収縮により酸素供給が低下するなかで，ナトリウム利尿で能動輸送は活発となり，エネルギー代謝が活発化し，酸素需要が上昇するため，これがさらに虚血を助長する．さらに酸化ストレス〔ROS（reactive oxygen species，活性酸素）〕もまた造影剤腎症を悪化させるという．腎虚血後の再灌流時に産生されるフリーラジカルのレベルが上昇，血管内皮細胞の障害をきたして，髄質の虚血，尿細管壊死を助長すると考えられている．

　造影剤はまた，近位尿細管細胞に直接的にも作用し，細胞増殖の抑制，ミトコンドリア機能や膜に変性を生じ，アポトーシスを誘導するなどの悪影響があるとされている．

2　発現頻度

　これまで造影剤腎症の定義が定まっていなかったため，正確な発症の頻度は不明であるが，一説には（高riskではない）一般的な患者群で1～6％といわれている[1]．しかし，経皮的冠動脈介入治療（percutaneous coronary intervention：PCI）を必要とするような循環器領域に限ってのデータでは，3～20％と一段高い発現率が報告されている[7～9]．PCIの候補となる患者さんでは，もともと動脈硬化性疾患の背景を有する症例が多く，ほぼ全例が腎機能障害の予備軍であるのみならず，緊急検査であることが多く，事前に腎機能を把握する時間的余裕が乏しい．また検査前の輸液など，造影剤腎症を予防する措置が取られる前に造影剤が投与される頻度が高いことも影響していると思われる．また，糖尿病や腎機能障害を有する高リスク患者では，さらに発症の頻度は40～50％にのぼるとされる[1]．

3　予後

　軽症では1週間程度で回復する可逆的な腎機能障害であるが，まれには（1％以下で）透析導入を余儀なくされ，事後のquality of lifeや寿命に重要な影響を与える．透析導入となった場合の死亡率は29～36％という[1]．

4　危険因子

　リスクファクター（危険因子）として挙げられている項目には次のようなものがある．すなわち，**糖尿病性腎症，脱水，うっ血性心不全，70歳以上の高齢者，腎毒性のある薬剤使用**などである[8, 10]．

5　リスクを上昇させる因子

　高浸透圧造影剤は慢性腎機能障害患者にはリスクとなる[11]とされているが，リスクの低い一般の患者群ではイオン性と非イオン性造影剤との間に，また等浸透圧と低浸透圧の間に大きな差はないという報告がある[12, 13]．しかし，トレンドは低浸透圧の非イオン性造影剤を使用する傾向にあり，特に日本においては高浸透圧イオン性造影剤はほとんど使用されていない．

6 造影剤投与量

造影剤の使用量も多量となるほど発症頻度は上昇する．造影剤腎症を起こさない造影剤許容量としては5 mL/kg/Crまで（最大300 mL）とされ，血清クレアチニン値の多寡によって制約される．すなわち，例えば，体重50 kgの患者さんでは許容される造影剤容量は250 mLだが，Cr 2.0なら250/2－125 mLとなる[14]．造影剤の使用量が増加するほど，透析導入の頻度は指数関数的に増加することが報告されている[15]．

7 予防

a. 造影検査前の腎機能評価

腎機能の評価は血清クレアチニン値が広く使用されているが，可能であれば蓄尿によるクレアチニンクリアランス測定，無理であれば（おそらく，外来や繁忙な病棟では事実上無理であろう），**Cockcroft-Gaultの式**や**MDRDの式**を用いてGFR（gulomerular filtration rate，糸球体ろ過量）の推定を行う[16]．また最近日本腎臓学会「日本人のGFR推算式プロジェクト」から日本人のGFR推算式が発表された[脚注]ので参考にするとよいであろう．

＜Cockcroft-Gaultの式＞

eGFR（mL/分）＝CCr（mL/分）＝

　［(140－年齢)×体重（kg）］／［72×血清クレアチニン（mg/dL）］

＊女性の場合は0.85倍とする．

＜MDRD（Modification of Diet in Renal Disease Study Group）の式[17, 18]＞

eGFR（mL/min/1.73 m^2）＝

　186.3×年齢$^{-0.203}$×血清クレアチニン$^{-1.154}$（mg/dL）×0.881

日本人の調整係数：0.881

＊女性の場合は0.746倍とする．

＜日本腎臓学会「日本人のGFR推算式プロジェクト」日本人のGFR推算式[脚注]＞

eGFR（mL/分/1.73m^2）＝194×年齢$^{-0.287}$×血清クレアチニン$^{-1.094}$（mg/dL）

＊女性の場合上記の値を0.739倍する

　血清クレアチニンは酵素法での計測値

上述の式にてeGFRが60 mL/min/1.73 m^{2}以上であれば腎機能は正常といってよい．飲水制限のない場合は検査前に適宜飲水励行を行う．eGFR＜60 mL/min/1.73 m^{2}の腎機能低下例では，以下に示す輸液をはじめとする処置が望まれる．

脚注）第51回日本腎臓学会2008年5月30日～6月1日 福岡

b. 腎機能を悪化させる薬剤の併用中止

腎機能を悪化させる薬剤の併用中止も考慮される．腎障害の原因となる薬剤を頻度順に列挙すると**抗菌薬，非ステロイド系抗炎症薬，抗腫瘍薬，抗リウマチ薬，抗てんかん薬，抗潰瘍薬**，などの順となる．

c. 輸液

　造影剤腎症の予防措置として，現在もっとも広くコンセンサスを得ているのは，検査前の輸液である．造影前8～12時間，検査後4～12時間の生理食塩水持続点滴，1.0～1.5 mL/kg/時が推奨されている[1, 19]．こうした輸液は腎臓におけるプロスタグランジンのレベルを上昇させ，血管収縮を防ぎ，尿細管に対して保護的な効果があるという[20]．ESUR (European Society Urogenital Radiology，欧州泌尿生殖器放射線医学会) のガイドラインでは，造影剤投与の4時間前から24時間後まで，ソフトドリンクを経口で少なくとも100 mL/時を，または経静脈内補液で生理食塩水を臨床状態に応じて行うとされている[21]．食塩液の濃度であるが，0.45％と0.9％（いわゆる生理食塩水と等張性食塩水）で比較し，0.9％の等浸透圧の輸液が優れていたという報告がある[22]．しかし当然ながら，これらも一律に投与するのではなく，心不全など，患者さんの合併症に留意したうえで行う必要があることはいうまでもないであろう．

d. NAC (N-acetylcysteine)

　最近注目を集めているのはNACである．NACはグルタチオン前駆物質であり，去痰薬として，またアセトアミノフェン中毒や肝腎症候群治療薬として知られる．その投与は抗酸化作用によりreperfusion injury（再灌流傷害）を防止し，NO (nitric oxide) と結合してS-nitrosothiolとなって強力な血管拡張作用を呈するとされる．NACによる造影剤腎症の予防効果に関してはメタアナリシスがあり，その投与で造影剤腎症の発生頻度が18％から8％に減少し，相対危険度を56％も減少させるという[23～26]．最近の報告では，同薬剤を輸液に付加することは単味の輸液のみよりも有意に腎保護に効果があったとしている[27]．

　ただし，造影剤腎症予防目的での本剤の効能に関してはまだ定まっておらず，当然造影剤腎症の予防薬としての保険適用は現在取得されていない．

8 そのほかの予防措置（エビデンスがないか不十分なもの）

a. 血管拡張薬

　造影剤腎症の発症メカニズムの仮説に基づき，種々の予防措置が考案されている．そのうち，血管拡張薬の有用性を強調する報告がある．DA1 agonist（フェノールドパミン）[28]，アデノシン拮抗薬（テオフィリン）[29]，エンドセリンブロッカー，などが報告されている．

b. 利尿薬

　利尿薬の有効性に関しては，ループ利尿薬で髄質の酸素消費を抑制するため，髄質の虚血を防止することが可能であるという説[30]と，逆に，フロセマイド，マニトールの使用は逆効果であったという否定的な説[31]があり，今日ではあまり推奨されていない[1]．

c. 炭酸水素ナトリウム，アスコルビン酸

　抗酸化作用を期待して炭酸水素ナトリウム（メイロン®）での水分補給やアスコルビ

ン酸（ビタミンC）を予防薬として提唱している報告もある[32]．

d. 血液透析

造影剤投与後の処置に関して，造影剤腎症予防の目的で造影後に透析を施行する効果については有効とする証拠は今のところ存在しない[33]．

慢性維持透析患者の場合は透析は必ずしも造影剤投与直後に施行する必要はなく，スケジュール通りでよいが，できれば造影検査は透析予定時刻の直前に行えれば安心と思われる[34]．

9 ガイドラインについて

造影剤腎症の予防に関しては2006年時点で15ものガイドラインが世界中で提唱されており，それに関してのreviewもあるので参照されたい[21]．ここまで述べてきたものはその最大公約数的な知見である．

---

memo

■ ヨード系造影剤の代替造影剤としてのガドリニウムキレート

造影剤腎症が医原性腎機能障害として注目されるようになると，代替造影剤として，CO_2 やガドリニウムキレートの動脈内投与が検討されるようになった．CO_2 は DSA（digital subtraction angiography）上では画像としてのコントラストは不良なことが多く，勢い，ガドリニウムキレートをDSAで使用するということが実際に行われたこともあった[35]．ガドリニウムのX線吸収はヨードのそれと比較してややズレがあるが，それでも通常のDSAで使用される80 kVのX線スペクトルで十分なX線吸収傾向がある．問題は，検査目的を充足するのに必要となる使用量と，浸透圧である．造影剤腎症では使用する造影剤の浸透圧の高さはリスクであるといえる．

DSAで20mL Iohexol（140 mgI/mL）と同等のコントラストを得るためには40 mLのGd-DTPAが必要である．したがって検査目的を達するためには多量のガドリニウムキレート製剤を使用せざるを得なくなる場合が多い．このような使い方をした場合，ガドリニウム造影剤がヨード系造影剤よりも腎機能を保持できるという証拠は何もなく，むしろ浸透圧を考えると危険と考えられている．一例を示すと，Gd-DTPA（マグネビスト®，バイエル薬品）の浸透圧は 1,960 mosm/kg で 140 mgI/mLのヨード系造影剤の 780 mosm/kgを大きく上回っている[36]．このように，ヨード系造影剤に対する代替造影剤としてガドリニウムキレートを使用することに関しては，ESURからの公式見解が出されている．それによると，法的立場からX線検査にガドリニウム造影剤を使用することは認められない．また文献的考察からも，腎機能障害患者のX線検査にガドリニウム造影剤を使用することは推奨されないとしている．同等のX線吸収を期待しうる用量では，ガドリニウム造影剤はヨード系造影剤よりも腎毒性が強いと思われ，認可された用量（0.3 mmol/kg）では多くの場合，診断可能な造影能が得られることは少ないというのが理由である[37]．

■ 造影剤腎症とNSF（nephrogenic systemic fibrosis，腎性全身性線維症）[38]

造影剤腎症はヨード系造影剤の問題であるが，NSFはMRI用造影剤（ガドリニウムキレート製剤）の問題である．かねてより，MRI用のガドリニウムキレート製剤は非腎毒性が売り物であり，腎機能に不安のある患者さんではヨードによる造影検査を控え，代わりに造影MRIを施行してきた．しかし，NSFの危険性が腎機能障害患者，主として腎不全患者において報告されてくると，"腎機能が不安な患者さんに対して，ガドリニウムキレート製剤よりもヨード系造影剤を使用したい"というような首をかしげたくなるような反応が一部の臨床家にみられるようになったのは憂慮すべきと思われる．

NSFの発生頻度であるが，日本では，現在までに5例の報告がある．臨床家の認知度が低いために，見逃されている症例がある可能性は排除しないが，日本において使用されているガドリニウムキレート製剤が年間140万本（個々の用量は特定できない）程度であり，こちらの使用本数も毎年累積されていることを考慮すると，おそらくその発生頻度は日本においては1/30万本を大きく超えることはないであろう．造影剤腎症の発生頻度は数％といわれているので，これと比較すると桁違いに低い頻度といえる．

検査医がCIN（contrast-induced nephropathy，造影剤腎症）vs.NSFというジレンマを感じたときに確認しておかなければならないのは，検査を受ける患者さんが，"腎機能障害の高リスク群"であるのか，それとも"（腎機能が廃絶されている）腎不全患者"かということである．

腎機能障害の高リスク群では，ヨード系造影剤によるX線検査は腎不全を招き，患者さんの予後を悪化させることは疑いない．また，すでに腎不全に陥っている患者さんにおいては，ガドリニウムの投与はガドリニウムの皮下への沈着を招き，皮膚の拘縮をきたすおそれがある．しかし，腎機能障害の高リスク群でのヨード系造影剤使用は透析導入を要する腎症が発生するリスクが高く，透析になった場合の予後は芳しくない．

造影剤腎症発症のカットオフレベルはeGFR＜60 mL/min/1.73m^{2}といわれ，NSFはeGFR＜30 mL/min/1.73m^2（eGFR＞30 mL/min/1.73m^{2}では発生の報告がない）であるといわれる．もちろん，適応や代替検査法の検討，必要最低限の造影剤量の使用を検討するのは当然であるが，これをみても，（まだ守るべき腎機能の残存している）腎機能障害患者にはヨード系造影剤よりはガドリニウムキレート製剤を使用する方が安全な場合が多いと思われる．ただし重要なのは，真に造影検査の適応があること，そして代替方法がないこと，必要最低限の造影剤量を使用すること，を踏まえたうえで，患者さんが守るべき腎機能を残している場合，そして患者さんの腎機能がガドリニウムを尿に排泄する機能を十分残している場合（つまり30 mL/min/1.73m^2＜eGFR＜60 mL/min/1.73m^{2}といいかえてもよいかもしれない）にはガドリニウムキレートによるMRIの選択を考慮すべきということであろう．

3 おわりに

造影剤は古くから医療への貢献度が大きな薬剤の1つである．造影剤の改良と使用法の進歩は画像診断の発達の強力なエンジンとなってきた．しかし一方で，影の部分としての造影剤腎症の問題は常にリスクとしてつきまとっている．一般にも造影剤腎症についての認識は広まりつつあり，その予防策に関しても明らかになりつつあるが，さらに研究を進め，エビデンスを集積して，予防できる合併症は予防し，患者さんの健康が検査によって損なわれることのないようになればよいと思われる．

参考文献

1) Waybill MM & Waybill PN.: Contrast media-induced nephrotoxicity : identification of patients at risk and algorithms for prevention. J Vasc Interv Radiol 12: 3-9, 2001
2) Alwall N, et al.: This clinical course of renal failure occurring after intravenous urography and/or retrograde pyelography ; casuistics of 11 cases (including 7 deaths) ; on indications for and risks involved in the use of contrast media, including some remarks on the risk of aspiration biopsy of the kidney. Acta Med Scand：152: 163-173, 1955
3) Morcos SK, et al.: Contrast-media-induced nephrotoxicity : a consensus report. Contrast Media Safety Committee, European Society of Urogenital Radiology (ESUR). Eur Radiol 9：1602-1613, 1999
4) Spargias K, et al.: Ascorbic acid prevents contrast-mediated nephropathy in patients with renal dysfunction undergoing coronary angiography or intervention. Circulation 110: 2837-

2842, 2004 (Erratum in : Circulation 111: 379, 2005)
5) Maeder M, et al. : Contrast nephropathy : review focusing on prevention. J Am Coll Cardiol 44: 1763-1771, 2004
6) Thompson EJ & King SL. : Acetylcysteine and fenoldopam. Promising new approaches for preventing effects of contrast nephrotoxicity. Crit Care Nurse 23: 39-46, 2003
7) McCullough PA, et al. : Acute renal failure after coronary intervention : incidence, risk factors, and relationship to mortality. Am J Med 103: 368-375, 1997
8) Rihal CS, et al. : Incidence and prognostic importance of acute renal failure after percutaneous coronary intervention. Circulation 105: 2259-2264, 2002
9) Spargias K, et al. : Ascorbic acid prevents contrast-mediated nephropathy in patients with renal dysfunction undergoing coronary angiography or intervention. Circulation 110: 2837-2842, 2004 (Erratum in : Circulation 111: 379, 2005
10) Morcos SK, et al. : Contrast-media-induced nephrotoxicity : a consensus report. Contrast Media Safety Committee, European Society of Urogenital Radiology (ESUR). Eur Radiol 9: 1602-1613, 1999
11) Barrett BJ & Carlisle EJ. : Metaanalysis of the relative nephrotoxicity of high- and low-osmolality iodinated contrast media. Radiology 188: 171-178, 1993
12) Rudnick MR, et al. : Nephrotoxicity of ionic and nonionic contrast media in 1196 patients : a randomized trial. The Iohexol Cooperative Study. Kidney Int 47: 254-261, 1995
13) Feldkamp T, et al. : Nephrotoxicity of iso-osmolar versus low-osmolar contrast media is equal in low risk patients. Clin Nephrol 66: 322-330, 2006
14) Cigarroa RG, et al. : Dosing of contrast material to prevent contrast nephropathy in patients with renal disease. Am J Med 86: 649-652, 1989
15) Freeman RV, et al. : Blue Cross-Blue Shield of Michigan Cardiovascular Consortium (BMC2). Nephropathy requiring dialysis after percutaneous coronary intervention and the critical role of an adjusted contrast dose. Am J Cardiol 90: 1068-1073, 2002
16) Spinler SA, et al. : Predictive performance of ten equations for estimating creatinine clearance in cardiac patients. Iohexol Cooperative Study Group. Ann Pharmacother 32: 1275-1283, 1998
17) Levey AS, et al. : A more accurate method to estimate glomerular filtration rate from serum creatinine : a new prediction equation. Modification of Diet in Renal Disease Study Group. Ann Intern Med 130: 461-470, 1999
18) Aizawa M, et al. : Comparison of prediction equations of glomerular filtration rate in Japanese adults. Nippon Jinzo Gakkai Shi 48: 62-66, 2006
19) Thompson EJ & King SL. : Acetylcysteine and fenoldopam. Promising new approaches for preventing effects of contrast nephrotoxicity. Crit Care Nurse 23: 39-46, 2003
20) Solomon R. : Radiocontrast-induced nephropathy. Semin Nephrol 18: 551-557, 1998
21) Thomsen HS & Morcos SK. : Contrast-medium-induced nephropathy : is there a new consensus? A review of published guidelines. Eur Radiol 16: 1835-1840, 2006
22) Mueller C, et al. : Prevention of contrast media-associated nephropathy : randomized comparison of 2 hydration regimens in 1620 patients undergoing coronary angioplasty. Arch Intern Med 162: 329-336, 2002
23) Birck R, et al. : Acetylcysteine for prevention of contrast nephropathy : meta-analysis. Lancet 362: 598-603, 2003
24) Isenbarger DW, et al. : Meta-analysis of randomized clinical trials on the usefulness of acetylcysteine for prevention of contrast nephropathy. Am J Cardiol. 92: 1454-1458, 2003
25) Alonso A, et al. : Prevention of radiocontrast nephropathy with N-acetylcysteine in patients with chronic kidney disease: a meta-analysis of randomized, controlled trials. Am J Kidney Dis 43: 1-9, 2004
26) Pannu N, et al. : Systematic review of the impact of N-acetylcysteine on contrast nephropathy. Kidney Int 65: 1366-1374, 2004
27) Kelly AM, et al. : Meta-analysis : effectiveness of drugs for preventing contrast-induced nephropathy. Ann Intern Med 148: 284-294, 2008
28) Bakris GL, et al. : Renal hemodynamics in radiocontrast medium-induced renal dysfunction : A role for dopamine-1 receptors. Kidney Int 56: 206-210, 1999
29) Erley CM, et al. : Adenosine antagonist theophylline prevents the reduction of glomerular filtration rate after contrast media application. Kidney Int 45: 1425-1431, 1994
30) Barrett BJ. : Contrast nephrotoxicity. J Am Soc Nephrol 5: 125-137, 1994
31) Solomon R, et al. : Effects of saline, mannitol, and furosemide to prevent acute decreases in renal function induced by radiocontrast agents. N Engl J Med 331: 1416-1420, 1994
32) Spargias K, et al. : Ascorbic acid prevents contrast-mediated nephropathy in patients with

renal dysfunction undergoing coronary angiography or intervention. Circulation 110: 2837-2842, 2004（Erratum in : Circulation 111: 379, 2005）

33) Huber W, et al. : Haemodialysis for the prevention of contrast-induced nephropathy : outcome of 31 patients with severely impaired renal function, comparison with patients at similar risk and review. Invest Radiol 37: 471-481, 2002

34) Younathan CM, et al. : Dialysis is not indicated immediately after administration of nonionic contrast agents in patients with end-stage renal disease treated by maintenance dialysis. AJR Am J Roentgenol 163: 969-971, 1994

35) Hammer FD, et al. : Gadolinium dimeglumine : an alternative contrast agent for digital subtraction angiography. Eur Radiol 9: 128-136, 1999

36) Nyman U, et al. : Are gadolinium-based contrast media really safer than iodinated media for digital subtraction angiography in patients with azotemia? Radiology 223: 311-318 ; discussion 328-329, 2002

37) Thomsen HS, et al. : Contrast Media Safety Committee Of The European Society Of Urogenital Radiology (ESUR). Gadolinium-containing contrast media for radiographic examinations : a position paper. Eur Radiol 12: 2600-2605, 2002

38) Broome DR, et al. : Gadodiamide-associated nephrogenic systemic fibrosis : why radiologists should be concerned. AJR Am J Roentgenol 188: 586-592, 2007

第4章　造影剤

3 腎性全身性線維症（NSF）

対馬　義人

1 はじめに

　腎性全身性線維症（nephrogenic systemic fibrosis：NSF）とは，腎不全患者においてGd（ガドリニウム）造影剤投与後，数日〜数カ月後に，疼痛や掻痒感を伴う四肢の皮膚腫脹，発赤，硬化などにて比較的急性に発症する疾患である．皮膚の変化はその後緩やかに進行し，四肢関節の拘縮をもたらし，患者さんの行動は著しく制限され，死亡例の報告も多くある．

　2000年にscleromyxedema-like cutaneous diseasesとして最初に報告され[1]，その後nephrogenic fibrosing dermopathy（NFD）とも呼ばれている．当初，原因は不明とされていたが，'06年に，Gd造影剤投与が原因であるとの示唆がなされ[2]，現在までに全世界で1,000例程度の発症があるものと推定されている．

2 症状と臨床所見[1〜12]（図1）

　患者さんは例外なく腎不全があり，多くは血液透析中である．すべての年齢において報告があり，性差，人種差はおそらくない．

　Gd造影剤投与後数日〜数カ月，ときに数年後に疼痛や掻痒感を伴う四肢の皮膚腫脹，発赤，硬化として比較的急性に発症する．下肢からはじまることが多く，少しでも疑われる場合にはズボンを脱がせて注意深く観察すべきであるとされる．皮膚病変は数カ月間進行し，しばしば体幹部へと進展する．**頸部および顔面を侵すことはなく，この点は強皮症などの膠原病との鑑別点として重要である．**変化は通常左右対称であるが，軽い非対称性を呈することもあるようである．

　皮膚は腫脹し，硬く，硬結を触れることがある．その様子はしばしばオレンジの皮様と表現されるが，褐色の色素沈着を見たとする報告もあり，皮膚の変化の程度はさまざまである．体毛は乏しくなり，全く無毛となることがある．種々の治療や腎移植の成功によって皮膚病変が改善したとする報告もあるが，例外的であり，通常は進行性あるいは固定性で，改善することはない．これら皮膚病変は，病理組織像にて皮下組織に認められる線維化を反映したものである．

　皮膚硬化が進行すると四肢関節の拘縮を生ずる．手首の屈曲は不能となり，手指も固定する．膝関節の屈曲伸展は困難となり，足関節は伸展位にて固定することが多いようである．このため，患者さんの行動は著しく制限されることとなる．

　皮膚のみならず，そのほかの臓器にも線維化が認められることがあるが，臨床的に

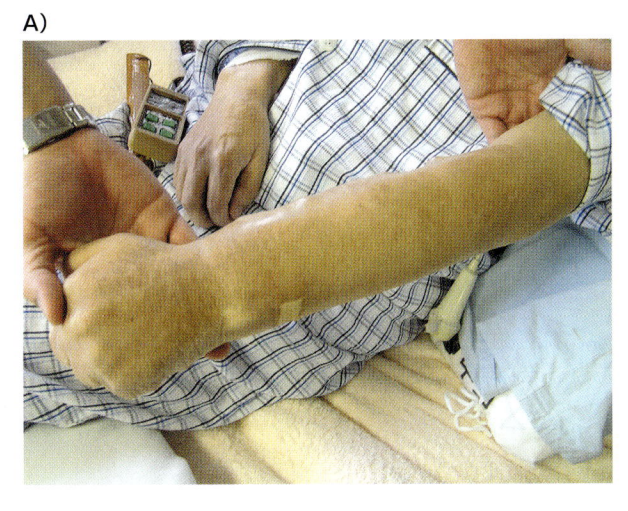

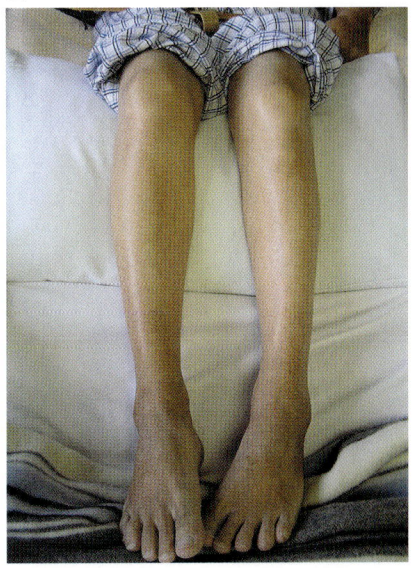

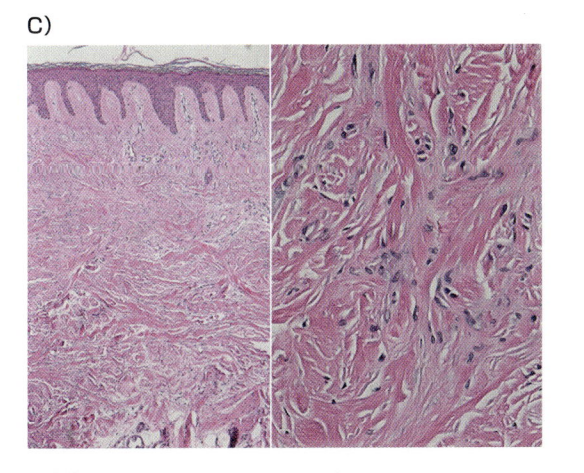

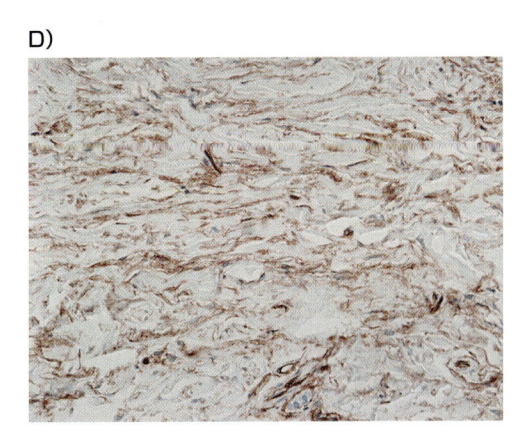

第4章 造影剤　3 ● 腎性全身性線維症（NSF）

図1　発症時44歳，現在50歳の男性
A）左前腕皮膚所見．前腕の腫脹と皮膚硬化，肘関節，手関節の拘縮が認められ，可動制限は著しい．B）両下肢皮膚所見．皮膚は硬く，光沢がある．体毛は全く認められない．膝関節の屈曲はわずかに可能な程度である．C）左前腕部皮膚生検像（ヘマトキシリン・エオジン染色）．左（弱拡大）：表皮直下から深部にかけて，真皮には膠原線維の肥厚増生が目立ち，汗腺は萎縮している．右（真皮の強拡大）：膠原線維間に紡錘形細胞の錯綜増生がみられる．D）左前腕部皮膚生検像（CD34に対する免疫染色：真皮）．膠原線維に介在して，CD34陽性の紡錘形細胞が増生する（B～D：文献17より引用）．

明らかとなることはまれである．
血液生化学検査等に特徴的な所見はない．

3　病理組織像（図1C，D）

　NSFの皮膚病理組織像は，真皮の線維性変化を主体としたもので，病期とともに変

化する[13]．初期には線維芽細胞の増生を認め，病変が完成するに従い真皮樹状細胞の増生を伴うようになる．真皮では，初期には厚く肥厚した膠原線維が増生し，その線維間に著明な間隙 (cleft-like spaces) が生じることが特徴的である．間隙には膠原線維と平行して走る弾性線維の肥厚増生と，軽度のムチンが沈着する．その後CD34陽性の真皮樹状細胞の増生が認められるようになる．また，同時に多核巨細胞の浸潤や，類上皮様細胞を認めることも特徴的とされる．例外的に細血管周囲のわずかなリンパ球浸潤をみる以外に，病期全体を通じて炎症細胞浸潤がほとんど目立たない．

皮膚のみならず，剖検例ではその他臓器の線維化も報告されているが，皮膚以外の病理変化が臨床上前面に出ることはまれである．ただし横隔膜の線維化は呼吸不全をもたらす可能性がある．

4 診断

確固とした診断基準はないが，現時点では，①腎不全があること，②Gd造影剤の投与歴があること，③皮膚の自覚的，他覚的所見が従来の報告に合致すること，④皮膚病理組織所見が合致すること，をもって診断する．

Gd造影剤の投与歴の確認できない症例があることが知られており，Gd造影剤がこの疾患の唯一の原因でない可能性があるとされているが，非常にまれである[14,15]．

膠原病，特に強皮症は必ず否定されなければならない．NSFでは顔面，頸部を侵さないこと，抗核抗体などが陰性であることなどから，通常鑑別は困難ではないが，皮膚生検は現在のところ必須と考えられる．NSFの可能性があるとされた患者さんの30％程度は皮膚病理組織所見が合致せず，NSFではないと診断されるという (personal communication, Thomsen HS)．

5 発症確率

NSFは現在までに，欧米において200～300例の文献的報告があるが，実際の発症は1,000例程度ではないかと推定される．**多くはOmniscan®投与後に発症しており，次いでMagnevist®によるとされる報告が多い (表1)．ProHance®あるいはMagnescope®による発症の報告はほとんどない．**日本国内では，Gd造影剤の投与を確認しえた報告としてはOmniscan®投与によると考えられるものが5例ある[17,18]．

Gd造影剤が投与された腎不全患者のすべてにNSFが発症するわけではない．Deoらは，腎不全患者にGd造影剤を投与した場合の一検査あたりのNSF発症確率を2.4％と見積もっている[6]．そのほかの発症確率に関する報告を表2にまとめる[19~22]．

日本国内には約25万人の透析患者がいる．国内におけるGd造影剤の販売は1年間で約150万本であり，人口の100人に1人が投与を受けていることになる．透析患者も同じ割合でGd造影剤の投与を受けているとすると，1年間に約60人のNSF患者が

表1　Gd造影剤投与による
　　　NSF発生件数[16]（FDA 2007）

日本での商品名	NSF
Omniscan®	312 例
Magnevist®	129 例
ProHance®	6 例
Magnescope®	0 例

表2　Gd造影剤投与によるNSF発症の確率（推計）

発症確率	使用造影剤など	文献
2.4%　（3/123）	2 Omniscan®, 1 Magnevist®（全例皮膚生検により確認）	6)
4.0%　（12/301）	Omniscan®（全例皮膚生検により確認）	19)
2.6%　（8/312）	Omniscan®（全例皮膚生検により確認）	20)
30%　（16/54）	Magnevist®（5例のみ皮膚生検により確認）[*1]	21)
10%　（18/190）	CKD1-5：Omniscan®（全例皮膚生検により確認）[*2]	22)
2.9%　（29/414）	2 Omniscan®, 1 Magnevist®（全例皮膚生検により確認）	23)
0%　（0/141）	ProHance®	24)

いずれも透析患者にGd造影剤が投与された場合の1回あたりのNSF発症確率の推定値．これらのデータは欧米におけるものであり，過量投与がまれである日本ではこれよりも低いと推定される．CKD（chronic kidney disease，慢性腎臓病）
[*1] Toddらの報告は際立って高いが，皮膚生検なしにNSFと診断されているものが多く，疑問がある．
[*2] NSF発症の全例がCKD stage 5である．stage 5の患者に限れば発症確率は18％であるという．

発生している可能性がある．ただし後に述べるように，欧米と日本では投与量が異なり，国内での発症確率はこれより低いであろう．

6　治療法

　現在までにさまざまな治療が試みられているが，その効果については評価が一定せず，**推奨できる治療法はない．**最近，チオ硫酸ナトリウム静注が著効したとの報告があり注目されている[25]．チオ硫酸ナトリウムはシアン中毒などの治療薬として知られているものであるが，皮膚などに沈着した金属Gdと結合し，水溶性とすることにより腎からの排泄を促そうというもので，NSFの発症機序が明らかとなった後に提唱されたものである．今後の検証が必要である．

7　発症機序と危険因子

　NSFの詳細な発症機序はいまだ不明である．しかしながら，Gd造影剤の投与と腎不全の存在は発症のための基本条件と考えて間違いないであろう．
　Gd造影剤は，そのままでは毒性の強い金属GdをDTPA（diethylene triamine pentaaceticacid）などのキレートと結合させたものである．静注された造影剤は，腎

臓の糸球体でろ過され，すみやかに体外に排泄されるように工夫されている．**腎不全患者では，Gd造影剤は体内に長時間残留し，そのためキレートから遊離した金属Gdが皮膚などに沈着，これが線維化をもたらすというのが，最も有力なNSF発生機序仮説である**[2〜8, 19, 26〜28]．いくつかの報告では，NSF患者の皮膚にGdの沈着が証明されている[27, 29〜32]．

しかし上に述べたように，腎不全患者にGd造影剤が投与されたとしても，NSFの発症確率はおおむね10％以下であり，多くの場合NSFを発症することはない[6, 19, 20, 22]．したがって，ほかに何らかの発症要因があるであろうことは容易に想像される．

現在NSFの危険因子と考えられている要因について，発症機序と関連づけながら，以下に解説する．

1 腎不全の存在

腎機能が正常の患者さんにNSF発症の報告は皆無であり，腎不全はNSF発症の絶対的な条件と考えられる．Gd造影剤の主な排泄経路は腎臓であり，腎不全によってGd造影剤は長期にわたって体内に残留する．どの程度の腎不全であれば危険であるかには異論もあるが，おおむねGFR (gulomerular filtration rate，糸球体ろ過量) < 30 mL/min/1.73 m^{2}程度と考えられている．GFR = 60 mL/min/1.73 m^{2}でも発症の例があり危険であると当初FDAによって報告されたが，後にこの患者さんはGd造影剤投与時に急性腎不全状態にあったものと推定され，実際のGFRはより低値であったものと考えられている．また，明らかに一過性の腎不全状態であった患者さんにGd造影剤が投与され，NSFを発症したとする報告もある[31]．

NSF患者の多くは透析患者である．Gd造影剤は容易に血液透析によって除去可能であるが，投与後直ちに透析を行ったとしても，Gd造影剤の体内残留は通常よりも長いものと推定される．**投与後早期の透析がNSFの発症予防には役に立つとの具体的証拠はなく**，直ちに血液透析を行ったにもかかわらず発症した症例が報告されている[8]．腹膜透析では血液透析よりもNSF発症の確率が高い[19]．これは，一般に腹膜透析ではGd造影剤の除去により時間がかかることによるものと考えられる．

2 Gd造影剤の投与

まれにGd造影剤の投与歴を証明できない症例があることが知られているが[14, 15]，事実上ほぼ全例に投与歴が証明される．1回投与量が多い方がNSF発症の確率が高いという具体的証拠はなく，NSF発症例と非発症例では1回投与量に差がないとの報告もある[14]．しかしながら欧米において報告されているNSF症例の多くは20 mLあるいはそれ以上のGd造影剤が投与されている[14, 19]．Gd造影剤の通常投与量 (single dose) は0.2 mmol/kgであり，通常の体格の日本人では10〜15 mL程度となる．日本国内において過量投与は認められておらず，ProHance®において特定の目

```
Gd-キレート  ⇌  Gd ＋ キレート ─→ Ca-キレート
                    ↓              ↑
PO₄⁻³ ─────────→ Gd-PO₄          Ca
```

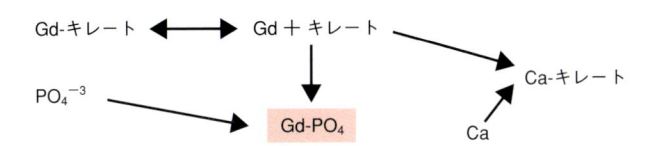

図2 Gd造影剤の体内における化学反応の可能性

的に倍量投与が認められているにすぎない．しかしながら欧米では3倍投与が認められており，日本に比べ欧米においてNSF症例の報告が多いのはこのためかもしれない[33]．

これに対し，Gd造影剤の累積投与量には，NSF発症例と非発症例で差があるとの報告があり，**1回投与量よりも累積投与量がNSF発症要因として重要であるとされている**[14]．Gdは直ちに皮膚に沈着するとは限らず，体内のいずれかの部位に蓄積し，ある閾値を超えた時点でNSFを発症するのではないかと考えられる．体内における蓄積部位はおそらく骨である[27, 32, 34〜36]．投与から発症まで数ヵ月かかる症例があることが知られているが，いったん骨に沈着したGdが徐々に血中に放出されるためと考えられる．

3 炎症誘発性疾患（proinflammatory process）の存在

Gd投与時の炎症誘発性疾患の存在がNSF発症に重要な役割を果たしているとの考察がある[8]．具体的には，活動性の感染症，動静脈血栓症などの存在，臓器移植の実施などである．また臓器移植待機患者に多いという事実もおそらくこの因子によって説明可能であろう．炎症誘発性疾患の存在により種々のprofibrotic cytokineやgrowth factorなどが分泌されるといわれており，これは組織修復に必要な体内の反応であるが，NSFによる線維化に相加的あるいは相乗的に作用している可能性がある．

4 高カルシウム・高リン血症の存在[2, 4, 27]（図2）

金属Gdがキレートから外れることがNSFの原因であれば，全体としてどのような反応が体内で起きているのであろうか．DTPAなどのキレートはもちろんGdとの高い親和性をもっている．しかし，ほかの金属イオン，たとえば亜鉛（Zn^{2+}）や銅（Cu^{2+}），カルシウム（Ca^{2+}）などとも一定の親和性をもつ．血中のカルシウムイオン濃度が高いと，キレートからのGd遊離を促進する可能性がある[2, 8, 26, 27]．**また血中のリン（事実上リン酸と考えてよい）は遊離したGdと結合し，リン酸Gd（$GdPO_4$）を生成していると考えられる**．リン酸Gdは水に不溶であり，もちろん腎臓から排泄されることはない．これはおそらくマクロファージに貪食されるであろう．皮膚や骨などに沈着が証明されたとされるGdはこのリン酸ガドリニウムではないかと考えられる．なお，血中で遊離したGdからは，水酸化ガドリニウムなどが生成される

可能性もある．

5 erythropoietin 投与

　　erythropoietin は，Gd 造影剤が NSF の原因とされた以前に最も有力な原因薬剤とされていたものである．**erythropoietin はそれ自体に組織線維化促進作用があるといわれており，相加的あるいは相乗的に作用している可能性がある．**一方，活動性炎症の存在は erythropoietin の効果を減弱することが知られており，炎症誘発性疾患が存在するためであるにすぎないとの考察もある．

　　以上のような NSF 発生機序とまとめると図3のようになる．多くの仮説が含まれており，今後の研究が待たれる．

8 Gd 造影剤の種類と NSF 発症との関係 （表1，3）

　　現在国内では5種類の Gd 造影剤が使われており，そのうち最近発売された1種類（Promovist®）は肝特異性造影剤であり，NSF 発症の報告はない．従来使われてきた4種類の造影剤を**表3**に示す．また，NSF 症例の造影剤種類ごとの発症例数について FDA の最新報告は**表1**に示す通りである[16]．NSF 発症の報告が Omniscan®，ついで Magnevist® に特に多い点は注目に値する．世界シェアは Magnevist® が 50％前後，

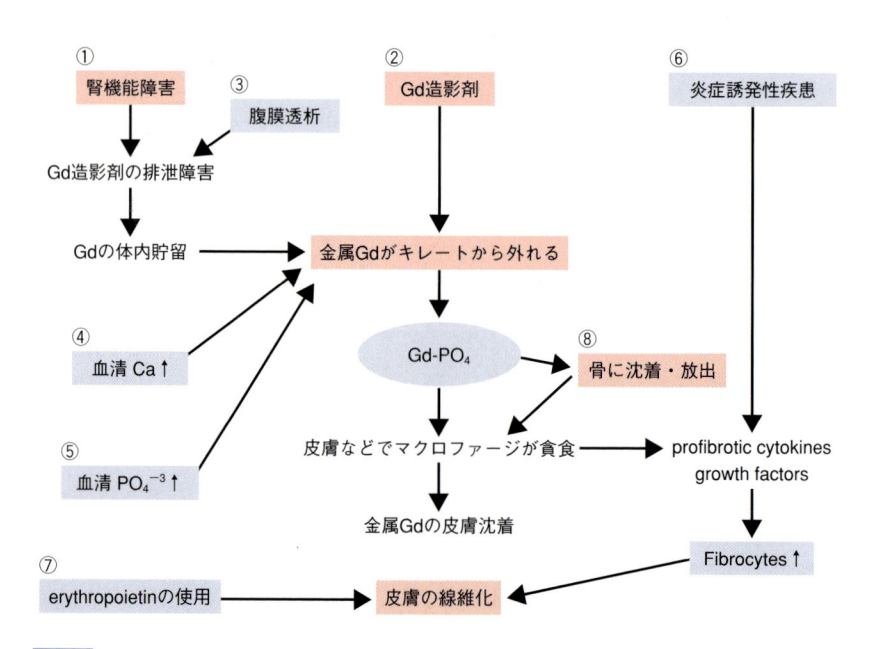

図3　現在考えられている NSF 発症機序のまとめ
Gd 造影剤が体内に長期にわたって存在し，かつ高カルシウム，高リン血症があると，この反応は促進される可能性がある

表3　国内で使用されている4種類のGd造影剤の性状

	Gadodiamide[*1]	Gadopentetate dimeglumine[*2]	Gadoteridol[*3]	Gadoterate meglumine[*4]
分子構造	linear 非イオン性	linear イオン性	cyclic 非イオン性	cyclic イオン性
熱力学的安定度定数（対数）	16.9	22.1	23.8	25.8
条件安定度定数（対数：pH＝7.4）	14.9	17.7	17.1	18.8
過剰キレート（mg, in 1 mL）	12	0.4	0.2	0

[*1] Omniscan® （オムニスキャン®：第一三共株式会社）
[*2] Magnevist® （マグネビスト®：バイエル薬品株式会社）
[*3] ProHance® （プロハンス®：エーザイ株式会社）
[*4] Magnescope® （マグネスコープ®：テルモ株式会社）

Gadodiamide（Omniscan®）のGdとキレートの結合安定性は，ほかの3剤に比べて低い可能性がある．そのため製剤には過剰キレートが添加されている．熱力学的安定度はin vitroでの，条件安定度定数はin vivoでの安定性の目安である．ただし，Gd造影剤の安定性はさまざまな因子に影響されるので，in vivoでの状態を予測することは容易でない．

Omniscan®が30％前後，ProHance®が10％前後，Magnescope®はそれ以下であるが，報告症例数の差をシェアの差のみで説明するのは難しいと思われる．

発症機序の項で詳説したように，金属Gdがキレートから遊離することによって，種々の毒性を発揮することがNSFの基本的発症機序と考えられているが，金属Gdが外れやすい造影剤と外れにくい造影剤があるとすれば，すなわちGd造影剤の体内における安定性に差があるとすれば，特定のGd造影剤に特にNSF発症が多いという事実を説明できる可能性があり，さらに安定性の低い造影剤は腎不全患者においては使用を避けるべきであるとの考察が可能である．おのおのの造影剤の安定性に差があるかどうかについて以下に考察する．

1　安定度定数（表3）

熱力学的安定度定数とは，アンプル内でのGd造影剤の安定性の指標であり，［Gd-キレート］／［Gd］・［キレート］によって定義される．値が大きいほど安定性が高い（対数目盛であることに注意）．また，できるだけ生体内に近い条件，すなわち，pH＝7.4における安定度の指標が条件安定度定数である．いずれの定数もOmniscan®においてはきわだって低い．このことはOmniscan®のキレートとしての安定性が他剤に比べて低い可能性を示唆するものである．しかし，体内におけるGd造影剤の安定性はさまざまな因子，例えばほかの金属イオンの存在やpH，体内残留時間などに影響されるので，*in vivo*での状態を予測することは容易でなく，これら安定度定数の差のみから，Omniscan®にNSF発症が多いことを説明するには無理がある．

2　*In vitro*における現象

Omniscan®を投与された患者さんの血中カルシウム濃度は，実際の値よりも低く測

定されることが知られている[37]．測定の際に用いられる試薬であるOCP（ortho-cresolphthalein）にカルシウムイオンが結合する代わりにGdイオンが結合するためである（図4）．このことは，測定中にGdが本来のキレートから遊離していることを間接的に示している．この現象はMagnevist®やProHance®では認められず，各造影剤の安定性に差があることを示唆するものである．

また，亜鉛イオン（Zn^{2+}）が溶液中に存在すると，Gd造影剤の濃度が低下するとの報告があり，この現象はOmniscan®に最も強く，次いでMagnevist®であり，ProHance®には全く認められない．これは，Gdが本来のキレートから遊離し，代わりに亜鉛イオンがキレートと結合するためと説明されている．このような現象をtransmetallationという（図5）[38, 39]．

3　In vivoにおける現象

Gd造影剤投与後に尿中亜鉛（Zn）排泄が増加する現象が，動物実験およびヒトにおいて知られている[38, 40]．この現象はOmniscan®に最も顕著であり，次いでMagnevist®であり，ProHance®にはほとんど認められない．体内で亜鉛イオンがキレートと結合し，尿中排泄されやすくなるためであると説明されており，間接的にGdがキレートから遊離している可能性を示唆する．

動物実験において，Gd造影剤投与後の体内残留について検討した報告がある．それによれば，投与後2週間でも，Omniscan®では投与量の1％が残留しているという[36]．Magnevist®は0.1％程度，ProHance®はさらに低い．ヒトにおいては，投与後の

本来の反応	Gd造影剤が存在するときの反応
OCP ＋ Ca → OCP-Ca	Gd-キレート → Gd ＋ キレート
	OCP ＋ Gd → OCP-Gd

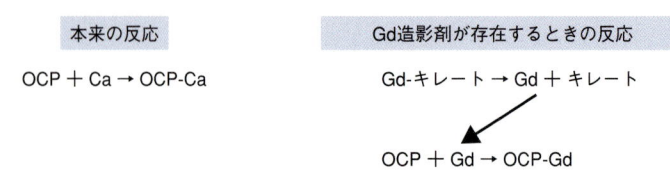

図4　Gd造影剤によるみかけの低カルシウム血症
血中カルシウム濃度はOCPとカルシウムイオンを結合させ，OCP-Caの濃度を測定することによってなされる．Gdイオンが存在すると，カルシウムイオンの代わりにGdイオンがOCPに結合し，結果的にOCP-Caの濃度は低下する．この現象はGdイオンが本来のキレートから遊離していないと生じ得ない現象である．
OCP：血中カルシウム濃度を測定する際に用いられる試薬

Gd-キレート ＋ Zn → Gd ＋ Zn-キレート

図5　Gd造影剤が亜鉛イオンと共存する場合の反応
亜鉛（Zn）溶液中ではGd造影剤の濃度が低下する．これは，本来のキレートにGdの代わりに亜鉛が結合することによって生じていると説明されており，Gdがキレートから遊離している間接的な証拠である

骨への残留が検討されており，Omniscan®はProHance®の約4倍が残留していたとされる[34, 35]．いずれの場合もキレートに結合したまま残留するとは考えがたく，おそらくリン酸Gdとして残留しているのだろう．

動物実験において，Gd造影剤の急速静注により，一過性（数十秒間）の血圧低下が生じるとの報告がある[41]．この現象はOmniscan®とMagnevist®に認められるが，ProHance®にはほとんど認められない．この現象はあらかじめカルシウムイオンを添加しておくと弱まるという．おそらくGdの遊離したキレートに血中のカルシウムイオンが結合し，一過性の低カルシウム血症を生じているためであり，間接的にGdの遊離を示唆する（血圧低下は大量急速静注における現象である）．

以上のように，ProHance®やMagnescope®の方が，安定性が高いという間接的な証拠は多く挙げることができる．

4 どうすればよいか

Gd造影剤によるこのような副作用の可能性が明らかとなった今，臨床現場においてどのような対応がなされるべきであろうか．

FDAは，現在米国で利用されている5種類のGd造影剤のNSF発症頻度に差があるとの証拠はないとして，腎不全患者においてはすべて同等に危険である可能性があるとしている[42, 43]．ACR (American college of Radiology) では，いかなる腎疾患者についてもOmniscan®を用いるべきではなく，ほかのGd造影剤も，中等度以上の腎機能障害がある場合には注意が必要であるとしている[44]．

一方，欧州当局は，Omniscan®とMagnevist®を重度腎不全患者に禁忌としている[45]．ESUR (European Society of Urogenital Radiology) のガイドラインでは，Omniscan®（発症確率3〜7％）とMagnevist®（発症確率0.1〜1％）のみをGFR＜30 mL/min/1.73m^{2}において禁忌とし，それ以外の造影剤は腎不全においても危険はないとして，投与前に腎機能のスクリーニングすら不要であるとしている[46]．いずれにせよFDAのすべてのGd造影剤が同等に危険であるとする考え方には無理があるように思われ，一部の専門家から強く批判されている[47]．

このように欧米当局・学会などの間にも統一見解がなく，現在も論議されているが，腎不全が存在する場合に一定の配慮が必要であることについては一致している．しかし腎機能の指標であるGFRを臨床現場において正確かつ容易に測定する方法は存在せず，事実上，血清クレアチニン値と年齢・性別よりeGFR (estimated GFR, 推算GFR) を計算し，これによって判断するしか方法がない．eGFRは正確な腎機能の指標とは言いかねるものであり，年齢・性別によって基準が異なるなどの問題もある．また血清クレアチニン値は腎不全発症後直ちに上昇する検査値ではない．したがって，急性腎不全患者においては現在の腎機能を反映しているとはいえない点も考慮しなければならない．

日本国内においては，Omniscan®とMagnevist®の添付文書改定が行われ，いずれも

重度腎機能障害患者において原則禁忌である．ProHance® と Magnescope® においては，その他の副作用の項目に，発生しうる副作用として記載されている．

　NSFが重度腎不全患者にのみ発生しうることを考えれば，ほぼ確実に防ぎうる副作用とも考えられる．日本国内においてはガイドライン等発表されていない．私案として，次のようなガイドラインを提唱したい．

① Gd造影剤は，腎不全の有無等にかかわらず，どうしても診断のために必要な場合のみに投与する．投与にあたっては標準投与量とし，過量投与をしない．
② Gd造影剤投与の可能性のある患者さんについては，事前に血清クレアチニン値を測定し，eGFRを計算する．eGFR＜30 mL/min/1.73 m² 〔CKD (chronic kidney disease，慢性腎臓病) stage 4 or 5〕の場合にはすべてのGd造影剤投与を原則禁忌とする（**表4**）．血清クレアチニン値の測定がない場合にも同様とする．急性腎不全患者，および臓器移植待機患者，移植後急性期の患者さんにおいても同様に原則禁忌とする．
③ eGFR＜60 mL/min/1.73 m²（CKD stage 3）の場合には，投与による利益について特に吟味し，どうしても必要と判断される場合にのみ投与する（**表4**）〔eGFRの値は腎機能の大まかな指標にすぎず，eGFR＜60 mL/min/1.73 m² 程度（CKD stage 3 に相当）から危険があるものとして対処することが望ましい〕．
④ 原則禁忌に該当するが，診断のためにGd造影剤投与がどうしても必要とされる場合には，投与による利益および危険性について十分に吟味し，患者さんあるいは家族の了解を得て投与し，投与後できる限りすみやかに血液透析を実施する．
⑤ 上記③あるいは④に該当する場合には，Omniscan® と Magnevist® の使用は避ける（造影剤ごとの危険性の差について確実な証拠があるわけではないので，この項目は今後変化する可能性がある）．また，くり返しの投与（おおむね1週間以内）をし

表4　血清クレアチニン値からのeGFR簡易換算表

男性		年齢（歳）						
eGFR（mL/min/1.73m²）		20	30	40	50	60	70	80
60以下（慎重投与）→		1.3	1.1	1.1	1.0	0.9	0.9	0.9
30以下（原則禁忌）→		2.5	2.2	2.0	1.9	1.8	1.8	1.7

女性		年齢（歳）						
eGFR（mL/min/1.73m²）		20	30	40	50	60	70	80
60以下（慎重投与）→		1.0	0.9	0.8	0.7	0.7	0.7	0.7
30以下（原則禁忌）→		1.9	1.7	1.5	1.4	1.4	1.3	1.3

ない．
⑥すでにNSFと診断されている患者さんには投与しない．

9 まとめ

NSFはおそらくほぼ確実に防ぎうる副作用である．安易に投与するのではなく，症例ごとにその必要性と危険性について十分に吟味する必要がある．また，Gd製剤の副作用としてNSFが起こりうるという事実は，画像診断医のみならず，MRI検査を依頼するすべての臨床医に周知されるべきものである．

謝辞
病理所見について，群馬大学医学系研究科応用腫瘍病理学 佐野孝昭先生にご教示いただきました．お礼申し上げます．

参考文献

1) Cowper SE, et al. : Scleromyxedema-like cutaneous diseases in renal-dyalysis patients. Lancet 356 : 1000-1001, 2000
2) Grobner T. : Gadolinium : a specific trigger for the development of nephrogenic fibrosing dermopathy and nephrogenic systemic fibrosis? Nephrol Dial Transplant 21 : 1104-1108, 2006
3) Khurana A, et al. : Nephrogenic systemic fibrosis: a review of 6 cases temporally related to Gadodiamide injection (Omniscan). Invest Radiol : 139-145, 2007
4) Marckmann P, et al. : Nephrogenic systemic fibrosis: suspected causative role of Gadodiamide used for contrast-enhanced magnetic resonance imaging. J Am Soc Nephrol 17 : 2359-2362, 2006
5) Pryor JG, et al. : Nephrogenic systemic fibrosis : a clinicopathologic study of six cases. J Am Acad Dermatol 57 : 105-111, 2007
6) Deo A, et al. : Nephrogenic systemic fibrosis : a population study examining the relationship of disease development to Gadolinium exposure. Clin J Am Nephrol 2 : 264-267, 2007
7) Cowper SE & Boyer PJ : Nephrogenic systemic fibrosis : an update. Curr Rheumatol Rep 8 : 151-157, 2006
8) Sadwski EA, et al. : Nephrogenic systemic fibrosis : risk factors and incidence estimation. Radiology 243 : 148-157, 2007
9) Ting WW, et al. : Nephrogenic fibrosing dermopathy with systemic involvement. Arch Dermatol 139 : 903-906, 2003
10) Ortonne N, et al. : Presence of CD45RO + CD34 + cells with collagen synthesis activity in nephrogenic fibrosing dermopathy : a new pathogenic hypothesis. Br J Dermatol 150 : 1050-1052, 2004
11) Pieringer H, et al. : Treatment with corticosteroids does not seem to benefit nephrogenic systemic fibrosis. Nephrol Dial Transplant 22 : 3094, 2007
12) Perazella MA & Rodby RA : Gadolinium-induced nephrogenic systemic fibrosis in patients with kidney disease. Am J Med 120 : 561-562, 2007
13) McKee PH, et al. : Pathology of the skin with clinical correlations. 3rd Ed. p1033-1036, Elsevier Mosby, 2005
14) Collidge TA, et al. : Gadolinium-enhanced MR imaging and nephrogenic systemic fibrosis : retrospective study of a renal replacement therapy cohort. Radiology 245 : 168-175, 2007
15) Wahba IM, et al. : Gadolinium is not the only trigger for nephrogenic systemic fibrosis : insights from two cases and review of the recent literature. Am J Transplant 7 : 2425-2432, 2007
16) Kanal E, et al. : Gadolinium toxicity : Nephrogenic systemic fibrosis/nephrogenic fibrosing

dermopathy-A lethal threat to patients with renal insufficiency. RSNA SFF03, 2007

17) 対馬 義人ら：Gadodiamide 投与を確認しえた Nephrogenic systemic fibrosis（NSF；腎性全身性線維症）の一例. 透析会誌 40：805-810, 2007

18) 桑原 功光ら：ガドリニウム造影剤（オムニスキャン）が原因と考えられた腎性全身性線維化症（NSF：Nephrogenic Systemic Fibrosis）の一例. 第42回日本小児腎臓病学会学術集会（平成19年6月30日，横浜）

19) Broome DR, et al. : Gadodiamide-associated nephrogenic systemic fibrosis : why radiologists should be concerned. AJR Am J Roentgenol 188 : 586-592, 2007

20) Lauenstein TC, et al. : Nephrogenic systemic fibrosis : center case review. J Magn Reson Imaging 26 : 1198-1203, 2007

21) Todd DJ, et al. : Cutaneous changes of nephrogenic systemic fibrosis : predictor of early mortality and association with gadolinium exposure. Arthritis Rheum 56 : 3433-3441, 2007

22) Rydahl C, et al. : High Prevalence of Nephrogenic Systemic Fibrosis in Chronic Renal Failure Patients Exposed to Gadodiamide, a Gadolinium-Containing Magnetic Resonance Contrast Agent. Invest Radiol 43 : 141-144, 2008

23) Shabana WM, et al. : Nephrogenic Systemic Fibrosis : a report of 29 cases. AJR 190 : 736-741, 2008

24) Reilly RF : Risk of nephrogenic systemic fibrosis with gadoteridol (ProHance) in patients who are on long-term hemodialysis. Clin J Am Soc Nephrol 3 : 747-751, 2008

25) Yerram P, et al. : Nephrogenic systemic fibrosis : a mysterious disease in patients with renal failure: role of Gadolinium-based contrast media in causation and the beneficial effect of intravenous sodium thiosulfate. Clin J Am Soc Nephrol 2 : 258-263, 2007

26) Marckmann P, et al. : Case-control study of gadodiamide-related nephrogenic systemic fibrosis. Nephrol Dial Transplant 22 : 3174-3178, 2007

27) Thakral C, et al. : Long-term retention of gadolinium in tissues from nephrogenic systemic fibrosis patient after multiple gadolinium-enhanced MRI scans : case report and implications. Contrast Media Mol Imaging 2 : 199-205, 2007

28) Goveia M, et al. : Evaluating the role of recombinant erythropoietin in nephrogenic systemic fibrosis. J Am Acad Dermatol 57 : 725-727, 2007

29) Boyd AS, et al. : Gadolinium deposition in nephrogenic fibrosing dermopathy. J Am Acad Dermatol 56 : 27-30, 2007

30) High WA, et al. : Gadolinium is detectable within the tissue of patients with nephrogenic systemic fibrosis. J Am Acad Dermatol 56 : 21-26, 2007

31) Kalb RE, et al. : Gadolinium-induced nephrogenic systemic fibrosis in a patient with an acute and transient kidney injury. Br J Dermatol 158 : 607-610, 2008

32) Abraham JL, et al. : Dermal inorganic gadolinium concentrations : evidence for in vivo transmetallation and long-term persistence in nephrogenic systemic fibrosis. Br J Dermatol 158 : 273-280, 2008

33) Tsushima Y, et al. : Nephrogenic Systemic Fibrosis in Japan may support the advisability of ensuring that the administrated dose being kept as low as is absolutely necessary. Radiology 247 : 915, 2008

34) Gibby WA, et al. : Comparison of Gd DTPA-BMA (Omniscan) versus Gd HP-DO3A (ProHance) retention in human bone tissue by inductively coupled plasma atomic emission spectroscopy. Invest Radiol 39 : 138-142, 2004

35) White GW, et al. : Comparison of Gd (DTPA-BMA) (Omniscan) versus Gd (HP-DO3A) (ProHance) relative to gadolinium retention in human bone tissue by inductively coupled plasma mass spectroscopy. Invest Radiol 41 : 272-278, 2006

36) Tweedle MF, et al. : Biodistribution of radiolabeled, formulated gadopentetate, gadoteridol, gadoterate, and gadodiamide in mice and rats. Invest Radiol 30 : 372-380, 1995

37) Prince MR, et al. : Gadodiamide administration causes spurious hypocalcemia. Radiology 227 : 639-646, 2003

38) Puttagunta NR, et al. : Human in vivo comparative study of zinc and copper transmetallation after administration of magnetic resonance imaging contrast agents. Invest Radiol 31 : 739-742, 1996

39) Laurent S, et al. : Stability of MRI paramagnetic contrast media : a proton relaxometric protocol for transmetallation assessment. Invest Radiol 36 : 115-122, 2001

40) Kimura J, et al. : Human comparative study of zinc and copper excretion via urine after administration of magnetic resonance imaging contrast agents. Radiat Med 23 : 322-326,

2005

41) Idée JM, et al. : Haemodynamic effects of macrocyclic and linear gadolinium chelates in rats : role of calcium and transmetallation. Biometals 11 : 113-123, 1998
42) FDA. Public Health Advisory : Gadolinium-containing contrast agents for magnetic resonance imaging (MRI) : Omniscan, OptiMARK, Magnevist, ProHance, and MultiHance. http://www.fda.gov/cder/drug/advisory/gadolinium_agents.htm [published June 8, 2006]
43) FDA : Questions and Answers on Gadolinium-Containing Contrast Agents. http://www.fda.gov/cder/drug/infopage/gcca/qa_20061222.htm [Published December 22, 2006, updated January 8, 2007]
44) Kanal E, et al. : ACR guidance document for safe MR practices. AJR 188 : 1-27, 2007
45) CHMP : Public assessment report : increased risk of nephrogenic fibrosing dermopathy/nephrogenic systemic fibrosis and gadolinium-containing MRI contrast agents. http://www.mhra.gov.uk/home/groups/pl-p/documents/websiteresources/con2030232.pdf [publised February 7, 2007]
46) Thomsen HS. : ESUR guideline : gadolinium-based contrast media and nephrogenic systemic fibrosis. Eur Radiol 17 : 2692-2696, 2007 (http://www.esur.org/fileadmin/NSF/ER-publication_News_from_the_ESUR.pdf)
47) Kanal E, et al. : Response to the FDA's May 23, 2007, nephrogenic systemic fibrosis update. Radiology 246 : 11-14, 2008

INDEX 索引

数字

2D gated TOF 136
2D MRDSA 69
3D CTA 170
3T MR 99

欧文

A

aberrant right subclavian artery 14
Adamkiewicz動脈 ... 33, 34, 35, 36, 38, 86
Area detector CT 64
arterial spin labeling 147
ASL 147
ASO(atherosclerotic obliterans) 142
atherectomy 101

B

balanced SSFP法 130
balanced steady-state free procession
.... 114
Behçet病 77
black blood画像 163
black blood法 160
bolus tracking法 58
bolus triggering法 98
bSSFP 114
Budd-chiari症候群 80

bypass-graft 101

C

CEA 168
centric ordering法 68, 98
Cockcroft-Gaultの式 196
computer-assisted bolus tracking法 187
CPR(curved MPR)画像 36
CPR法 19, 58
CTA(CT angiography) 41, 93, 143
CT arteriography 41
CT portography 41
CT venography 41, 104
CT値持続時間 177

D

DeBakey分類 75
deoxyhemoglobin 153
Doppler US 160
Double IR法 160, 162
double presaturation pulse法 160
double-subtraction法 88
dual-energy CT 30
dual-source CT 30

E

eGFR 211
elliptical centric ordering法 68, 98
erythropoietin 208
estimated GFR 211
EU 171

F

FBI（fresh blood imaging）法
　……………… 93, 114, 129, 136, 141
Flow-Prep法 ………………………… 130
Flow-Spoiled FBI（FS-FBI）法 …… 118, 143
flow spoiler pulse ………………… 143
fluoro-triggering法 ………………… 98
Fontaine分類 …………………… 94, 142
fresh-blood imaging ……………… 114

G

Gadodiamide ……………………… 209
Gadopentetate dimeglumine ……… 209
Gadoterate meglumine …………… 209
Gadoteridol ………………………… 209
Gd（ガドリニウム）製剤 ……………… 63
Gd（ガドリニウム）造影剤 …………… 202
GFR …………………………… 129, 196

H

high crescent sign ………………… 24
HU …………………………………… 171

I

integrated panorama array ……… 70
IPA …………………………………… 70
IVR（interventional radiology）…… 41, 95

K

keyhole ……………………………… 68
k空間 ………………………………… 66

L

liner法 ……………………………… 98

M

Magnescope® ……………………… 204
Magnevist® ………………………… 204

Marfan症候群 etc.

Marfan症候群 ……………………… 77
MDCT（multi-detector CT）…… 33, 38, 53
MDRDの式 ………………………… 196
MEP ………………………………… 91
methemoglobin …………… 108, 153, 154
MIP法 ………………………… 18, 19, 58
misregistration …………………… 62
motion evoked potential ………… 91
MPR（multiplanar reformation）画像 …… 36
MPR法 ……………………………… 19
MR …………………………………… 160
MRA（MR angiography）… 42, 61, 103, 150
MR venography …………………… 103
MSCT（multi-slice CT）…………… 41
MT（magnetization transfer）…… 115
multi-detector CT ………………… 33

N

NAC ………………………………… 197
NATIVE法 ………………… 129, 130, 136
NFD（nephrogenic fibrosing dermopathy）
　…………………………………… 114, 202
nidus ………………………………… 73
NO（nitric oxide）………………… 194
NSF（nephrogenic systemic fibrosis）
　………… 86, 98, 114, 129, 141, 198, 202
null point ………………………… 133

O

Omniscan® ………………………… 204

P

PAD（peripheral arterial disease）… 94, 142
parallel acquisition technique …… 70
parallel imaging …………………… 145
PAT ………………………………… 70
PC（phase contrast）法 ………… 93, 114
phase contrast …………………… 114

phased array coil ································ 70, 96
phase shift ······································ 114
ProHance® ······································ 204
proinflammatory process ····················· 207
PS ·· 114
PS（phase shift）／PC（phase contrast）法
　　··· 141
PTA ·· 101

R

Rendu-Osler-Weber ····························· 73
reverse centric ordering法 ····················· 68

S

scleromyxedema-like cutaneous diseases
　　··· 202
SENSE ·· 70
sequential法 ····································· 98
sequential ordering法 ·························· 68
slow infusion法 ································· 87
Smart Prep法 ··································· 87
SMASH ·· 70
SORS（slice-selective off-resonance sinc）
　パルス ·· 115
Stanford分類 ···································· 75
STIR（short tau inversion recovery）法
　　··· 133
subtraction ······································ 60

T

T1短縮効果 ······································ 93
TAE ·· 51
TASC（Transatlantic Inter-Society consensus）
　　··· 95
TDC ··· 170
TDCファントム ································ 173
test bolus injection法 ·························· 187
test injection法 ·································· 98

TIA ·· 168
Time-of-flight ·································· 114
Time-resolved FBI ····························· 147
Time-resolved MRA ··························· 147
time resolved法 ································· 87
Time-SLIP ···················· 70, 114, 129, 147
time spatial labeling inversion pulse
　　·· 114, 147
TOF MRA ······································ 167
TOF（Time-of-flight）法 ········ 93, 114, 141
TWIST法 ·· 69

U

ULP（ulcer-like projection） ············ 22, 75

V

Valsalva洞 ······································· 12
virtual endoscopy mode ······················· 19
VR（volume rendering）画像 ················· 36
VR法 ································· 18, 19, 58

Z

zero-filling ······································ 68
zero-filling interpolation法 ···················· 86

和文

あ行

安定プラーク ····························· 160, 166
胃癌 ·· 50
移植腎 ···································· 83, 138
位相エンコード ································· 66
右下肝静脈 ······································ 46
運動誘発電位 ···································· 91
エビデンス ······································ 95

炎症性大動脈瘤 ……………………… 24
炎症誘発性疾患 ……………………… 207

か行

潰瘍形成 ……………………………… 167
下行大動脈 …………………………… 12
重ね合わせ画像 ……………………… 50
下肢静脈瘤 …………………… 103, 145
傾き …………………………………… 176
可変注入法 …………………………… 189
肝細胞癌 ……………………………… 51
感染性大動脈瘤 ……………………… 25
管電圧 ………………………………… 172
冠動脈CTA …………………………… 28
肝動脈変異 …………………………… 46
肝門部胆管癌 ………………………… 47
肝容積 ………………………………… 46
偽腔開存型解離 ……………………… 22
危険性の高いプラーク ……………… 165
危険なプラーク ……………………… 168
軌道同期ヘリカルスキャン ………… 31
頸動脈 ………………………………… 159
頸動脈内膜除去術
（carotid endoarterectomy：CEA）…… 168
頸動脈壁のイメージング …………… 160
血管エコー …………………………… 104
血管奇形 ……………………………… 136
血管浸潤 ……………………………… 47
血管マッピング ……………………… 42
血栓 …………………………………… 164
血栓形成 ……………………………… 166
血栓閉鎖型解離 ……………………… 22
血流温存 ……………………………… 90
コートフック ………………………… 90
高脂血症 ……………………………… 165
高周波成分 …………………………… 67
後脊髄動脈 ……………………… 33, 34
高速撮像法 …………………………… 152

呼吸同期 ……………………………… 134
コレステロールエステル …………… 164

さ行

再現性 ………………………………… 180
再循環 ………………………………… 179
最大CT値 ………………………… 177, 181
最大CT値到達時間 …………………… 176
撮像開始時間 ………………………… 43
撮像時相 ……………………………… 44
撮像プロトコール …………………… 44
撮像方向 ……………………………… 134
残肝容積 ……………………………… 48
三次元画像 …………………………… 170
糸球体濾過量 ………………………… 194
脂肪抑制 ……………………………… 162
脂肪抑制法 ……………………… 160, 163
周波数エンコード …………………… 66
粥腫（lipid core）………………… 164, 165
粥腫内出血（intraplaque hemorrhage）… 164
循環血液量 …………………………… 182
条件安定度定数 ……………………… 209
上行大動脈 …………………………… 12
静脈造影 ……………………………… 104
静脈のinflow ………………………… 133
腎機能障害 …………………………… 194
腎機能不全 …………………………… 97
腎血管性高血圧 ……………………… 135
進行膵癌 ……………………………… 48
進行胆嚢癌 …………………………… 47
腎性全身性線維症 …… 63, 86, 97, 141, 202
心電図同期 …………………………… 160
心電図同期CT ………………………… 25
心電図同期法 …………………… 160, 162
腎動脈 ………………………………… 130
腎動脈狭窄 …………………………… 85
腎動脈瘤 ……………………………… 83
深部静脈血栓症 ………… 103, 146, 151

腎不全 …………………………… 194
推算GFR ………………………… 211
スタチン製剤 …………………… 168
ステント ……………………… 60, 101
ステントグラフト治療 …………… 91
ステント留置 …………………… 168
生食後押し法 …………………… 188
生体肝移植ドナー ………………… 46
石灰化 ………………… 60, 164, 165
線維化 ……………………… 164, 165
線維化プラーク ………………… 168
線維性被膜 ………………… 166, 167
前根髄静脈 ………………………… 38
前脊髄動脈 ………………………… 33
前脊髄動脈症候群 ………………… 35
選択的180度反転IRパルス ……… 160, 163
造影剤検出時間 ………………… 174
造影剤使用量 ……………………… 42
造影剤腎症 ……………………… 193
早期血栓閉鎖型解離 ……………… 19
総投与造影剤量 ………………… 172
足関節・上腕動脈比 ……………… 94
ソフトプラーク ………………… 160

た行

体重 ……………………………… 182
大腸癌 ……………………………… 50
大動脈炎症候群 …………………… 78
大動脈解離 ………………………… 19
大動脈弓部 ………………………… 12
大動脈瘤 …………………………… 23
大動脈瘤/解離 …………………… 87
高安動脈炎 ………………………… 78
多時相撮像 ………………………… 45
単位時間あたり注入ヨード量 … 173
単検出器型ヘリカルCT …………… 53
チオ硫酸ナトリウム …………… 205
注入時間 …………………… 43, 172

注入時間短縮効果 ……………… 100
テーブル移動式MRA ……………… 93
低周波成分 ………………………… 67
テストインジェクション法 …… 17, 58, 88
テストボーラス法 ………………… 72
同期機能 ………………………… 188
動注リザーバー留置術 …………… 51
糖尿病 …………………………… 164
動脈硬化性プラーク …………… 159
動脈のinflow …………………… 131

な行

内腔の狭窄度 …………………… 159
ナビゲーターパルス …………… 163
二層性TDC ……………………… 179
尿細管壊死 ……………………… 194
熱力学的安定度定数 …………… 209
脳梗塞 …………………………… 168
脳梗塞・一過性脳虚血発作 …… 159

は行

ハードプラーク ………………… 160
背景信号抑制 …………………… 133
倍量投与 ………………………… 72
拍出量 …………………………… 186
バルーン閉塞下逆行性経静脈的塞栓術 … 51
反転パルス ……………………… 160
非選択的180度反転IRパルス …… 160, 163
非造影MRA ……………………… 89
被曝低減 ………………………… 45
被膜破綻 ………………………… 166
不安定プラーク ………………… 160
副肝動脈 ………………………… 46
腹腔鏡下手術 …………………… 50
腹部大動脈 ……………………… 14
部分容積現象 …………………… 134
プラーク内血腫 ………………… 165
フローレート …………………… 172

ヘアピンカーブ …………………………… 90
平衡相CT値 ……………………………… 178
閉塞性血栓血管炎 ………………………… 94
閉塞性動脈硬化症 ……………… 53, 93, 142
ボーラストラッキング機能 …………… 43
ボーラストラッキング法 …………… 17, 72
ボリューム効果 ………………………… 183

ま行

末梢動脈疾患 ………………………… 53, 142
ミスレジストレーション・アーチファクト
    …………………………………………… 145
面検出器 …………………………………… 64

門脈圧亢進症 ……………………………… 80

や行

ヨード含有量 …………………………… 173
ヨード含有量効果 ……………………… 186

ら行

螺旋同期CT ……………………………… 31
リファレンススキャン ………………… 70
流出血管 …………………………………… 73
流入血管 …………………………………… 73
量子ノイズ除去フィルタ ……………… 45

● 編者プロフィール

天沼　誠（Makoto Amanuma）
群馬大学医学部附属病院放射線部 准教授

昭和60年群馬大学医学部卒業．群馬大学附属病院中央放射線部研修医終了後，昭和63年より埼玉医科大学放射線科助手．この間，ロンドン王立ブロンプトン病院，ベルリンのドイツシエーリング社造影剤研究部で胸部MRIの研究．平成5年より埼玉医科大学放射線科講師，平成14年より同助教授．平成16年より現在の職場である群馬大学附属病院放射線部に移籍．専門はMRI（磁気共鳴画像），特にMR angiography．

血管イメージング
大動脈・末梢血管

2008年8月15日　第1刷発行	編　者　　天沼　誠
	発行人　　一戸裕子
	発行所　　株式会社 羊土社
	〒101-0052 東京都千代田区神田小川町2-5-1
	TEL　03（5282）1211
	FAX　03（5282）1212
	E-mail　eigyo@yodosha.co.jp
	URL　http://www.yodosha.co.jp/
	装　幀　　株式会社 エッジ・デザインオフィス
	印刷所　　昭和情報プロセス株式会社

ISBN978-4-7581-0791-4

本書の複写権・複製権・転載権・翻訳権・データベースへの取り込みおよび送信（送信可能化権を含む）・上映権・譲渡権は，（株）羊土社が保有します．
JCLS ＜（株）日本著作出版管理システム委託出版物＞ 本書の無断複写は著作権法上での例外を除き禁じられています．複写される場合は，そのつど事前に（株）日本著作出版管理システム（TEL 03-3817-5670, FAX 03-3815-8199）の許諾を得てください．